Tabela para Avaliação de Consumo Alimentar em Medidas Caseiras – TMC

6ª Edição

Tabela para Avaliação de Consumo Alimentar em Medidas Caseiras – TMC

6ª Edição

Ana Beatriz Vieira Pinheiro
Elisa Maria de Aquino Lacerda
Esther Haim Benzecry
Marisa Conceição da Silva Gomes
Verônica Medeiros da Costa

Atheneu
Rio de Janeiro • São Paulo
2023

EDITORA ATHENEU

São Paulo — Rua Maria Paula, 123 – 18º andar
Tel.: (11) 2858-8750
E-mail: atheneu@atheneu.com.br

Rio de Janeiro — Rua Bambina, 74
Tel.: (21) 3094-1295
E-mail: atheneu@atheneu.com.br

CAPA (CRIAÇÃO): Lena Benzecry
CAPA (ARTE-FINAL): Márcio Alexandre Paranhos de Oliveira
PRODUÇÃO EDITORIAL: Know-How Desenvolvimento Editorial

CIP-BRASIL. CATALOGAÇÃO NA PUBLICAÇÃO
SINDICATO NACIONAL DOS EDITORES DE LIVROS, RJ

T116
6. ed.

Tabela para avaliação de consumo alimentar em medidas caseiras – TMC / Ana Beatriz Vieira Pinheiro ... [et al.]. - 6. ed. - Rio de Janeiro : Atheneu, 2023.
il. ; 24 cm.

Inclui bibliografia
ISBN 978-65-5586-701-5

1. Alimentos - Consumo - Tabelas. 2. Alimentos - Composição - Tabelas. I. Pinheiro, Ana Beatriz Vieira.

23-85416 CDD: 641.31
CDU: 613.2

Gabriela Faray Ferreira Lopes - Bibliotecária - CRB-7/6643

02/08/2023 08/08/2023

Pinheiro ABV, Lacerda EMA, Benzecry EH, Gomes MCS, Costa VM.
Tabela para Avaliação de Consumo Alimentar em Medidas Caseiras – TMC – 6ª Edição

Autoras

Ana Beatriz Vieira Pinheiro
Nutricionista pelo Instituto de Nutrição Josué de Castro (INJC) da Universidade Federal do Rio de Janeiro (UFRJ).
Nutricionista Aposentada do Instituto de Puericultura e Pediatria Martagão Gesteira (IPPMG)/UFRJ.

Elisa Maria de Aquino Lacerda
Nutricionista pelo Instituto de Nutrição Josué de Castro (INJC) da Universidade Federal do Rio de Janeiro (UFRJ).
Professora Associada de Nutrição Materno-Infantil do INJC/UFRJ.
Mestre em Nutrição Humana pelo INJC/UFRJ.
Doutora em Saúde Pública pela Escola Nacional de Saúde Pública Sérgio Arouca/Fundação Oswaldo Cruz.

Esther Haim Benzecry
Nutricionista pelo Instituto de Nutrição do Estado da Guanabara.
Professora-Adjunta de Nutrição Materno-Infantil Aposentada do INJC/UFRJ.
Mestre em Educação pela Faculdade de Educação da UFRJ.
Doutora em Engenharia de Produção pelo Instituto Alberto Luiz Coimbra de Pós-Graduação e Pesquisa em Engenharia (COPPE)/UFRJ.

Marisa Conceição da Silva Gomes
Nutricionista pelo Instituto de Nutrição Josué de Castro (INJC) da Universidade Federal do Rio de Janeiro (UFRJ).
MBA em Engenharia do Saneamento Básico pela Faculdade de Tecnologia e Ciências do Alto Paranaíba (FATAP).
Pós-graduada em Nutrição em Neuropsiquiatria pela Faculdade Iguaçu.

Verônica Medeiros da Costa
Nutricionista pelo Instituto de Nutrição Josué de Castro (INJC) da Universidade Federal do Rio de Janeiro (UFRJ).
Nutricionista do Instituto de Puericultura e Pediatria Martagão Gesteira (IPPMG)/UFRJ.
Mestre em Nutrição Clínica pelo INJC/UFRJ.

Dedicamos esta nova edição da tabela aos que fazem parte
da nossa jornada pessoal, profissional e acadêmica.
Pelas inspirações, incentivos, amor e companheirismo
de todos esses anos.

Apresentação à 6ª edição

São 28 anos da edição da *Tabela para Avaliação de Consumo Alimentar em Medidas Caseiras,* sendo 22 anos com a Editora Atheneu. Desde sua primeira edição, a tabela tornou-se um marco em relação à disponibilização de informações de massa de medidas caseiras, após a qual outros materiais surgiram.

Esta nova edição, que agora apelidamos de TMC, foi completamente revisada, sendo incluídos novos alimentos *in natura* ou minimamente processados e preparações culinárias, inclusive de outras regiões brasileiras; modificada a referência de composição centesimal da maioria dos alimentos; incluídos novos nutrientes e realizadas novas medidas caseiras.

Após 15 anos distanciadas, nós cinco, autoras e amigas, nos reencontramos e conseguimos trabalhar remotamente durante a pandemia de Covid-19. Apesar do impacto desta doença em nossas vidas, conseguimos trazer um material completamente renovado. Esperamos que ele seja bastante útil para cada um de vocês.

As autoras

Abreviaturas e siglas

Medidas caseiras	
C/	com
C/AÇ	com açúcar
C/SAL	com sal
CH	cheio/a
COL CAFÉ	colher de café
COL CHÁ	colher de chá
COL SERVIR	colher de servir
COL SOBREMESA	colher de sobremesa
COL SOPA	colher de sopa
COL PAU	colher de pau
COPO D	copo duplo
COPO P	copo pequeno
EMB	embalagem
ESC	escumadeira
FD	fundo
G	grande
GFA	garrafa
GG	muito grande
GQ	grande quantidade
IND	industrializado
M	médio/a
MQ	média quantidade
N	nivelado/a
P	pequeno/a
PED	pedaço
PCT	pacote
PP	muito pequeno
PRATO FD	prato fundo
PQ	pouca quantidade
R	raso/a
S/	sem
S/AÇ	sem açúcar
S/SAL	sem sal
UND	unidade
XÍC CAFÉ	xícara de café
XÍC CHÁ	xícara de chá

Nutrientes	
Ca	cálcio
Carb	carboidrato
Fe	ferro
GS	gordura saturada
GTot	gordura total
GTr	gordura trans
Na	sódio
Ptn	proteína
Vit. A	vitamina A
Vit. C	vitamina C

Unidades	
kcal	quilocalorias
g	gramas
mcg RAE	microgramas de equivalentes com atividade de retinol
mcg RE	microgramas de retinol equivalente
mg	miligramas
mL	mililitros
t	quantidade traço
NA	não analisado
#	quantidade desconhecida

Fonte	
TACO	Tabela Brasileira de Composição de Alimentos
USDA	United States Department of Agriculture

Sumário

1. Introdução

Após 15 anos desde a última edição, apresentamos a 6ª edição da *Tabela para Avaliação de Consumo Alimentar em Medidas Caseiras*, que agora pode ser chamada de TMC. Esta publicação apresenta, para cada medida caseira de alimentos e preparações, a massa e a composição nutricional correspondentes.

Como mencionamos em edições anteriores, esta tabela foi originária de uma pesquisa de consumo alimentar realizada com gestantes no município do Rio de Janeiro, coordenada pela Profa. Esther Benzecry. Foram aplicados 1.224 inquéritos dietéticos (6 recordatórios de 24 horas e 6 registros alimentares por gestante) e feitas quatro visitas domiciliares durante a gestação. A realização das visitas teve como objetivo conhecer formas de preparação dos alimentos, ingredientes usados e utensílios presentes nos domicílios, além de reforçar o vínculo com a equipe. A coleta de dados estendeu-se por mais de dois anos, permitindo a inclusão de alimentos sujeitos a variações sazonais.

Após a aplicação dos recordatórios e dos registros alimentares, a equipe se deparou com a ausência de referências que permitissem a conversão do consumo alimentar em medidas caseiras para unidades de massa e volume, bem como de tabelas de composição centesimal de preparações culinárias e produtos industrializados. O grupo de pesquisa passou a investir tempo em um imenso trabalho de elaboração de preparações culinárias e aquisição de produtos industrializados, seguidos da pesagem dos alimentos. Os dados foram registrados a mão em dois grandes fichários.

O material produzido começou a ser solicitado por outros pesquisadores com tamanha frequência que decidimos publicá-lo, como produção independente, entre 1994 e 1999. As edições iniciais foram realizadas com a ajuda de nossas famílias – a Cristiana Lacerda (irmã da Elisa) fez a diagramação, o Alexandre Pyrrho (marido da Elisa) criou o *software* SISNUT – Sistema de Nutrição (Pyrrho & Lacerda, 1996) para o cálculo das receitas, o José Benzecry (marido da Esther) orientou nos cálculos e o Ruy Lemos (marido da Ana) ajudou na reprodução e envio das tabelas pelo correio para todo o Brasil.

A procura pela tabela crescia de tal maneira, que, em 1999, resolvemos publicá-la pela Editora Atheneu. Com o passar do tempo, tivemos conhecimento que ela se tornou uma referência para alunos de graduação em Nutrição, por pesquisadores e docentes para o desenvolvimento de pesquisas de ingestão alimentar, por nutricionistas em seus atendimentos em consultórios particulares e ambulatórios e, até mesmo, por indivíduos interessados em conhecer seu próprio consumo alimentar. A maior parte dos alimentos e preparações incluídos na primeira edição da TMC resultou de informações de ingestão dietética obtidas a partir daquela pesquisa sobre consumo alimentar. Nas edições seguintes foram adicionados alimentos sugeridos pela própria equipe e por usuários da tabela.

Chegamos agora à 6ª edição, na qual foram feitas grandes modificações em relação à edição anterior. Incluímos nutrientes como gordura saturada, gordura trans e sódio; revisamos e adicionamos novas medidas caseiras; revisamos receitas e apresentamos os alimentos industrializados de uma nova forma. Todas as mudanças são apresentadas em detalhes no *Capítulo 2 – Métodos*. O *Capítulo 3* é a Tabela de Alimentos propriamente dita; no *Capítulo 4* são apresentadas as referências usadas para a Composição Centesimal dos Alimentos e, no caso de preparações culinárias e fabricantes, são descritos os ingredientes e as marcas consultadas, respectivamente. Por fim, o *Capítulo 5* apresenta as referências bibliográficas utilizadas no processo de revisão.

2. Métodos

Para a presente revisão da TMC foi adotado o seguinte percurso metodológico, cujas etapas serão detalhadas a seguir:

- Definição de alimentos a serem excluídos e incluídos.
- Atualização da composição centesimal dos alimentos.
- Revisão das medidas caseiras.
- Revisão dos ingredientes das receitas e sua composição.

DEFINIÇÃO DE ALIMENTOS A SEREM EXCLUÍDOS E INCLUÍDOS

Foram incluídos (1) alimentos *in natura* ou minimamente processados que constavam no relatório da Pesquisa de Orçamentos Familiares 2017-2018 (IBGE, 2020) e na Tabela de Medidas Referidas para Alimentos Consumidos no Brasil (IBGE, 2011) e que não constavam da edição anterior; (2) alimentos *in natura* ou minimamente processados regionais; (3) ingredientes culinários, alimentos processados e ultraprocessados sem glúten e vegetarianos ou veganos; (4) preparações culinárias regionais.

Foram excluídos (1) ingredientes culinários, alimentos processados e ultraprocessados que tiveram sua fabricação descontinuada; e (2) marcas específicas de alimentos ultraprocessados.

Os alimentos *in natura* ou minimamente processados, na ausência de descrição de forma de preparo, estão na forma crua. Portanto, se o alimento é "cenoura", subentende-se que é a cenoura crua. Se o alimento foi submetido a algum tipo de cocção, esta será discriminada no nome do alimento, como por exemplo, "cenoura refogada".

Cada alimento contém um código numérico. No Capítulo 4, são apresentados, para cada alimento, a referência de composição centesimal usada, as marcas pesquisadas e os ingredientes das preparações culinárias.

ATUALIZAÇÃO DA COMPOSIÇÃO CENTESIMAL DOS ALIMENTOS

Alimentos *in natura* ou minimamente processados

As referências utilizadas para a composição centesimal dos alimentos *in natura* ou minimamente processados foram: Tabela Brasileira de Composição de Alimentos – TACO (Nepa-Unicamp, 2011); Alimentos Regionais Brasileiros – ARB (Brasil, 2015); tabela do United States Department of Agriculture (USDA, 2010), Sistema de Informação sobre a Biodiversidade Brasileira – SIBBR (MCTI, 2022); e dissertações e artigos em revistas indexadas. A tabela do USDA foi utilizada principalmente para alimentos que são usualmente importados pelo Brasil, mas também foi utilizada quando o alimento não estava disponível nem na TACO e nem nas outras referências brasileiras consultadas. A Tabela Brasileira de Composição de Alimentos – TBCA (TBCA, 2020) foi utilizada apenas como referência de composição centesimal para alguns alimentos utilizados como ingredientes em preparações culinárias elaboradas pela equipe.

Os nutrientes apresentados na tabela são os mesmos que agora vigoram na nova rotulagem nutricional (Brasil, 2020) – energia, proteína, gordura total, gordura saturada, gordura trans, ferro e sódio. Também são apresentados os teores de cálcio, vitamina A e vitamina C.

O valor energético e os nutrientes são apresentados nas seguintes unidades: energia (kcal), proteína (g), gordura total (g), gordura saturada (g), gordura trans (g), carboidrato total (g), fibra (g), cálcio (mg), ferro (mg), sódio (mg), vitamina A (mcg RAE) e vitamina C (mg). Quando não havia o dado de vitamina A em equivalentes com atividade de retinol (mcg RAE), foi incluída a informação em retinol equivalente (mcg RE), e essa informação é apresentada no Capítulo 4.

Ingredientes culinários, alimentos processados e ultraprocessados

A composição centesimal dos ingredientes culinários e alimentos processados foi obtida nas mesmas tabelas mencionadas anteriormente ou nas informações dos fabricantes, e a dos alimentos ultraprocessados foi obtida a partir das informações presentes no rótulo ou nos sítios eletrônicos de pelo menos dois fabricantes. A escolha da marca foi aleatória e não houve nenhuma preferência por parte dos autores ou incentivo por parte dos fabricantes. No caso de rótulos, foram fotografados aqueles disponíveis em mercados e supermercados das zonas Sul, Norte e Oeste do município do Rio de Janeiro, bem como da cidade de Maraú, na Bahia, locais de residências das autoras da TMC. É importante ressaltar que foram identificadas discrepâncias na informação nutricional presente nos rótulos de alguns alimentos e no sítio eletrônico da empresa fabricante.

A composição referente às porções apresentadas nos rótulos foi transformada em composição centesimal para cada marca pesquisada e, posteriormente, foi calculada a média aritmética entre as marcas. Se uma marca não tivesse informação de todos os nutrientes de interesse, era feita a busca por outra marca. Se, ainda assim, a informação do rótulo não fosse completa, não era feito o cálculo da média para o nutriente que tivesse informação faltante. As marcas usadas são apresentadas no *Capítulo 4*.

Em relação ao teor de gordura trans dos alimentos ultraprocessados, foi adotado um procedimento específico. A legislação que regulamenta a rotulagem nutricional define que a informação do teor de gordura trans poderá ser expressa como "zero" quando o alimento contiver gordura trans em quantidade menor ou igual a 0,2 g (Brasil, 2003). Se o tamanho da porção que continha "zero" de gordura trans era menor que 100 g, não seria correto também atribuirmos o valor zero na composição centesimal, pois poderíamos subestimar a quantidade de gordura trans. Por exemplo, se uma porção de 25 g de alimento contém 0,19 g de gordura trans, o fabricante pode informar o valor zero. Se tivéssemos calculado o valor de gordura trans para 100 g do produto, também obteríamos o valor zero em 100 g, quando o valor real seria de 0,76 g. Por isso, quando o teor de gordura trans em uma porção menor que 100 g era igual a zero, adotou-se o seguinte procedimento: (1) foi atribuído o símbolo # no teor de gordura trans em 100 g, que representa um valor desconhecido; (2) nas medidas caseiras cujas quantidades eram iguais ou menores às porções do rótulo, foi atribuído o valor zero; (3) nas medidas caseiras cujas quantidades eram maiores que as porções do rótulo, foi atribuído o símbolo #. Apesar dessa norma de rotulagem se aplicar a outros nutrientes, o referido procedimento foi realizado apenas para gordura trans, uma vez que sua recomendação de consumo deve ser menor que 1% do valor energético total de uma dieta (WHO, 2020).

REVISÃO DAS MEDIDAS CASEIRAS

Foram revisadas as medidas caseiras da maioria dos alimentos. As pesagens das edições anteriores da TMC foram realizadas em laboratório de técnica dietética da Universidade Federal do Rio de Janeiro. Entretanto, para esta nova edição, devido à pandemia de Covid-19, as novas medidas foram realizadas pelas autoras em seus próprios domicílios nos anos de 2021 e 2022. Para padronizar as pesagens, todas adquiriram a mesma marca de balança digital, com capacidade para 10 kg e precisão de 1 g, que era testada semanalmente com um peso pequeno de valor conhecido (pacote de gelatina em pó diet de 12 g).

Cada medida caseira de alimento foi repetida três vezes. Alimentos *in natura* ou minimamente processados foram adquiridos nos tamanhos pequeno, médio e grande e, quando disponíveis, nos tamanhos muito pequeno ou muito grande. Observou-se mudança no tamanho de algumas frutas nos últimos 15 anos, desde a última edição da tabela. Um exemplo disso é a unidade pequena de banana prata, que pesava 30 g. No processo de elaboração dessa edição, nenhuma das autoras encontrou uma unidade de banana pequena que apresentasse esse peso. Os porcionamentos realizados e os alimentos adquiridos nos diversos tamanhos foram fotografados e as imagens foram enviadas por aplicativos de mensagens para avaliação por todas as autoras para que se chegasse a consensos.

Certos alimentos foram pesados na capacidade máxima de recipientes de volume conhecido, ou seja, os recipientes foram adicionados do alimento até atingirem sua borda (medida nivelada). A intenção desse tipo de medida é permitir que o leitor possa converter a quantidade desses recipientes para qualquer outro utensílio também de volume conhecido. Por exemplo, um pote nivelado com capacidade máxima de 250 mL contém 130 g de uva passa. Portanto, uma tigela cuja capacidade máxima seja 60 mL conterá 31 g de uva passa. Na tabela, os recipientes usados foram: (1) pote com capacidade máxima de 250 mL, que na tabela aparece como POTE N; e (2) colher medida de fórmula infantil com capacidade de 9 mL, que na tabela aparece como COLHER MEDIDA 9 mL.

A medida punhado, realizada em edições anteriores, foi expandida para outros alimentos e tratou-se do punhado realizado com a mão aberta, em quantidade na qual a mão pudesse ser movida sem que o alimento fosse desperdiçado (Figura 2.1).

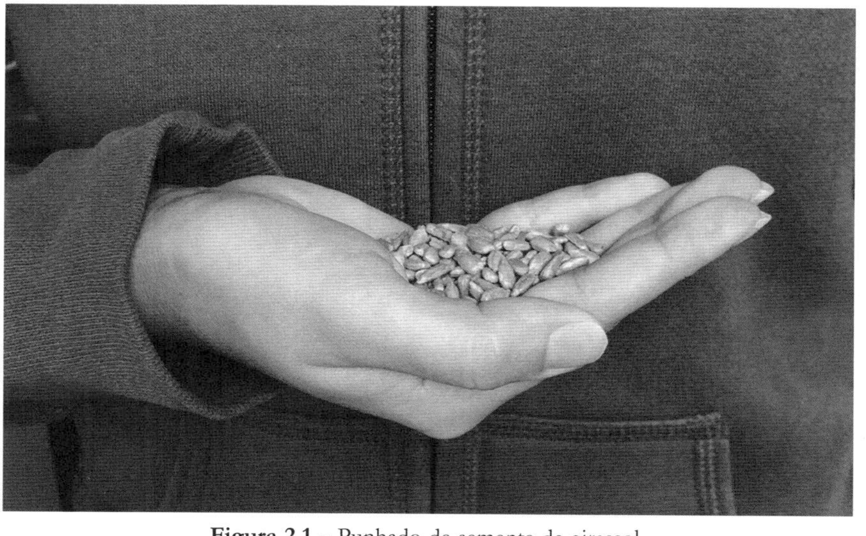

Figura 2.1 – Punhado de semente de girassol.

As quantidades correspondentes às medidas caseiras podem variar em decorrência de diferenças na consistência das preparações (p. ex., purê de batata mais espesso ou mais macio) e da temperatura em que foram servidas (p. ex., mingau quente é mais fluido e mingau frio é mais espesso). Sobre esse último aspecto, as pesagens foram feitas com o alimento/preparação na temperatura adequada ao seu consumo.

Medidas caseiras apresentadas

- **Conchas:** pequena e média. Em média, a capacidade da concha média é de 100 mL e da concha pequena 60 mL. Este utensílio apresenta grande variação de tamanho.
- **Copo duplo:** copo tipo americano grande com capacidade máxima (275 mL), cheio (240 mL), 4 dedos (140 mL) e 2 dedos (70 mL). Na tabela, a medida COPO D representa o copo duplo cheio (240 mL).
- **Copo pequeno:** copo tipo americano pequeno, com capacidade máxima (190 mL), cheio (165 mL), 4 dedos (120 mL) e 2 dedos (50 mL). Na tabela, a medida COPO P representa o copo pequeno cheio (165 mL).
- **Copo de cafezinho:** copo descartável com capacidade máxima (55 mL) e cheio em 3/4 (41 mL) (Crispim et al., 2018). Na tabela, a medida COPO CAFEZINHO representa o copo de cafezinho cheio (41 mL).
- **Lata:** existem diferentes tamanhos de latas, dentre as quais a lata *squat* (250 mL), lata *slim* (250 mL), lata *sleek* (269, 290 e 310 mL), lata padrão (350 mL), latão (473 mL), lata gigante (710 mL). Na tabela são utilizadas as medidas LATA PADRÃO (350 mL), LATÃO (473 mL) e LATA FINA (290 mL).
- **Pires:** refere-se ao pires de uma xícara de chá.
- **Pote:** capacidade máxima (250 mL) é representado pela medida POTE N.
- **Xícara de chá:** a medida XÍC CHÁ representa a xícara de chá cheia (200 mL).
- **Xícara de café:** capacidade máxima (80 mL) e cheio em 3/4 (60 mL) (Crispim et al., 2018). Na tabela, a medida XÍC CAFÉ representa a xícara de café cheia (60 mL).
- **Tulipa:** capacidade máxima (300 mL) e cheio (290 mL). Na tabela, a medida TULIPA CH representa a tulipa cheia (290 mL).
- **Pequena, média e grande quantidade:** a quantidade de manteiga, margarina, maionese, geleia e pastas é apresentada em colheres e na forma de pequena, média e grande quantidade (PQ, MQ e GQ) para pão francês, pão de forma, torrada e biscoito cream cracker. A avaliação dessa quantificação foi feita a partir de consenso entre as autoras (Figura 2.2).

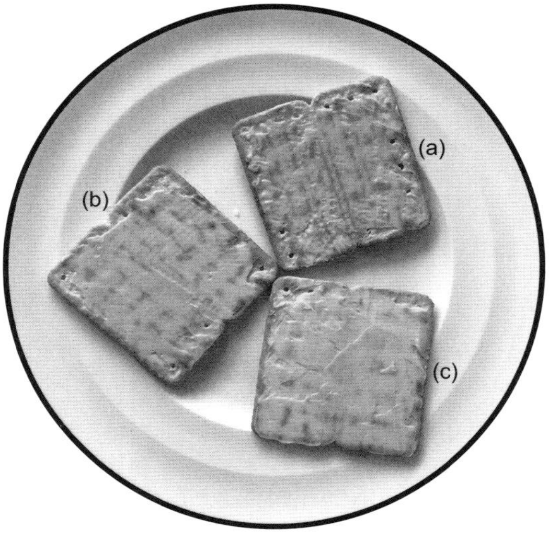

Figura 2.2 – Pequena (a), média (b) e grande (c) quantidade de manteiga para biscoito cream cracker.

REVISÃO DOS INGREDIENTES DAS RECEITAS E SUA COMPOSIÇÃO

As receitas foram reduzidas em sua quantidade de sal. Em 100 g de preparação culinária se reduziu a quantidade de sal de 1,0 g para 0,5 g e nas receitas que continham alimentos em conserva ou embutidos se reduziu de 1,0 g para 0,25 g. Temperos naturais – como salsinha, coentro, cebolinha – adicionados às receitas em quantidade menor que 2,0 g não foram contabilizados na composição nutricional da receita.

A quantidade de açúcar usada para adoçar as preparações foi reduzida de 10% para 5%, e a margarina das preparações foi substituída pela manteiga. Os ingredientes usados nas preparações culinárias elaboradas pela equipe são apresentadas no *Capítulo 4*.

3. Tabela

Cód.	Alimentos e medidas caseiras	Quant.	Energia kcal	Ptn g	G.tot g	G.sat g	G.trans g	Carb. g	Fibra g	Ca mg	Fe mg	Na mg	Vit. A mcg RAE	Vit. C mg
1	**ABACATE**	**100,00**	**96**	**1,20**	**8,40**	**2,30**		**6,00**	**6,30**	**8,00**	**0,20**	**t**	**NA**	**8,70**
	COL SOPA CH (PICADO)	45,00	43	0,54	3,78	1,04		2,70	2,84	3,60	0,09			3,92
	COPO P CH (PICADO)	130,00	125	1,56	10,92	2,99		7,80	8,19	10,40	0,26			11,31
	COPO D CH (PICADO)	200,00	192	2,40	16,80	4,60		12,00	12,60	16,00	0,40			17,40
	PRATO RASO (PICADO)	350,00	336	4,20	29,40	8,05		21,00	22,05	28,00	0,70			30,45
	PRATO FD (PICADO)	450,00	432	5,40	37,80	10,35		27,00	28,35	36,00	0,90			39,15
	UND P	370,00	355	4,44	31,08	8,51		22,20	23,31	29,60	0,74			32,19
	UND M	430,00	413	5,16	36,12	9,89		25,80	27,09	34,40	0,86			37,41
	UND G	900,00	864	10,80	75,60	20,70		54,00	56,70	72,00	1,80			78,30
2	**ABACAXI**	**100,00**	**48**	**0,90**	**0,10**			**12,30**	**1,00**	**22,00**	**0,30**	**t**	**NA**	**34,60**
	FATIA P	50,00	24	0,45	0,05			6,15	0,50	11,00	0,15			17,30
	FATIA M	75,00	36	0,68	0,08			9,23	0,75	16,50	0,23			25,95
	FATIA G	100,00	48	0,90	0,10			12,30	1,00	22,00	0,30			34,60
	FATIA GG	190,00	91	1,71	0,19			23,37	1,90	41,80	0,57			65,74
	UND P	480,00	230	4,32	0,48			59,04	4,80	105,60	1,44			166,08
	UND M	750,00	360	6,75	0,75			92,25	7,50	165,00	2,25			259,50
3	**ABACAXI EM CALDA**	**100,00**	**86**	**0,21**	**0,00**	**0,00**	**0,00**	**21,07**	**1,07**			**5,71**		
	FATIA P	30,00	26	0,06	0,00	0,00	0,00	6,32	0,32			1,71		
	FATIA M	55,00	48	0,12	0,00	0,00	0,00	11,59	0,59			3,14		
4	**ABARÁ**	**100,00**	**172**	**6,44**	**7,16**			**20,37**						
	UND P (APERITIVO)	38,00	65	2,45	2,72			7,74						
	UND G	180,00	309	11,59	12,89			36,67						
5	**ABIU**	**100,00**	**62**	**0,80**	**0,70**	**0,30**		**14,90**	**1,70**	**6,00**	**0,20**	**t**	**NA**	**10,30**
	UND M	45,00	28	0,36	0,32	0,14		6,71	0,77	2,70	0,09			4,64
6	**ABÓBORA COZIDA**	**100,00**	**48**	**1,40**	**0,70**	**0,10**		**10,80**	**2,50**	**8,00**	**0,30**	**1,00**	**NA**	**7,50**
	COL SOPA R (PICADA)	16,00	8	0,22	0,11	0,02		1,73	0,40	1,28	0,05	0,16		1,20
	COL SOPA CH (PICADA)	36,00	17	0,50	0,25	0,04		3,89	0,90	2,88	0,11	0,36		2,70
	ESC M R (PICADA)	70,00	34	0,98	0,49	0,07		7,56	1,75	5,60	0,21	0,70		5,25
	ESC M CH (PICADA)	100,00	48	1,40	0,70	0,10		10,80	2,50	8,00	0,30	1,00		7,50
	PED P	30,00	14	0,42	0,21	0,03		3,24	0,75	2,40	0,09	0,30		2,25
	PED M	50,00	24	0,70	0,35	0,05		5,40	1,25	4,00	0,15	0,50		3,75
7	**ABÓBORA MORANGA**	**100,00**	**12**	**1,00**	**0,10**			**2,70**	**1,70**	**3,00**	**t**	**t**	**139**	**9,60**
	UND MINI	300,00	36	3,00	0,30			8,10	5,10	9,00			417	28,80
8	**ABÓBORA REFOGADA**	**100,00**	**29**	**0,40**	**0,80**	**0,10**		**6,00**	**1,50**	**19,00**	**0,10**	**3,00**	**48**	**6,70**
	COL SOPA R (PICADA)	20,00	6	0,08	0,16	0,02		1,20	0,30	3,80	0,02	0,60	10	1,34
	COL SOPA CH (PICADA)	30,00	9	0,12	0,24	0,03		1,80	0,45	5,70	0,03	0,90	14	2,01
	ESC M R (PICADA)	70,00	20	0,28	0,56	0,07		4,20	1,05	13,30	0,07	2,10	34	4,69
	ESC M CH (PICADA)	105,00	30	0,42	0,84	0,11		6,30	1,58	19,95	0,11	3,15	50	7,04
9	**ABOBRINHA**	**100,00**	**31**	**0,60**	**0,10**			**7,90**	**2,60**	**19,00**	**0,20**	**1,00**	**NA**	**17,50**
	COL SOPA CH (RALADA)	22,00	7	0,13	0,02			1,74	0,57	4,18	0,04	0,22		3,85
	PIRES (RALADA)	60,00	19	0,36	0,06			4,74	1,56	11,40	0,12	0,60		10,50

(Continua)

Cód.	Alimentos e medidas caseiras	Quant.	Energia kcal	Ptn g	G.tot g	G.sat g	G.trans g	Carb. g	Fibra g	Ca mg	Fe mg	Na mg	Vit. A mcg RAE	Vit. C mg
(Cont.) 9	PRATO SOBREMESA (RALADA)	110,00	34	0,66	0,11			8,69	2,86	20,90	0,22	1,10		19,25
	FATIA P (RODELA)	10,00	3	0,06	0,01			0,79	0,26	1,90	0,02	0,10		1,75
	FATIA M (RODELA)	20,00	6	0,12	0,02			1,58	0,52	3,80	0,04	0,20		3,50
	FATIA G (RODELA)	25,00	8	0,15	0,03			1,98	0,65	4,75	0,05	0,25		4,38
	UND M	233,00	72	1,40	0,23			18,41	6,06	44,27	0,47	2,33		40,78
10	**ABOBRINHA COZIDA**	**100,00**	**15**	**1,10**	**0,20**	**0,10**		**3,00**	**1,60**	**17,00**	**0,20**	**1,00**	**NA**	**2,10**
	COL SOPA R (PICADA)	20,00	3	0,22	0,04	0,02		0,60	0,32	3,40	0,04	0,20		0,42
	COL SOPA CH (PICADA)	30,00	5	0,33	0,06	0,03		0,90	0,48	5,10	0,06	0,30		0,63
	COL SERVIR R (PICADA)	35,00	5	0,39	0,07	0,04		1,05	0,56	5,95	0,07	0,35		0,74
	COL SERVIR CH (PICADA)	70,00	11	0,77	0,14	0,07		2,10	1,12	11,90	0,14	0,70		1,47
	ESC M R (PICADA)	40,00	6	0,44	0,08	0,04		1,20	0,64	6,80	0,08	0,40		0,84
	ESC M CH (PICADA)	90,00	14	0,99	0,18	0,09		2,70	1,44	15,30	0,18	0,90		1,89
11	**ABOBRINHA RECHEADA**	**100,00**	**108**	**10,14**	**5,95**	**2,31**	**0,12**	**4,14**	**1,37**	**62,22**	**1,05**	**142,70**	**22**	**6,83**
	1/2 UND P	68,00	74	6,90	4,05	1,57	0,08	2,82	0,93	42,31	0,72	97,03	15	4,64
	1/2 UND M	93,00	101	9,43	5,53	2,14	0,11	3,85	1,27	57,87	0,98	132,71	21	6,35
	1/2 UND G	162,00	175	16,43	9,64	3,74	0,19	6,71	2,22	100,80	1,71	231,17	36	11,07
12	**ABOBRINHA REFOGADA**	**100,00**	**24**	**1,10**	**0,80**	**0,10**		**4,20**	**1,40**	**21,00**	**0,40**	**2,00**	**21**	**7,50**
	COL SOPA R (PICADA)	20,00	5	0,22	0,16	0,02		0,84	0,28	4,20	0,08	0,40	4	1,50
	COL SOPA CH (PICADA)	30,00	7	0,33	0,24	0,03		1,26	0,42	6,30	0,12	0,60	6	2,25
	COL SERVIR R (PICADA)	35,00	8	0,39	0,28	0,04		1,47	0,49	7,35	0,14	0,70	7	2,63
	COL SERVIR CH (PICADA)	70,00	17	0,77	0,56	0,07		2,94	0,98	14,70	0,28	1,40	15	5,25
	ESC M R (PICADA)	40,00	10	0,44	0,32	0,04		1,68	0,56	8,40	0,16	0,80	8	3,00
	ESC M CH (PICADA)	90,00	22	0,99	0,72	0,09		3,78	1,26	18,90	0,36	1,80	19	6,75
13	**AÇAÍ C/XAROPE DE GUARANÁ E GLICOSE**	**100,00**	**110**	**0,70**	**3,70**	**0,70**		**21,50**	**1,70**	**22,00**	**0,30**	**15,00**	**NA**	**10,30**
	COPO P CH	165,00	182	1,16	6,11	1,16		35,48	2,81	36,30	0,50	24,75		17,00
	COPO D CH	240,00	264	1,68	8,88	1,68		51,60	4,08	52,80	0,72	36,00		24,72
	TIGELA P	300,00	330	2,10	11,10	2,10		64,50	5,10	66,00	0,90	45,00		30,90
	TIGELA M	400,00	440	2,80	14,80	2,80		86,00	6,80	88,00	1,20	60,00		41,20
	TIGELA G	500,00	550	3,50	18,50	3,50		107,50	8,50	110,00	1,50	75,00		51,50
14	**AÇAÍ POLPA**	**100,00**	**58**	**0,80**	**3,90**	**0,70**		**6,20**	**2,60**	**35,00**	**0,40**	**5,00**	**NA**	**t**
	COPO P CH	165,00	96	1,32	6,44	1,16		10,23	4,29	57,75	0,66	8,25		
	COPO D CH	240,00	139	1,92	9,36	1,68		14,88	6,24	84,00	0,96	12,00		
	TIGELA P	300,00	174	2,40	11,70	2,10		18,60	7,80	105,00	1,20	15,00		
	TIGELA M	400,00	232	3,20	15,60	2,80		24,80	10,40	140,00	1,60	20,00		
	TIGELA G	500,00	290	4,00	19,50	3,50		31,00	13,00	175,00	2,00	25,00		
15	**ACARAJÉ**	**100,00**	**289**	**8,30**	**19,90**	**9,10**		**19,10**	**9,40**	**124,00**	**1,90**	**305,00**	**t**	
	UND M	100,00	289	8,30	19,90	9,10		19,10	9,40	124,00	1,90	305,00		
16	**ACELGA**	**100,00**	**21**	**1,40**	**0,10**			**4,60**	**1,10**	**43,00**	**0,30**	**1,00**	**NA**	**22,60**
	COL SOPA CH (PICADA)	6,00	1	0,08	0,01			0,28	0,07	2,58	0,02	0,06		1,36

Cód.	Alimentos e medidas caseiras	Quant.	Energia kcal	Ptn g	G.tot g	G.sat g	G.trans g	Carb. g	Fibra g	Ca mg	Fe mg	Na mg	Vit. A mcg RAE	Vit. C mg
(Cont.) 16	COL SERVIR CH (PICADA)	10,00	2	0,14	0,01			0,46	0,11	4,30	0,03	0,10		2,26
	FOLHA P	3,00	1	0,04	0,00			0,14	0,03	1,29	0,01	0,03		0,68
	FOLHA M	10,00	2	0,14	0,01			0,46	0,11	4,30	0,03	0,10		2,26
	FOLHA G	20,00	4	0,28	0,02			0,92	0,22	8,60	0,06	0,20		4,52
	PRATO RASO R (PICADA)	60,00	13	0,84	0,06			2,76	0,66	25,80	0,18	0,60		13,56
17	**ACELGA COZIDA**	**100,00**	**25**	**1,56**	**0,12**	**0,02**	**0,00**	**5,00**	**1,21**	**46,50**	**0,29**	**101,13**	**175**	**24,30**
	COL SOPA CH (PICADA)	18,00	4	0,28	0,02	0,00	0,00	0,90	0,22	8,37	0,05	18,20	31	4,37
	COL SERVIR CH (PICADA)	47,00	12	0,73	0,06	0,01	0,00	2,35	0,57	21,85	0,14	47,53	82	11,42
18	**ACELGA REFOGADA**	**100,00**	**79**	**2,10**	**5,16**	**0,79**	**0,03**	**6,94**	**1,67**	**61,02**	**0,39**	**201,40**	**227**	**31,74**
	COL SOPA CH (PICADA)	18,00	14	0,38	0,93	0,14	0,00	1,25	0,30	10,98	0,07	36,25	41	5,71
	COL SERVIR CH (PICADA)	37,00	29	0,78	1,91	0,29	0,01	2,57	0,62	22,58	0,15	74,52	84	11,75
19	**ACEROLA**	**100,00**	**33**	**0,90**	**0,20**			**8,00**	**1,50**	**13,00**	**0,20**	**t**	**124**	**941,40**
	UND M	12,00	4	0,11	0,02			0,96	0,18	1,56	0,02		15	112,97
20	**ACHOCOLATADO PÓ**	**100,00**	**401**	**4,20**	**2,20**	**1,10**	**0,01**	**91,20**	**3,90**	**44,00**	**5,40**	**65,00**	**796**	**t**
	COL CAFÉ R	1,00	4	0,04	0,02	0,01	0,00	0,91	0,04	0,44	0,05	0,65	8	
	COL CAFÉ CH	2,00	8	0,08	0,04	0,02	0,00	1,82	0,08	0,88	0,11	1,30	16	
	COL CHÁ R	2,00	8	0,08	0,04	0,02	0,00	1,82	0,08	0,88	0,11	1,30	16	
	COL CHÁ CH	4,00	16	0,17	0,09	0,04	0,00	3,65	0,16	1,76	0,22	2,60	32	
	COL SOBREMESA R	7,00	28	0,29	0,15	0,08	0,00	6,38	0,27	3,08	0,38	4,55	56	
	COL SOBREMESA CH	11,00	44	0,46	0,24	0,12	0,00	10,03	0,43	4,84	0,59	7,15	88	
	COL SOPA R	11,00	44	0,46	0,24	0,12	0,00	10,03	0,43	4,84	0,59	7,15	88	
	COL SOPA CH	16,00	64	0,67	0,35	0,18	0,00	14,59	0,62	7,04	0,86	10,40	127	
	POTE N	166,00	666	6,97	3,65	1,83	0,02	151,39	6,47	73,04	8,96	107,90	1321	
21	**ACHOCOLATADO PÓ LIGHT**	**100,00**	**353**	**3,16**	**0,00**	**0,00**	**0,00**	**77,37**	**7,37**			**178,95**	**1068**	**80,00**
	COL SOPA CH	16,00	56	0,51	0,00	0,00	0,00	12,38	1,18			28,63	171	12,80
22	**ACHOCOLATADO MALTADO EM FLOCOS**	**100,00**	**370**	**4,00**	**0,00**	**0,00**	**0,00**	**85,00**	**3,50**			**140,00**		
	COL CHÁ R	3,00	11	0,12	0,00	0,00	0,00	2,55	0,11			4,20		
	COL CHÁ CH	5,00	19	0,20	0,00	0,00	0,00	4,25	0,18			7,00		
	COL SOBREMESA R	6,00	22	0,24	0,00	0,00	0,00	5,10	0,21			8,40		
	COL SOBREMESA CH	9,00	33	0,36	0,00	0,00	0,00	7,65	0,32			12,60		
	COL SOPA R	9,00	33	0,36	0,00	0,00	0,00	7,65	0,32			12,60		
	COL SOPA CH	14,00	52	0,56	0,00	0,00	0,00	11,90	0,49			19,60		
23	**AÇÚCAR CRISTAL**	**100,00**	**387**	**0,30**	**t**			**99,60**	**NA**	**8,00**	**0,20**	**t**	**NA**	
	COL CAFÉ N	1,00	4	0,00				1,00		0,08	0,00			
	COL CAFÉ R	3,00	12	0,01				2,99		0,24	0,01			
	COL CAFÉ CH	5,00	19	0,02				4,98		0,40	0,01			
	COL CHÁ N	2,00	8	0,01				1,99		0,16	0,00			
	COL CHÁ R	5,00	19	0,02				4,98		0,40	0,01			
	COL CHÁ CH	9,00	35	0,03				8,96		0,72	0,02			
	COL SOBREMESA N	5,00	19	0,02				4,98		0,40	0,01			
	COL SOBREMESA R	11,00	43	0,03				10,96		0,88	0,02			

(Continua)

Cód.	Alimentos e medidas caseiras	Quant.	Energia kcal	Ptn g	G.tot g	G.sat g	G.trans g	Carb. g	Fibra g	Ca mg	Fe mg	Na mg	Vit. A mcg RAE	Vit. C mg
(Cont.) 23	COL SOBREMESA CH	15,00	58	0,05				14,94		1,20	0,03			
	COL SOPA N	8,00	31	0,02				7,97		0,64	0,02			
	COL SOPA R	15,00	58	0,05				14,94		1,20	0,03			
	COL SOPA CH	19,00	74	0,06				18,92		1,52	0,04			
	POTE N	188,00	728	0,56				187,25		15,04	0,38			
24	**AÇÚCAR DEMERARA**	**100,00**	**300**	**0,00**	**0,00**	**0,00**	**0,00**	**100,00**				**0,00**		
	COL CAFÉ N	1,00	3	0,00	0,00	0,00	0,00	1,00				0,00		
	COL CAFÉ R	2,50	8	0,00	0,00	0,00	0,00	2,50				0,00		
	COL CAFÉ CH	4,50	14	0,00	0,00	0,00	0,00	4,50				0,00		
	COL CHÁ N	2,00	6	0,00	0,00	0,00	0,00	2,00				0,00		
	COL CHÁ R	5,50	17	0,00	0,00	0,00	0,00	5,50				0,00		
	COL CHÁ CH	8,00	24	0,00	0,00	0,00	0,00	8,00				0,00		
	COL SOBREMESA N	5,00	15	0,00	0,00	0,00	0,00	5,00				0,00		
	COL SOBREMESA R	9,00	27	0,00	0,00	0,00	0,00	9,00				0,00		
	COL SOBREMESA CH	12,00	36	0,00	0,00	0,00	0,00	12,00				0,00		
	COL SOPA N	6,00	18	0,00	0,00	0,00	0,00	6,00				0,00		
	COL SOPA R	12,00	36	0,00	0,00	0,00	0,00	12,00				0,00		
	COL SOPA CH	17,00	51	0,00	0,00	0,00	0,00	17,00				0,00		
	POTE N	188,00	564	0,00	0,00	0,00	0,00	188,00				0,00		
25	**AÇÚCAR LIGHT**	**100,00**	**400**	**0,00**	**0,00**	**0,00**	**0,00**	**98,00**	**0,00**			**0,00**		
	COL CHÁ CH	3,60	14	0,00	0,00	0,00	0,00	3,53	0,00			0,00		
	COL SOBREMESA CH	11,00	44	0,00	0,00	0,00	0,00	10,78	0,00			0,00		
	COL SOPA CH	18,00	72	0,00	0,00	0,00	0,00	17,64	0,00			0,00		
26	**AÇÚCAR MASCAVO**	**100,00**	**369**	**0,80**	**0,10**			**94,50**	**NA**	**127,00**	**8,30**	**25,00**	**NA**	**t**
	COL CAFÉ R	1,40	5	0,01	0,00			1,32		1,78	0,12	0,35		
	COL CAFÉ CH	2,30	8	0,02	0,00			2,17		2,92	0,19	0,58		
	COL CHÁ R	2,50	9	0,02	0,00			2,36		3,18	0,21	0,63		
	COL CHÁ CH	4,00	15	0,03	0,00			3,78		5,08	0,33	1,00		
	COL SOBREMESA R	7,00	26	0,06	0,01			6,62		8,89	0,58	1,75		
	COL SOBREMESA CH	12,50	46	0,10	0,01			11,81		15,88	1,04	3,13		
	COL SOPA R	11,00	41	0,09	0,01			10,40		13,97	0,91	2,75		
	COL SOPA CH	19,00	70	0,15	0,02			17,96		24,13	1,58	4,75		
	POTE N	177,00	653	1,42	0,18			167,27		224,79	14,69	44,25		
27	**AÇÚCAR REFINADO**	**100,00**	**387**	**0,30**	**t**			**99,50**	**NA**	**4,00**	**0,10**	**12,00**	**NA**	
	COL CAFÉ R	1,00	4	0,00				1,00		0,04	0,00	0,12		
	COL CAFÉ CH	2,00	8	0,01				1,99		0,08	0,00	0,24		
	COL CHÁ R	3,00	12	0,01				2,99		0,12	0,00	0,36		
	COL CHÁ CH	5,00	19	0,02				4,98		0,20	0,01	0,60		
	COL SOBREMESA R	9,00	35	0,03				8,96		0,36	0,01	1,08		
	COL SOBREMESA CH	16,00	62	0,05				15,92		0,64	0,02	1,92		
	COL SOPA R	15,00	58	0,05				14,93		0,60	0,02	1,80		
	COL SOPA CH	24,00	93	0,07				23,88		0,96	0,02	2,88		
	COL PAU P R	8,00	31	0,02				7,96		0,32	0,01	0,96		
	COL PAU P CH	15,00	58	0,05				14,93		0,60	0,02	1,80		
	COL PAU M R	23,00	89	0,07				22,89		0,92	0,02	2,76		
	COL PAU M CH	37,00	143	0,11				36,82		1,48	0,04	4,44		
	COPO P N	160,00	619	0,48				159,20		6,40	0,16	19,20		
	COPO D N	219,00	848	0,66				217,91		8,76	0,22	26,28		
	POTE N	177,00	685	0,53				176,12		7,08	0,18	21,24		

Cód.	Alimentos e medidas caseiras	Quant.	Energia kcal	Ptn g	G.tot g	G.sat g	G.trans g	Carb. g	Fibra g	Ca mg	Fe mg	Na mg	Vit. A mcg RAE	Vit. C mg
28	**AGRIÃO**	**100,00**	**17**	**2,70**	**0,20**			**2,30**	**2,10**	**133,00**	**3,10**	**7,00**	**229**	**60,10**
	COL SOPA CH (PICADO)	4,00	1	0,11	0,01			0,09	0,08	5,32	0,12	0,28	9	2,40
	PIRES CH (PICADO)	14,00	2	0,38	0,03			0,32	0,29	18,62	0,43	0,98	32	8,41
	PRATO R CH (PICADO)	44,00	7	1,19	0,09			1,01	0,92	58,52	1,36	3,08	101	26,44
	PRATO SOBREMESA CH (PICADO)	24,00	4	0,65	0,05			0,55	0,50	31,92	0,74	1,68	55	14,42
	RAMO M	5,00	1	0,14	0,01			0,12	0,11	6,65	0,16	0,35	11	3,01
29	**AGRIÃO REFOGADO**	**100,00**	**71**	**3,87**	**5,29**	**0,76**	**0,03**	**3,68**	**3,04**	**187,02**	**4,36**	**209,55**	**321**	**84,38**
	COL SOPA R	17,00	12	0,66	0,90	0,13	0,00	0,63	0,52	31,79	0,74	35,62	55	14,35
	COL SOPA CH	25,00	18	0,97	1,32	0,19	0,01	0,92	0,76	46,76	1,09	52,39	80	21,10
	COL SERVIR R	35,00	25	1,35	1,85	0,27	0,01	1,29	1,06	65,46	1,52	73,34	112	29,53
	COL SERVIR CH	50,00	35	1,93	2,64	0,38	0,01	1,84	1,52	93,51	2,18	104,77	160	42,19
	ESC M R	50,00	35	1,93	2,64	0,38	0,01	1,84	1,52	93,51	2,18	104,77	160	42,19
	ESC M CH	75,00	53	2,90	3,96	0,57	0,02	2,76	2,28	140,27	3,27	157,16	240	63,29
	GARFADA	30,00	21	1,16	1,59	0,23	0,01	1,10	0,91	56,11	1,31	62,86	96	25,32
30	**ÁGUA DE COCO**	**100,00**	**22**	**0,00**	**0,00**			**5,30**	**0,10**	**19,00**	**t**	**2,00**	**NA**	**2,40**
	COPO P	165,00	36	0,00	0,00			8,75	0,17	31,35		3,30		3,96
	COPO D	240,00	53	0,00	0,00			12,72	0,24	45,60		4,80		5,76
	UND	340,00	75	0,00	0,00			18,02	0,34	64,60		6,80		8,16
31	**ÁGUA DE COCO IND**	**100,00**	**21**	**0,00**	**0,00**	**0,00**	**0,00**	**5,25**	**0,00**			**11,00**		
	CAIXA P	200,00	42	0,00	0,00	0,00	0,00	10,50	0,00			22,00		
32	**AGUARDENTE**	**100,00**	**216**						**NA**	**t**	**t**	**3,00**	**NA**	
	DOSE	50,00	108									1,50		
33	**AIPIM COZIDO**	**100,00**	**125**	**0,60**	**0,30**	**0,10**		**30,10**	**1,60**	**19,00**	**0,10**	**1,00**	**NA**	**11,10**
	COL SOPA R (PICADO)	20,00	25	0,12	0,06	0,02		6,02	0,32	3,80	0,02	0,20		2,22
	COL SOPA CH (PICADO)	30,00	38	0,18	0,09	0,03		9,03	0,48	5,70	0,03	0,30		3,33
	COL SERVIR R (PICADO)	35,00	44	0,21	0,11	0,04		10,54	0,56	6,65	0,04	0,35		3,89
	COL SERVIR CH (PICADO)	60,00	75	0,36	0,18	0,06		18,06	0,96	11,40	0,06	0,60		6,66
	PED P	60,00	75	0,36	0,18	0,06		18,06	0,96	11,40	0,06	0,60		6,66
	PED M	121,00	151	0,73	0,36	0,12		36,42	1,94	22,99	0,12	1,21		13,43
	PED G	164,00	205	0,98	0,49	0,16		49,36	2,62	31,16	0,16	1,64		18,20
34	**AIPIM COZIDO E ASSADO**	**100,00**	**167**	**0,80**	**0,40**	**0,13**	**0,00**	**40,12**	**2,13**	**25,33**	**0,13**	**1,33**		**14,80**
	PED P	45,00	75	0,36	0,18	0,06	0,00	18,06	0,96	11,40	0,06	0,60		6,66
	PED M	91,00	152	0,73	0,36	0,12	0,00	36,51	1,94	23,05	0,12	1,21		13,46
	PED G	124,00	207	0,99	0,50	0,17	0,00	49,75	2,64	31,41	0,17	1,65		18,35
35	**AIPIM FRITO**	**100,00**	**300**	**1,40**	**11,20**	**1,70**	**0,04**	**50,30**	**1,90**	**23,00**	**0,30**	**9,00**	**NA**	**t**
	COL SOPA R (PICADO)	20,00	60	0,28	2,24	0,34	0,01	10,06	0,38	4,60	0,06	1,80		
	COL SOPA CH (PICADO)	30,00	90	0,42	3,36	0,51	0,01	15,09	0,57	6,90	0,09	2,70		
	COL SERVIR R (PICADO)	35,00	105	0,49	3,92	0,60	0,01	17,61	0,67	8,05	0,11	3,15		
	COL SERVIR CH (PICADO)	60,00	180	0,84	6,72	1,02	0,02	30,18	1,14	13,80	0,18	5,40		

(Continua)

Cód.	Alimentos e medidas caseiras	Quant.	Energia kcal	Ptn g	G.tot g	G.sat g	G.trans g	Carb. g	Fibra g	Ca mg	Fe mg	Na mg	Vit. A mcg RAE	Vit. C mg
(Cont.) 35	ESC M R (PICADO)	65,00	195	0,91	7,28	1,11	0,03	32,70	1,24	14,95	0,20	5,85		
	ESC M CH (PICADO)	95,00	285	1,33	10,64	1,62	0,04	47,79	1,81	21,85	0,29	8,55		
	PED P	52,00	156	0,73	5,82	0,88	0,02	26,16	0,99	11,96	0,16	4,68		
	PED M	105,00	315	1,47	11,76	1,79	0,04	52,82	2,00	24,15	0,32	9,45		
	PED G	143,00	429	2,00	16,02	2,43	0,06	71,93	2,72	32,89	0,43	12,87		
36	**AIPO**	**100,00**	**19**	**0,80**	**0,10**			**4,30**	**1,00**	**65,00**	**0,70**	**10,00**	**458**	**5,90**
	COL SOPA CH (PICADO)	18,00	3	0,14	0,02			0,77	0,18	11,70	0,13	1,80	82	1,06
	UND M	50,00	10	0,40	0,05			2,15	0,50	32,50	0,35	5,00	229	2,95
37	**ALFACE AMERICANA**	**100,00**	**9**	**0,60**	**0,10**			**1,70**	**1,00**	**14,00**	**0,30**	**7,00**	**NA**	**11,00**
	FOLHA P	11,00	1	0,07	0,01			0,19	0,11	1,54	0,03	0,77		1,21
	FOLHA M	18,00	2	0,11	0,02			0,31	0,18	2,52	0,05	1,26		1,98
	FOLHA G	25,00	2	0,15	0,03			0,43	0,25	3,50	0,08	1,75		2,75
	POTE N (PICADA)	21,00	2	0,13	0,02			0,36	0,21	2,94	0,06	1,47		2,31
38	**ALFACE CRESPA**	**100,00**	**11**	**1,30**	**0,20**			**1,70**	**1,80**	**38,00**	**0,40**	**3,00**	**117**	**15,60**
	COL SOBREMESA CH (PICADA)	3,00	0	0,04	0,01			0,05	0,05	1,14	0,01	0,09	4	0,47
	COL SOPA R (PICADA)	3,00	0	0,04	0,01			0,05	0,05	1,14	0,01	0,09	4	0,47
	COL SOPA CH (PICADA)	4,00	0	0,05	0,01			0,07	0,07	1,52	0,02	0,12	5	0,62
	COL SERVIR R (PICADA)	7,00	1	0,09	0,01			0,12	0,13	2,66	0,03	0,21	8	1,09
	COL SERVIR CH (PICADA)	11,00	1	0,14	0,02			0,19	0,20	4,18	0,04	0,33	13	1,72
	FOLHA P	7,00	1	0,09	0,01			0,12	0,13	2,66	0,03	0,21	8	1,09
	FOLHA M	13,00	1	0,17	0,03			0,22	0,23	4,94	0,05	0,39	15	2,03
	FOLHA G	24,00	3	0,31	0,05			0,41	0,43	9,12	0,10	0,72	28	3,74
	POTE N (PICADA)	21,00	2	0,27	0,04			0,36	0,38	7,98	0,08	0,63	25	3,28
39	**ALFACE LISA**	**100,00**	**14**	**1,70**	**0,10**			**2,40**	**2,30**	**28,00**	**0,60**	**4,00**	**184**	**21,40**
	COL SOPA CH (PICADA)	8,00	1	0,14	0,01			0,19	0,18	2,24	0,05	0,32	15	1,71
	FOLHA P	5,00	1	0,09	0,01			0,12	0,12	1,40	0,03	0,20	9	1,07
	FOLHA M	10,00	1	0,17	0,01			0,24	0,23	2,80	0,06	0,40	18	2,14
	FOLHA G	15,00	2	0,26	0,02			0,36	0,35	4,20	0,09	0,60	28	3,21
	PIRES CH (PICADA)	15,00	2	0,26	0,02			0,36	0,35	4,20	0,09	0,60	28	3,21
	PRATO SOBREMESA CH (PICADA)	25,00	4	0,43	0,03			0,60	0,58	7,00	0,15	1,00	46	5,35
	PRATO RASO CH (PICADA)	45,00	6	0,77	0,05			1,08	1,04	12,60	0,27	1,80	83	9,63
	POTE N (PICADA)	21,00	3	0,36	0,02			0,50	0,48	5,88	0,13	0,84	39	4,49
	UND P	130,00	18	2,21	0,13			3,12	2,99	36,40	0,78	5,20	239	27,82
	UND M	200,00	28	3,40	0,20			4,80	4,60	56,00	1,20	8,00	368	42,80
	UND G	400,00	56	6,80	0,40			9,60	9,20	112,00	2,40	16,00	736	85,60
40	**ALFACE ROXA**	**100,00**	**13**	**0,90**	**0,20**			**2,50**	**2,00**	**34,00**	**2,50**	**7,00**	**156**	**13,50**
	COL SOBREMESA CH (PICADA)	3,00	0	0,03	0,01			0,08	0,06	1,02	0,08	0,21	5	0,41
	COL SOPA R (PICADA)	3,00	0	0,03	0,01			0,08	0,06	1,02	0,08	0,21	5	0,41
	COL SOPA CH (PICADA)	4,00	1	0,04	0,01			0,10	0,08	1,36	0,10	0,28	6	0,54

Cód.	Alimentos e medidas caseiras	Quant.	Energia kcal	Ptn g	G.tot g	G.sat g	G.trans g	Carb. g	Fibra g	Ca mg	Fe mg	Na mg	Vit. A mcg RAE	Vit. C mg
(Cont.) 40	COL SERVIR R (PICADA)	7,00	1	0,06	0,01			0,18	0,14	2,38	0,18	0,49	11	0,95
	COL SERVIR CH (PICADA)	11,00	1	0,10	0,02			0,28	0,22	3,74	0,28	0,77	17	1,49
	FOLHA P	7,00	1	0,06	0,01			0,18	0,14	2,38	0,18	0,49	11	0,95
	FOLHA M	13,00	2	0,12	0,03			0,33	0,26	4,42	0,33	0,91	20	1,76
	FOLHA G	24,00	3	0,22	0,05			0,60	0,48	8,16	0,60	1,68	37	3,24
	POTE N (PICADA)	21,00	3	0,19	0,04			0,53	0,42	7,14	0,53	1,47	33	2,84
41	**ALFAVACA**	**100,00**	**29**	**2,70**	**0,50**	**0,10**		**5,20**	**4,10**	**258,00**	**1,30**	**5,00**	**NA**	**t**
	FOLHA	0,30	0	0,01	0,00	0,00		0,02	0,01	0,77	0,00	0,02		
42	**ALHO**	**100,00**	**113**	**7,00**	**0,20**			**23,90**	**4,30**	**14,00**	**0,80**	**5,00**	**NA**	
	COL CHÁ R (PICADO)	3,00	3	0,21	0,01			0,72	0,13	0,42	0,02	0,15		
	COL CHÁ CH (PICADO)	4,00	5	0,28	0,01			0,96	0,17	0,56	0,03	0,20		
	COL SOBREMESA R (PICADO)	4,00	5	0,28	0,01			0,96	0,17	0,56	0,03	0,20		
	COL SOBREMESA CH (PICADO)	7,00	8	0,49	0,01			1,67	0,30	0,98	0,06	0,35		
	COL SOPA R (PICADO)	7,00	8	0,49	0,01			1,67	0,30	0,98	0,06	0,35		
	COL SOPA CH (PICADO)	12,00	14	0,84	0,02			2,87	0,52	1,68	0,10	0,60		
	DENTE P	2,00	2	0,14	0,00			0,48	0,09	0,28	0,02	0,10		
	DENTE M	3,00	3	0,21	0,01			0,72	0,13	0,42	0,02	0,15		
	DENTE G	5,00	6	0,35	0,01			1,20	0,22	0,70	0,04	0,25		
43	**ALHO FLOCOS DESIDRATADO**	**100,00**	**336**	**16,93**	**0,00**	**0,00**	**0,00**	**71,71**	**10,36**			**22,50**		
	COL CAFÉ CH	2,00	7	0,34	0,00	0,00	0,00	1,43	0,21			0,45		
	COL CHÁ R	3,00	10	0,51	0,00	0,00	0,00	2,15	0,31			0,68		
	COL CHÁ CH	4,00	13	0,68	0,00	0,00	0,00	2,87	0,41			0,90		
	COL SOBREMESA R	4,00	13	0,68	0,00	0,00	0,00	2,87	0,41			0,90		
	COL SOBREMESA CH	6,00	20	1,02	0,00	0,00	0,00	4,30	0,62			1,35		
	COL SOPA R	8,00	27	1,35	0,00	0,00	0,00	5,74	0,83			1,80		
	COL SOPA CH	12,00	40	2,03	0,00	0,00	0,00	8,61	1,24			2,70		
44	**ALHO FRITO GRANULADO**	**100,00**	**384**	**10,00**	**20,00**	**8,00**	**#**	**42,00**	**16,50**			**36,00**		
	COL CAFÉ CH	3,00	12	0,30	0,60	0,24	0,00	1,26	0,50			1,08		
	COL CHÁ CH	5,00	19	0,50	1,00	0,40	0,00	2,10	0,83			1,80		
	COL SOBREMESA CH	8,00	31	0,80	1,60	0,64	0,00	3,36	1,32			2,88		
	COL SOPA CH	12,00	46	1,20	2,40	0,96	#	5,04	1,98			4,32		
45	**ALHO PORÓ**	**100,00**	**32**	**1,40**	**0,10**			**6,90**	**2,50**	**34,00**	**0,60**	**2,00**	**8**	**14,10**
	COL SOPA CH (PICADO)	12,00	4	0,17	0,01			0,83	0,30	4,08	0,07	0,24	1	1,69
	UND M	101,00	32	1,41	0,10			6,97	2,53	34,34	0,61	2,02	8	14,24
46	**ALMEIRÃO REFOGADO**	**100,00**	**65**	**1,70**	**4,80**	**0,80**	**0,04**	**5,70**	**3,40**	**63,00**	**1,60**	**15,00**	**NA**	**1,50**
	COL SOPA R	11,00	7	0,19	0,53	0,09	0,00	0,63	0,37	6,93	0,18	1,65		0,17
	COL SOPA CH	16,00	10	0,27	0,77	0,13	0,01	0,91	0,54	10,08	0,26	2,40		0,24
	COL SERVIR R	22,00	14	0,37	1,06	0,18	0,01	1,25	0,75	13,86	0,35	3,30		0,33
	COL SERVIR CH	38,00	25	0,65	1,82	0,30	0,02	2,17	1,29	23,94	0,61	5,70		0,57
	ESC M R	50,00	33	0,85	2,40	0,40	0,02	2,85	1,70	31,50	0,80	7,50		0,75
	ESC M CH	71,00	46	1,21	3,41	0,57	0,03	4,05	2,41	44,73	1,14	10,65		1,07

Cód.	Alimentos e medidas caseiras	Quant.	Energia kcal	Ptn g	G.tot g	G.sat g	G.trans g	Carb. g	Fibra g	Ca mg	Fe mg	Na mg	Vit. A mcg RAE	Vit. C mg
47	**ALMÔNDEGA BOVINA**	**100,00**	**272**	**18,20**	**15,80**	**4,20**	**0,22**	**14,30**		**27,00**	**1,90**	**1030,00**	**t**	
	UND P	30,00	82	5,46	4,74	1,26	0,07	4,29		8,10	0,57	309,00		
	UND M	50,00	136	9,10	7,90	2,10	0,11	7,15		13,50	0,95	515,00		
48	**ALMÔNDEGA BOVINA IND**	**100,00**	**214**	**12,25**	**12,44**	**5,88**	**0,38**	**6,56**	**0,31**			**670,00**		
	UND M	27,00	58	3,31	3,36	1,59	0,10	1,77	0,08			180,90		
49	**AMARANTO GRÃO**	**100,00**	**371**	**13,60**	**7,02**	**1,46**		**65,20**	**6,70**	**159,00**	**7,61**	**4,00**	**0**	**4,20**
	COL CAFÉ CH	3,00	11	0,41	0,21	0,04		1,96	0,20	4,77	0,23	0,12	0	0,13
	COL CHÁ CH	6,00	22	0,82	0,42	0,09		3,91	0,40	9,54	0,46	0,24	0	0,25
	COL SOBREMESA CH	10,00	37	1,36	0,70	0,15		6,52	0,67	15,90	0,76	0,40	0	0,42
	COL SOPA CH	15,00	56	2,04	1,05	0,22		9,78	1,01	23,85	1,14	0,60	0	0,63
	COL SERVIR CH	30,00	111	4,08	2,11	0,44		19,56	2,01	47,70	2,28	1,20	0	1,26
	POTE N	200,00	742	27,20	14,04	2,92		130,40	13,40	318,00	15,22	8,00	0	8,40
50	**AMARANTO GRÃO COZIDO**	**100,00**	**102**	**3,80**	**1,58**			**18,70**	**2,10**	**47,00**	**2,10**	**6,00**		
	COL SOBREMESA CH	15,00	15	0,57	0,24			2,81	0,32	7,05	0,32	0,90		
	COL SOPA CH	27,00	28	1,03	0,43			5,05	0,57	12,69	0,57	1,62		
	COL SERVIR CH	60,00	61	2,28	0,95			11,22	1,26	28,20	1,26	3,60		
	POTE N	205,00	209	7,79	3,24			38,34	4,31	96,35	4,31	12,30		
51	**AMEIXA**	**100,00**	**53**	**0,80**	**t**			**13,90**	**2,40**	**6,00**	**0,10**	**t**	**14**	**7,60**
	UND P PRETA	34,00	18	0,27				4,73	0,82	2,04	0,03		5	2,58
	UND M PRETA	42,00	22	0,34				5,84	1,01	2,52	0,04		6	3,19
	UND G PRETA	52,00	28	0,42				7,23	1,25	3,12	0,05		7	3,95
	UND M VERMELHA	16,00	8	0,13				2,22	0,38	0,96	0,02		2	1,22
52	**AMEIXA EM CALDA DRENADA**	**100,00**	**177**	**1,00**	**0,30**	**0,10**		**47,70**	**4,50**	**39,00**	**2,70**	**3,00**	**NA**	**5,20**
	UND M	10,00	18	0,10	0,03	0,01		4,77	0,45	3,90	0,27	0,30		0,52
53	**AMEIXA SECA**	**100,00**	**240**	**2,18**	**0,38**	**0,09**		**63,90**	**7,10**	**43,00**	**0,93**	**2,00**	**39**	**0,60**
	UND M	5,00	12	0,11	0,02	0,00		3,20	0,36	2,15	0,05	0,10	2	0,03
54	**AMÊNDOA**	**100,00**	**579**	**21,20**	**49,90**	**3,80**	**0,02**	**21,60**	**12,50**	**269,00**	**3,71**	**1,00**	**0**	**0,00**
	COL SOPA CH (LASCAS)	14,00	81	2,97	6,99	0,53	0,00	3,02	1,75	37,66	0,52	0,14	0	0,00
	UND M	1,00	6	0,21	0,50	0,04	0,00	0,22	0,13	2,69	0,04	0,01	0	0,00
55	**AMÊNDOA CONFEITADA**	**100,00**	**465**	**10,00**	**17,90**	**1,95**		**68,30**	**2,50**	**100,00**	**1,90**	**13,00**	**0**	**0,00**
	UND M	3,40	16	0,34	0,61	0,07		2,32	0,09	3,40	0,06	0,44	0	0,00
56	**AMÊNDOA TORRADA SALGADA**	**100,00**	**581**	**18,60**	**47,30**	**4,80**	**0,12**	**29,50**	**11,60**	**237,00**	**3,10**	**279,00**	**NA**	**t**
	COL SOPA CH (LASCAS)	14,00	81	2,60	6,62	0,67	0,02	4,13	1,62	33,18	0,43	39,06		
	UND M	1,00	6	0,19	0,47	0,05	0,00	0,30	0,12	2,37	0,03	2,79		
57	**AMENDOIM**	**100,00**	**544**	**27,20**	**43,90**	**8,70**		**20,30**	**8,00**	**t**	**2,50**	**t**	**NA**	**t**
	COL CHÁ CH	7,00	38	1,90	3,07	0,61		1,42	0,56		0,18			
	COL SOBREMESA CH	12,67	69	3,45	5,56	1,10		2,57	1,01		0,32			
	COL SOPA CH	17,00	92	4,62	7,46	1,48		3,45	1,36		0,43			
	PUNHADO	24,00	131	6,53	10,54	2,09		4,87	1,92		0,60			
	UND M	0,71	4	0,19	0,31	0,06		0,15	0,06		0,02			
58	**AMENDOIM C/ CHOCOLATE CONFEITADO**	**100,00**	**519**	**8,06**	**25,42**	**11,35**	**#**	**63,33**	**3,74**			**65,03**		
	SACO P	49,00	254	3,95	12,46	5,56	#	31,03	1,83			31,86		

Cód.	Alimentos e medidas caseiras	Quant.	Energia kcal	Ptn g	G.tot g	G.sat g	G.trans g	Carb. g	Fibra g	Ca mg	Fe mg	Na mg	Vit. A mcg RAE	Vit. C mg
59	**AMENDOIM CARAMELIZADO**	**100,00**	**522**	**15,50**	**33,70**	**4,68**		**47,40**	**4,10**	**78,00**	**0,97**	**156,00**	**0**	**0,00**
	COL SOPA CH	23,00	120	3,57	7,75	1,08		10,90	0,94	17,94	0,22	35,88	0	0,00
	PUNHADO	34,00	177	5,27	11,46	1,59		16,12	1,39	26,52	0,33	53,04	0	0,00
	UND M	1,50	8	0,23	0,51	0,07		0,71	0,06	1,17	0,01	2,34	0	0,00
60	**AMENDOIM JAPONÊS**	**100,00**	**478**	**16,80**	**26,20**	**2,00**	**#**	**44,00**	**5,20**			**920,00**		
	PUNHADO	34,00	163	5,71	8,91	0,68	#	14,96	1,77			312,80		
	UND M	0,90	4	0,15	0,24	0,02	0,00	0,40	0,05			8,28		
61	**AMENDOIM OVINHOS**	**100,00**	**433**	**13,25**	**23,90**	**4,05**	**#**	**44,20**	**4,85**			**1120,00**		
	PUNHADO	20,00	87	2,65	4,78	0,81	0,00	8,84	0,97			224,00		
	UND M	1,40	6	0,19	0,33	0,06	0,00	0,62	0,07			15,68		
62	**AMENDOIM TORRADO C/SAL**	**100,00**	**606**	**22,50**	**54,00**	**9,70**		**18,70**	**7,80**	**39,00**	**1,30**	**376,00**	**NA**	**t**
	COL SOPA CH	17,00	103	3,83	9,18	1,65		3,18	1,33	6,63	0,22	63,92		
	POTE N	145,00	879	32,63	78,30	14,07		27,12	11,31	56,55	1,89	545,20		
	PUNHADO	30,00	182	6,75	16,20	2,91		5,61	2,34	11,70	0,39	112,80		
	SACO P	30,00	182	6,75	16,20	2,91		5,61	2,34	11,70	0,39	112,80		
	UND M	0,80	5	0,18	0,43	0,08		0,15	0,06	0,31	0,01	3,01		
63	**AMIDO DE MILHO**	**100,00**	**361**	**0,60**	**t**			**87,10**	**0,70**	**1,00**	**0,10**	**8,00**	**NA**	**t**
	COL CHÁ R	2,50	9	0,02				2,18	0,02	0,03	0,00	0,20		
	COL CHÁ CH	4,00	14	0,02				3,48	0,03	0,04	0,00	0,32		
	COL SOBREMESA R	7,00	25	0,04				6,10	0,05	0,07	0,01	0,56		
	COL SOBREMESA CH	13,00	47	0,08				11,32	0,09	0,13	0,01	1,04		
	COL SOPA R	10,00	36	0,06				8,71	0,07	0,10	0,01	0,80		
	COL SOPA CH	20,00	72	0,12				17,42	0,14	0,20	0,02	1,60		
64	**AMIDO DE MILHO SABOR BAUNILHA C/AÇ**	**100,00**	**358**	**0,00**	**0,00**	**0,00**	**0,00**	**90,00**	**0,00**		**15,75**	**0,00**	**675**	
	COL CHÁ R	2,50	9	0,00	0,00	0,00	0,00	2,25	0,00		0,39	0,00	17	
	COL CHÁ CH	4,00	14	0,00	0,00	0,00	0,00	3,60	0,00		0,63	0,00	27	
	COL SOBREMESA R	7,00	25	0,00	0,00	0,00	0,00	6,30	0,00		1,10	0,00	47	
	COL SOBREMESA CH	13,00	46	0,00	0,00	0,00	0,00	11,70	0,00		2,05	0,00	88	
	COL SOPA R	10,00	36	0,00	0,00	0,00	0,00	9,00	0,00		1,58	0,00	68	
	COL SOPA CH	20,00	72	0,00	0,00	0,00	0,00	18,00	0,00		3,15	0,00	135	
65	**AMORA PRETA**	**100,00**	**43**	**1,39**	**0,49**	**0,01**	**0,00**	**9,61**	**5,30**	**29,00**	**0,62**	**1,00**	**11**	**21,00**
	UND M	7,00	3	0,10	0,03	0,00	0,00	0,67	0,37	2,03	0,04	0,07	1	1,47
	UND G	15,00	6	0,21	0,07	0,00	0,00	1,44	0,80	4,35	0,09	0,15	2	3,15
66	**ANGU**	**100,00**	**53**	**1,03**	**0,26**	**0,06**	**0,00**	**11,97**	**0,60**	**0,25**	**0,22**	**17,25**	**2**	**0,00**
	COL SOPA CH	35,00	19	0,36	0,09	0,02	0,00	4,19	0,21	0,09	0,08	6,04	1	0,00
	COL SERVIR CH	60,00	32	0,62	0,15	0,04	0,00	7,18	0,36	0,15	0,13	10,35	1	0,00
	CONCHA M	150,00	80	1,54	0,38	0,09	0,00	17,96	0,90	0,38	0,34	25,88	3	0,00
	PED P	100,00	53	1,03	0,26	0,06	0,00	11,97	0,60	0,25	0,22	17,25	2	0,00
	PED M	150,00	80	1,54	0,38	0,09	0,00	17,96	0,90	0,38	0,34	25,88	3	0,00
	PED G	200,00	106	2,06	0,51	0,12	0,00	23,94	1,19	0,51	0,45	34,50	4	0,00
	PRATO RASO	300,00	159	3,08	0,77	0,18	0,00	35,91	1,79	0,76	0,67	51,75	6	0,00
	PRATO FD	500,00	266	5,14	1,28	0,30	0,00	59,85	2,99	1,27	1,12	86,25	10	0,00
67	**ANGU À BAIANA**	**100,00**	**88**	**9,76**	**2,33**	**0,73**	**0,00**	**6,54**	**0,30**	**6,13**	**3,71**	**116,63**	**1**	**0,00**
	COL SOPA CH	31,00	27	3,03	0,72	0,23	0,00	2,03	0,09	1,90	1,15	36,15	0	0,00

(Continua)

Cód.	Alimentos e medidas caseiras	Quant.	Energia kcal	Ptn g	G.tot g	G.sat g	G.trans g	Carb. g	Fibra g	Ca mg	Fe mg	Na mg	Vit. A mcg RAE	Vit. C mg
(Cont.) 67	COL SERVIR CH	53,00	47	5,17	1,23	0,39	0,00	3,46	0,16	3,25	1,97	61,81	1	0,00
	CONCHA M	121,00	107	11,81	2,82	0,88	0,00	7,91	0,36	7,41	4,49	141,12	1	0,00
68	**APRESUNTADO**	**100,00**	**129**	**13,50**	**6,70**	**1,90**		**2,90**	**NA**	**23,00**	**0,90**	**943,00**	**t**	**t**
	FATIA M	15,00	19	2,03	1,01	0,29		0,44		3,45	0,14	141,45		
69	**ARAÇÁ**	**100,00**	**62**	**1,50**	**0,60**			**14,30**	**5,20**	**48,00**	**6,30**		**48**	**326,00**
	UND M	23,00	14	0,35	0,14			3,29	1,20	11,04	1,45		11	74,98
70	**ARROZ BRANCO À GREGA**	**100,00**	**114**	**1,80**	**2,04**	**0,36**	**0,01**	**22,81**	**1,59**	**10,65**	**0,36**	**116,58**	**84**	**8,07**
	COL SOPA R	15,00	17	0,27	0,31	0,05	0,00	3,42	0,24	1,60	0,05	17,49	13	1,21
	COL SOPA CH	25,00	28	0,45	0,51	0,09	0,00	5,70	0,40	2,66	0,09	29,14	21	2,02
	COL SERVIR R	30,00	34	0,54	0,61	0,11	0,00	6,84	0,48	3,20	0,11	34,97	25	2,42
	COL SERVIR CH	42,00	48	0,76	0,86	0,15	0,00	9,58	0,67	4,47	0,15	48,96	35	3,39
	ESC M R	60,00	68	1,08	1,22	0,21	0,01	13,69	0,95	6,39	0,22	69,95	50	4,84
	ESC M CH	85,00	97	1,53	1,73	0,30	0,01	19,39	1,35	9,05	0,31	99,09	71	6,86
71	**ARROZ BRANCO COZIDO**	**100,00**	**128**	**2,50**	**0,20**	**0,20**		**28,10**	**1,60**	**4,00**	**0,10**	**1,00**	**NA**	
	COL SOPA R	15,00	19	0,38	0,03	0,03		4,22	0,24	0,60	0,02	0,15		
	COL SOPA CH	20,00	26	0,50	0,04	0,04		5,62	0,32	0,80	0,02	0,20		
	COL SERVIR R	30,00	38	0,75	0,06	0,06		8,43	0,48	1,20	0,03	0,30		
	COL SERVIR CH	42,00	54	1,05	0,08	0,08		11,80	0,67	1,68	0,04	0,42		
	CONCHA M	100,00	128	2,50	0,20	0,20		28,10	1,60	4,00	0,10	1,00		
	ESC M R	60,00	77	1,50	0,12	0,12		16,86	0,96	2,40	0,06	0,60		
	ESC M CH	85,00	109	2,13	0,17	0,17		23,89	1,36	3,40	0,09	0,85		
	PRATO FD R	100,00	128	2,50	0,20	0,20		28,10	1,60	4,00	0,10	1,00		
	PRATO FD CH	200,00	256	5,00	0,40	0,40		56,20	3,20	8,00	0,20	2,00		
72	**ARROZ C/LENTILHA**	**100,00**	**128**	**4,98**	**3,03**	**0,51**	**0,02**	**22,25**	**4,14**	**13,84**	**1,08**	**70,74**	**0**	**0,61**
	COL SOBREMESA CH	14,00	18	0,70	0,42	0,07	0,00	3,12	0,58	1,94	0,15	9,90	0	0,09
	COL SOPA CH	23,00	29	1,15	0,70	0,12	0,00	5,12	0,95	3,18	0,25	16,27	0	0,14
	COL SERVIR CH	55,00	70	2,74	1,67	0,28	0,01	12,24	2,28	7,61	0,60	38,91	0	0,34
73	**ARROZ DE CARRETEIRO**	**100,00**	**154**	**10,80**	**7,10**	**3,20**	**0,21**	**11,60**	**1,50**	**13,00**	**1,00**	**1622,00**		
	COL SOBREMESA R	8,00	12	0,86	0,57	0,26	0,02	0,93	0,12	1,04	0,08	129,76		
	COL SOBREMESA CH	13,00	20	1,40	0,92	0,42	0,03	1,51	0,20	1,69	0,13	210,86		
	COL SOPA R	12,00	18	1,30	0,85	0,38	0,03	1,39	0,18	1,56	0,12	194,64		
	COL SOPA CH	21,00	32	2,27	1,49	0,67	0,04	2,44	0,32	2,73	0,21	340,62		
	COL SERVIR R	27,00	42	2,92	1,92	0,86	0,06	3,13	0,41	3,51	0,27	437,94		
	COL SERVIR CH	49,00	75	5,29	3,48	1,57	0,10	5,68	0,74	6,37	0,49	794,78		
74	**ARROZ DE POLVO**	**100,00**	**229**	**8,45**	**6,63**	**1,03**	**0,00**	**33,07**	**1,16**	**22,48**	**2,36**	**141,86**	**21**	**2,42**
	COL SOBREMESA R	15,00	34	1,27	0,99	0,15	0,00	4,96	0,17	3,37	0,35	21,28	3	0,36
	COL SOBREMESA CH	30,00	69	2,54	1,99	0,31	0,00	9,92	0,35	6,74	0,71	42,56	6	0,73
	COL SOPA R	25,00	57	2,11	1,66	0,26	0,00	8,27	0,29	5,62	0,59	35,46	5	0,61
	COL SOPA CH	40,00	92	3,38	2,65	0,41	0,00	13,23	0,47	8,99	0,95	56,74	8	0,97
	COL SERVIR R	50,00	115	4,23	3,31	0,52	0,00	16,53	0,58	11,24	1,18	70,93	10	1,21
	COL SERVIR CH	90,00	206	7,61	5,96	0,93	0,00	29,76	1,05	20,23	2,13	127,67	19	2,18
75	**ARROZ DOCE**	**100,00**	**158**	**3,39**	**1,94**	**1,19**	**0,00**	**31,51**	**0,37**	**63,53**	**0,21**	**38,41**	**28**	**0,00**
	COL SOBREMESA R	15,00	24	0,51	0,29	0,18	0,00	4,73	0,06	9,53	0,03	5,76	4	0,00
	COL SOBREMESA CH	30,00	47	1,02	0,58	0,36	0,00	9,45	0,11	19,06	0,06	11,52	8	0,00
	COL SOPA R	25,00	40	0,85	0,49	0,30	0,00	7,88	0,09	15,88	0,05	9,60	7	0,00
	COL SOPA CH	40,00	63	1,35	0,78	0,48	0,00	12,60	0,15	25,41	0,08	15,36	11	0,00

Cód.	Alimentos e medidas caseiras	Quant.	Energia kcal	Ptn g	G.tot g	G.sat g	G.trans g	Carb. g	Fibra g	Ca mg	Fe mg	Na mg	Vit. A mcg RAE	Vit. C mg
(Cont.) 75	COL SERVIR R	50,00	79	1,69	0,97	0,59	0,00	15,75	0,18	31,77	0,11	19,21	14	0,00
	COL SERVIR CH	90,00	142	3,05	1,75	1,07	0,00	28,36	0,33	57,18	0,19	34,57	25	0,00
	CONCHA M	140,00	221	4,74	2,72	1,66	0,00	44,11	0,52	88,94	0,30	53,78	40	0,00
	PIRES	120,00	190	4,06	2,33	1,43	0,00	37,81	0,44	76,24	0,25	46,09	34	0,00
	PRATO SOBREMESA	280,00	443	9,48	5,44	3,33	0,00	88,22	1,03	177,89	0,59	107,55	79	0,00
	PRATO RASO	400,00	633	13,54	7,77	4,76	0,00	126,03	1,47	254,12	0,85	153,64	113	0,00
76	**ARROZ INTEGRAL À GREGA**	**100,00**	**207**	**3,61**	**5,85**	**0,89**	**0,03**	**36,25**	**2,30**	**8,73**	**0,57**	**228,04**	**34**	**8,12**
	COL SOPA R	16,00	33	0,58	0,94	0,14	0,00	5,80	0,37	1,40	0,09	36,49	5	1,30
	COL SOPA CH	22,00	46	0,79	1,29	0,20	0,01	7,98	0,51	1,92	0,12	50,17	8	1,79
	COL SERVIR R	35,00	73	1,26	2,05	0,31	0,01	12,69	0,81	3,06	0,20	79,81	12	2,84
	COL SERVIR CH	45,00	93	1,62	2,63	0,40	0,01	16,31	1,04	3,93	0,26	102,62	15	3,65
	ESC M R	65,00	135	2,34	3,80	0,58	0,02	23,56	1,50	5,68	0,37	148,23	22	5,28
	ESC M CH	90,00	187	3,24	5,26	0,80	0,02	32,63	2,07	7,86	0,51	205,24	31	7,31
77	**ARROZ INTEGRAL COZIDO**	**100,00**	**124**	**2,60**	**1,00**	**0,30**		**25,80**	**2,70**	**5,00**	**0,30**	**1,00**	**NA**	
	COL SOPA R	16,00	20	0,42	0,16	0,05		4,13	0,43	0,80	0,05	0,16		
	COL SOPA CH	22,00	27	0,57	0,22	0,07		5,68	0,59	1,10	0,07	0,22		
	COL SERVIR R	35,00	43	0,91	0,35	0,11		9,03	0,95	1,75	0,11	0,35		
	COL SERVIR CH	45,00	56	1,17	0,45	0,14		11,61	1,22	2,25	0,14	0,45		
	CONCHA M	117,00	145	3,04	1,17	0,35		30,19	3,16	5,85	0,35	1,17		
	ESC M R	65,00	81	1,69	0,65	0,20		16,77	1,76	3,25	0,20	0,65		
	ESC M CH	90,00	112	2,34	0,90	0,27		23,22	2,43	4,50	0,27	0,90		
78	**ASPARGO**	**100,00**	**20**	**2,20**	**0,12**	**0,04**		**3,88**	**2,10**	**24,00**	**2,14**	**2,00**	**38**	**5,60**
	UND M	22,00	4	0,48	0,03	0,01		0,85	0,46	5,28	0,47	0,44	8	1,23
79	**ASPARGO EM CONSERVA**	**100,00**	**19**	**1,50**	**0,00**	**0,00**	**0,00**	**2,00**	**1,70**			**282,00**		
	UND M	7,50	1	0,11	0,00	0,00	0,00	0,15	0,13			21,15		
80	**ASPARGO REFOGADO**	**100,00**	**48**	**2,29**	**3,25**	**0,47**		**4,04**	**2,22**	**25,00**	**2,23**	**123,00**	**38**	**5,00**
	COL SOPA CH	27,00	13	0,62	0,88	0,13		1,09	0,60	6,75	0,60	33,21	10	1,35
	UND M	17,00	8	0,39	0,55	0,08		0,69	0,38	4,25	0,38	20,91	6	0,85
81	**ATEMOIA**	**100,00**	**97**	**1,00**	**0,30**	**0,10**		**25,30**	**2,10**	**23,00**	**0,20**	**1,00**	**NA**	**10,10**
	UND P	160,00	155	1,60	0,48	0,16		40,48	3,36	36,80	0,32	1,60		16,16
	UND M	250,00	243	2,50	0,75	0,25		63,25	5,25	57,50	0,50	2,50		25,25
	UND G	339,00	329	3,39	1,02	0,34		85,77	7,12	77,97	0,68	3,39		34,24
82	**ATUM EM CONSERVA EM ÁGUA E SAL**	**100,00**	**128**	**23,60**	**2,97**	**0,79**		**0,00**	**0,00**	**14,00**	**0,97**	**377,00**	**6**	**0,00**
	COL SOBREMESA R	6,00	8	1,42	0,18	0,05		0,00	0,00	0,84	0,06	22,62	0	0,00
	COL SOBREMESA CH	10,00	13	2,36	0,30	0,08		0,00	0,00	1,40	0,10	37,70	1	0,00
	COL SOPA R	11,00	14	2,60	0,33	0,09		0,00	0,00	1,54	0,11	41,47	1	0,00
	COL SOPA CH	16,00	20	3,78	0,48	0,13		0,00	0,00	2,24	0,16	60,32	1	0,00
	LATA	135,00	173	31,86	4,01	1,07		0,00	0,00	18,90	1,31	508,95	8	0,00
83	**ATUM EM CONSERVA EM ÓLEO VEGETAL**	**100,00**	**166**	**26,20**	**6,00**	**1,00**	**0,04**	**0,00**	**NA**	**7,00**	**1,20**	**362,00**	**t**	
	COL SOBREMESA R	6,00	10	1,57	0,36	0,06	0,00	0,00		0,42	0,07	21,72		
	COL SOBREMESA CH	10,00	17	2,62	0,60	0,10	0,00	0,00		0,70	0,12	36,20		
	COL SOPA R	11,00	18	2,88	0,66	0,11	0,00	0,00		0,77	0,13	39,82		
	COL SOPA CH	16,00	27	4,19	0,96	0,16	0,01	0,00		1,12	0,19	57,92		
	LATA	135,00	224	35,37	8,10	1,35	0,05	0,00		9,45	1,62	488,70		

Cód.	Alimentos e medidas caseiras	Quant.	Energia kcal	Ptn g	G.tot g	G.sat g	G.trans g	Carb. g	Fibra g	Ca mg	Fe mg	Na mg	Vit. A mcg RAE	Vit. C mg
84	**AVEIA FARELO**	**100,00**	**330**	**19,00**	**9,00**	**1,00**	**#**	**43,50**	**16,00**			**0,00**		
	COL SOBREMESA R	4,00	13	0,76	0,36	0,04	0,00	1,74	0,64			0,00		
	COL SOBREMESA CH	6,00	20	1,14	0,54	0,06	0,00	2,61	0,96			0,00		
	COL SOPA R	6,00	20	1,14	0,54	0,06	0,00	2,61	0,96			0,00		
	COL SOPA CH	10,00	33	1,90	0,90	0,10	0,00	4,35	1,60			0,00		
85	**AVEIA FARINHA**	**100,00**	**343**	**15,00**	**7,40**	**1,60**	**#**	**55,00**	**10,20**			**43,00**		
	COL CHÁ R	1,70	6	0,26	0,13	0,03	0,00	0,94	0,17			0,73		
	COL CHÁ CH	4,00	14	0,60	0,30	0,06	0,00	2,20	0,41			1,72		
	COL SOBREMESA R	6,00	21	0,90	0,44	0,10	0,00	3,30	0,61			2,58		
	COL SOBREMESA CH	8,00	27	1,20	0,59	0,13	0,00	4,40	0,82			3,44		
	COL SOPA R	8,00	27	1,20	0,59	0,13	0,00	4,40	0,82			3,44		
	COL SOPA CH	18,00	62	2,70	1,33	0,29	0,00	9,90	1,84			7,74		
	COL MEDIDA (9 mL)	4,20	14	0,63	0,31	0,07	0,00	2,31	0,43			1,81		
	XÍC CHÁ N	110,00	377	16,50	8,14	1,76	#	60,50	11,22			47,30		
86	**AVEIA FLOCOS**	**100,00**	**394**	**13,90**	**8,50**	**1,50**		**66,60**	**9,10**	**48,00**	**4,40**	**5,00**	**NA**	**1,40**
	COL CHÁ R	1,50	6	0,21	0,13	0,02		1,00	0,14	0,72	0,07	0,08		0,02
	COL CHÁ CH	2,00	8	0,28	0,17	0,03		1,33	0,18	0,96	0,09	0,10		0,03
	COL SOBREMESA R	5,00	20	0,70	0,43	0,08		3,33	0,46	2,40	0,22	0,25		0,07
	COL SOBREMESA CH	7,00	28	0,97	0,60	0,11		4,66	0,64	3,36	0,31	0,35		0,10
	COL SOPA R	7,00	28	0,97	0,60	0,11		4,66	0,64	3,36	0,31	0,35		0,10
	COL SOPA CH	15,00	59	2,09	1,28	0,23		9,99	1,37	7,20	0,66	0,75		0,21
	POTE N	94,00	370	13,07	7,99	1,41		62,60	8,55	45,12	4,14	4,70		1,32
87	**AVELÃ**	**100,00**	**628**	**15,00**	**60,80**	**4,46**		**16,70**	**9,70**	**114,00**	**4,70**	**0,00**	**1**	**6,30**
	PUNHADO	25,00	157	3,75	15,20	1,12		4,18	2,43	28,50	1,18	0,00	0	1,58
	UND M	1,00	6	0,15	0,61	0,04		0,17	0,10	1,14	0,05	0,00	0	0,06
88	**AZEITE DE DENDÊ**	**100,00**	**884**	**NA**	**100,00**	**43,10**	**0,14**	**NA**	**NA**				**NA**	
	COL CAFÉ	1,00	9		1,00	0,43	0,00							
	COL CHÁ	2,00	18		2,00	0,86	0,00							
	COL SOBREMESA	5,00	44		5,00	2,16	0,01							
	COL SOPA	8,00	71		8,00	3,45	0,01							
89	**AZEITE DE OLIVA EXTRA VIRGEM**	**100,00**	**884**	**NA**	**100,00**	**14,90**		**NA**	**NA**				**NA**	
	COL CAFÉ	1,00	9		1,00	0,15								
	COL CHÁ	2,00	18		2,00	0,30								
	COL SOBREMESA	5,00	44		5,00	0,75								
	COL SOPA	8,00	71		8,00	1,19								
90	**AZEITONA PRETA**	**100,00**	**194**	**1,20**	**20,30**	**3,50**	**t**	**5,50**	**4,60**	**59,00**	**5,50**	**1567,00**	**NA**	**t**
	UND M	3,50	7	0,04	0,71	0,12		0,19	0,16	2,07	0,19	54,85		
	UND G	8,00	16	0,10	1,62	0,28		0,44	0,37	4,72	0,44	125,36		
91	**AZEITONA VERDE**	**100,00**	**137**	**0,90**	**14,20**	**2,30**		**4,10**	**3,80**	**46,00**	**0,20**	**1347,00**	**NA**	**t**
	UND M	4,00	5	0,04	0,57	0,09		0,16	0,15	1,84	0,01	53,88		
92	**BABA DE MOÇA**	**100,00**	**461**	**3,73**	**11,58**	**6,80**	**0,01**	**88,14**	**0,00**	**28,81**	**0,81**	**33,92**	**192**	**0,00**
	COL CHÁ CH	12,00	55	0,45	1,39	0,82	0,00	10,58	0,00	3,46	0,10	4,07	23	0,00
	COL SOBREMESA CH	22,00	101	0,82	2,55	1,50	0,00	19,39	0,00	6,34	0,18	7,46	42	0,00
	COL SOPA CH	30,00	138	1,12	3,47	2,04	0,00	26,44	0,00	8,64	0,24	10,17	58	0,00
	COL SERVIR CH	50,00	231	1,87	5,79	3,40	0,01	44,07	0,00	14,41	0,41	16,96	96	0,00
93	**BACALHAU COZIDO**	**100,00**	**140**	**24,00**	**3,60**	**0,90**	**0,04**	**1,20**		**59,00**	**0,20**	**1256,00**	**t**	**t**
	COL SOPA R (DESFIADO)	15,00	21	3,60	0,54	0,14	0,01	0,18		8,85	0,03	188,40		

Cód.	Alimentos e medidas caseiras	Quant.	Energia kcal	Ptn g	G.tot g	G.sat g	G.trans g	Carb. g	Fibra g	Ca mg	Fe mg	Na mg	Vit. A mcg RAE	Vit. C mg
(Cont.) 93	COL SOPA CH (DESFIADO)	20,00	28	4,80	0,72	0,18	0,01	0,24		11,80	0,04	251,20		
	COL SERVIR R (DESFIADO)	40,00	56	9,60	1,44	0,36	0,02	0,48		23,60	0,08	502,40		
	COL SERVIR CH (DESFIADO)	55,00	77	13,20	1,98	0,50	0,02	0,66		32,45	0,11	690,80		
	ESC M R (DESFIADO)	48,00	67	11,52	1,73	0,43	0,02	0,58		28,32	0,10	602,88		
	ESC M CH (DESFIADO)	60,00	84	14,40	2,16	0,54	0,02	0,72		35,40	0,12	753,60		
	PED P	70,00	98	16,80	2,52	0,63	0,03	0,84		41,30	0,14	879,20		
	PED M	135,00	189	32,40	4,86	1,22	0,05	1,62		79,65	0,27	1695,60		
	PED G	220,00	308	52,80	7,92	1,98	0,09	2,64		129,80	0,44	2763,20		
94	**BACON FRITO**	**100,00**	**468**	**33,90**	**35,10**	**12,00**	**0,14**	**1,70**	**0,00**	**11,00**	**0,95**	**1680,00**	**11**	**0,00**
	FATIA M	15,00	70	5,09	5,27	1,80	0,02	0,26	0,00	1,65	0,14	252,00	2	0,00
95	**BAIÃO DE DOIS**	**100,00**	**136**	**6,20**	**3,20**	**0,60**	**0,01**	**20,40**	**5,10**	**33,00**	**0,60**	**93,00**	**t**	**t**
	COL SOPA CH	35,00	48	2,17	1,12	0,21	0,00	7,14	1,79	11,55	0,21	32,55		
	COL SERVIR CH	70,00	95	4,34	2,24	0,42	0,01	14,28	3,57	23,10	0,42	65,10		
	ESC M CH	135,00	184	8,37	4,32	0,81	0,01	27,54	6,89	44,55	0,81	125,55		
	ESC G CH	156,00	212	9,67	4,99	0,94	0,02	31,82	7,96	51,48	0,94	145,08		
96	**BALA DE CARAMELO**	**100,00**	**450**	**0,00**	**18,00**	**12,00**	**0,75**	**70,00**	**0,00**	**0,00**	**0,00**	**210,00**		
	UND	6,70	30	0,00	1,21	0,80	0,05	4,69	0,00	0,00	0,00	14,07		
97	**BALA DE FRUTA MASTIGÁVEL**	**100,00**	**398**		**5,00**			**87,50**				**50,00**		
	UND	5,40	21		0,27			4,73				2,70		
98	**BALA DE GELATINA**	**100,00**	**330**	**6,25**				**77,50**				**50,00**		
	UND DENTADURA	5,70	19	0,36				4,42				2,85		
	UND URSINHO	2,40	8	0,15				1,86				1,20		
99	**BALA DE GELATINA DIET**	**100,00**	**346**	**7,22**				**88,89**						
	UND	2,00	7	0,14				1,78						
	PCT	16,50	57	1,19				14,67						
100	**BALA DURA**	**100,00**	**350**	**0,00**	**0,00**	**0,00**	**0,00**	**87,50**	**0,00**			**42,50**	**0**	**0,00**
	UND	5,00	18	0,00	0,00	0,00	0,00	4,38	0,00			2,13	0	0,00
101	**BANANA À MILANESA**	**100,00**	**144**	**2,93**	**0,75**	**0,24**	**0,00**	**32,57**	**2,40**	**9,07**	**0,99**	**33,76**	**14**	**7,08**
	UND P	75,00	108	2,20	0,56	0,18	0,00	24,43	1,80	6,80	0,74	25,32	11	5,31
	UND M	110,00	158	3,22	0,82	0,27	0,00	35,83	2,64	9,98	1,09	37,14	16	7,79
	UND G	150,00	216	4,39	1,12	0,36	0,01	48,85	3,59	13,61	1,49	50,65	21	10,62
102	**BANANA D'ÁGUA**	**100,00**	**92**	**1,40**	**0,10**			**23,80**	**1,90**	**3,00**	**0,30**	**t**	**7**	**5,90**
	UND P	70,00	64	0,98	0,07			16,66	1,33	2,10	0,21		5	4,13
	UND M	100,00	92	1,40	0,10			23,80	1,90	3,00	0,30		7	5,90
	UND G	130,00	120	1,82	0,13			30,94	2,47	3,90	0,39		9	7,67
103	**BANANA D'ÁGUA ASSADA**	**100,00**	**101**	**1,47**	**0,23**	**0,08**	**0,00**	**24,20**	**1,89**	**3,50**	**0,36**	**0,00**	**8**	**5,98**
	UND M	100,00	101	1,47	0,23	0,08	0,00	24,20	1,89	3,50	0,36	0,00	8	5,98
104	**BANANA DA TERRA**	**100,00**	**128**	**1,40**	**0,20**			**33,70**	**1,50**	**4,00**	**0,30**	**t**	**119**	**15,70**
	UND P	90,00	115	1,26	0,18			30,33	1,35	3,60	0,27		107	14,13
	UND M	114,00	146	1,60	0,23			38,42	1,71	4,56	0,34		136	17,90
	UND G	150,00	192	2,10	0,30			50,55	2,25	6,00	0,45		179	23,55
105	**BANANA DA TERRA FRITA**	**100,00**	**175**	**1,76**	**0,30**	**0,10**	**0,00**	**42,16**	**1,95**	**4,77**	**0,36**	**0,12**	**142**	**19,63**
	FATIA P	15,00	26	0,26	0,04	0,01	0,00	6,32	0,29	0,72	0,05	0,02	21	2,94

(Continua)

Cód.	Alimentos e medidas caseiras	Quant.	Energia kcal	Ptn g	G.tot g	G.sat g	G.trans g	Carb. g	Fibra g	Ca mg	Fe mg	Na mg	Vit. A mcg RAE	Vit. C mg
(Cont.) 105	FATIA M	31,00	54	0,55	0,09	0,03	0,00	13,07	0,61	1,48	0,11	0,04	44	6,08
	FATIA G	42,00	73	0,74	0,13	0,04	0,00	17,71	0,82	2,00	0,15	0,05	60	8,24
106	**BANANA DA TERRA FRITA C/AÇ**	**100,00**	**265**	**1,54**	**8,25**	**1,30**	**0,04**	**47,33**	**1,61**	**3,92**	**0,32**	**1,44**	**125**	**16,49**
	FATIA P	17,00	45	0,26	1,40	0,22	0,01	8,05	0,27	0,67	0,05	0,24	21	2,80
	FATIA M	35,00	93	0,54	2,89	0,46	0,01	16,56	0,56	1,37	0,11	0,50	44	5,77
	FATIA G	48,00	127	0,74	3,96	0,62	0,02	22,72	0,77	1,88	0,15	0,69	60	7,91
107	**BANANA MAÇÃ**	**100,00**	**87**	**1,80**	**0,10**			**22,30**	**2,60**	**3,00**	**0,20**	**t**	**3**	**10,50**
	UND M	65,00	57	1,17	0,07			14,50	1,69	1,95	0,13		2	6,83
108	**BANANA OURO**	**100,00**	**112**	**1,50**	**0,20**			**29,30**	**2,00**	**3,00**	**0,30**	**t**	**25**	**7,60**
	UND M	40,00	45	0,60	0,08			11,72	0,80	1,20	0,12		10	3,04
	POTE N (PICADA)	145,00	162	2,18	0,29			42,49	2,90	4,35	0,44		36	11,02
109	**BANANA PASSA**	**100,00**	**366**	**3,80**	**1,80**	**0,30**		**88,00**	**10,00**					
	UND M	20,00	73	0,76	0,36	0,06		17,60	2,00					
110	**BANANA PRATA**	**100,00**	**98**	**1,30**	**0,10**			**26,00**	**2,00**	**8,00**	**0,40**	**t**	**16**	**21,60**
	UND P	50,00	49	0,65	0,05			13,00	1,00	4,00	0,20		8	10,80
	UND M	78,00	76	1,01	0,08			20,28	1,56	6,24	0,31		12	16,85
	UND G	96,00	94	1,25	0,10			24,96	1,92	7,68	0,38		15	20,74
	POTE N (PICADA)	145,00	142	1,89	0,15			37,70	2,90	11,60	0,58		23	31,32
111	**BANANADA**	**100,00**	**280**	**2,20**	**0,10**			**75,70**	**3,80**	**12,00**	**0,60**	**10,00**	**14**	**t**
	UND P	15,00	42	0,33	0,02			11,36	0,57	1,80	0,09	1,50	2	
	UND M	30,00	84	0,66	0,03			22,71	1,14	3,60	0,18	3,00	4	
	UND G	50,00	140	1,10	0,05			37,85	1,90	6,00	0,30	5,00	7	
112	**BANANADA C/ CHOCOLATE**	**100,00**	**347**	**3,69**	**6,53**	**4,71**	**#**	**69,42**	**5,75**			**0,00**		
	UND M	25,00	87	0,92	1,63	1,18	0,00	17,35	1,44			0,00		
113	**BANANADA S/AÇ**	**100,00**	**271**	**3,43**	**0,17**	**0,00**	**0,00**	**69,67**	**5,87**			**0,00**		
	UND M	27,50	75	0,94	0,05	0,00	0,00	19,16	1,61			0,00		
114	**BARQUETE DE LEGUMES**	**100,00**	**255**	**3,56**	**15,83**	**7,22**	**0,46**	**25,66**	**2,17**	**13,66**	**1,66**	**317,17**	**217**	**0,00**
	UND M	22,00	56	0,78	3,48	1,59	0,10	5,65	0,48	3,01	0,36	69,78	48	0,00
115	**BATATA-BAROA COZIDA**	**100,00**	**80**	**0,90**	**0,20**			**18,90**	**1,80**	**12,00**	**0,40**	**2,00**	**NA**	**17,10**
	COL SOBREMESA R (PICADA)	15,00	12	0,14	0,03			2,84	0,27	1,80	0,06	0,30		2,57
	COL SOBREMESA CH (PICADA)	30,00	24	0,27	0,06			5,67	0,54	3,60	0,12	0,60		5,13
	COL SOPA R (PICADA)	25,00	20	0,23	0,05			4,73	0,45	3,00	0,10	0,50		4,28
	COL SOPA CH (PICADA)	35,00	28	0,32	0,07			6,62	0,63	4,20	0,14	0,70		5,99
	COL SERVIR R (PICADA)	35,00	28	0,32	0,07			6,62	0,63	4,20	0,14	0,70		5,99
	COL SERVIR CH (PICADA)	55,00	44	0,50	0,11			10,40	0,99	6,60	0,22	1,10		9,41
	PED P	20,00	16	0,18	0,04			3,78	0,36	2,40	0,08	0,40		3,42
	PED M	50,00	40	0,45	0,10			9,45	0,90	6,00	0,20	1,00		8,55
	PED G	75,00	60	0,68	0,15			14,18	1,35	9,00	0,30	1,50		12,83
	POTE N (PICADA)	163,00	130	1,47	0,33			30,81	2,93	19,56	0,65	3,26		27,87
	UND P	45,00	36	0,41	0,09			8,51	0,81	5,40	0,18	0,90		7,70
	UND M	80,00	64	0,72	0,16			15,12	1,44	9,60	0,32	1,60		13,68

Cód.	Alimentos e medidas caseiras	Quant.	Energia kcal	Ptn g	G.tot g	G.sat g	G.trans g	Carb. g	Fibra g	Ca mg	Fe mg	Na mg	Vit. A mcg RAE	Vit. C mg
116	**BATATA-DOCE COZIDA**	**100,00**	**77**	**0,60**	**0,10**			**18,40**	**2,20**	**17,00**	**0,20**	**3,00**	**NA**	**23,80**
	COL SOPA R (PICADA)	30,00	23	0,18	0,03			5,52	0,66	5,10	0,06	0,90		7,14
	COL SOPA CH (PICADA)	42,00	32	0,25	0,04			7,73	0,92	7,14	0,08	1,26		10,00
	FATIA P	40,00	31	0,24	0,04			7,36	0,88	6,80	0,08	1,20		9,52
	FATIA M	70,00	54	0,42	0,07			12,88	1,54	11,90	0,14	2,10		16,66
	FATIA G	90,00	69	0,54	0,09			16,56	1,98	15,30	0,18	2,70		21,42
	POTE N (PICADA)	163,00	126	0,98	0,16			29,99	3,59	27,71	0,33	4,89		38,79
	UND P	150,00	116	0,90	0,15			27,60	3,30	25,50	0,30	4,50		35,70
	UND M	355,00	273	2,13	0,36			65,32	7,81	60,35	0,71	10,65		84,49
	UND G	560,00	431	3,36	0,56			103,04	12,32	95,20	1,12	16,80		133,28
117	**BATATA-DOCE FRITA**	**100,00**	**193**	**1,74**	**13,10**	**1,82**		**18,00**	**2,90**	**33,00**	**0,62**	**165,00**	**833**	**17,00**
	FATIA P	30,00	58	0,52	3,93	0,55		5,40	0,87	9,90	0,19	49,50	250	5,10
	FATIA M	65,00	125	1,13	8,52	1,18		11,70	1,89	21,45	0,40	107,25	541	11,05
	FATIA G	84,00	162	1,46	11,00	1,53		15,12	2,44	27,72	0,52	138,60	700	14,28
118	**BATATA-INGLESA CHIPS IND**	**100,00**	**543**	**5,60**	**36,60**	**12,90**	**0,11**	**51,20**	**2,50**	**12,00**	**0,70**	**607,00**	**NA**	**t**
	PUNHADO	12,80	70	0,72	4,68	1,65	0,01	6,55	0,32	1,54	0,09	77,70		
	UND M	1,30	7	0,07	0,48	0,17	0,00	0,67	0,03	0,16	0,01	7,89		
119	**BATATA-INGLESA CORADA**	**100,00**	**162**	**2,55**	**8,05**	**1,23**	**0,04**	**20,63**	**1,65**	**4,84**	**0,52**	**199,72**	**0**	**44,25**
	COL SOPA R (PICADA)	30,00	49	0,77	2,42	0,37	0,01	6,19	0,50	1,45	0,16	59,91	0	13,28
	COL SERVIR R (PICADA)	50,00	81	1,28	4,03	0,61	0,02	10,31	0,83	2,42	0,26	99,86	0	22,13
	COL SERVIR CH (PICADA)	80,00	130	2,04	6,44	0,98	0,03	16,50	1,32	3,87	0,42	159,77	0	35,40
	ESC M R (PICADA)	70,00	113	1,79	5,64	0,86	0,03	14,44	1,16	3,39	0,36	139,80	0	30,98
	ESC M CH (PICADA)	100,00	162	2,55	8,05	1,23	0,04	20,63	1,65	4,84	0,52	199,72	0	44,25
	UND M	80,00	130	2,04	6,44	0,98	0,03	16,50	1,32	3,87	0,42	159,77	0	35,40
120	**BATATA-INGLESA COZIDA**	**100,00**	**52**	**1,20**	**t**			**11,90**	**1,30**	**4,00**	**0,20**	**2,00**	**NA**	**3,80**
	COL SOPA CH (PICADA)	30,00	16	0,36				3,57	0,39	1,20	0,06	0,60		1,14
	COL SERVIR R (PICADA)	40,00	21	0,48				4,76	0,52	1,60	0,08	0,80		1,52
	COL SERVIR CH (PICADA)	60,00	31	0,72				7,14	0,78	2,40	0,12	1,20		2,28
	ESC M R (PICADA)	50,00	26	0,60				5,95	0,65	2,00	0,10	1,00		1,90
	ESC M CH (PICADA)	80,00	42	0,96				9,52	1,04	3,20	0,16	1,60		3,04
	POTE N (PICADA)	163,00	85	1,96				19,40	2,12	6,52	0,33	3,26		6,19
	UND P	70,00	36	0,84				8,33	0,91	2,80	0,14	1,40		2,66
	UND M	140,00	73	1,68				16,66	1,82	5,60	0,28	2,80		5,32
	UND G	290,00	151	3,48				34,51	3,77	11,60	0,58	5,80		11,02
121	**BATATA-INGLESA FRITA**	**100,00**	**267**	**5,00**	**13,10**	**2,10**	**0,07**	**35,60**	**8,10**	**6,00**	**0,40**	**2,00**	**NA**	**16,30**
	COL SOPA R	15,00	40	0,75	1,97	0,32	0,01	5,34	1,22	0,90	0,06	0,30		2,45
	COL SOPA CH	25,00	67	1,25	3,28	0,53	0,02	8,90	2,03	1,50	0,10	0,50		4,08
	COL SERVIR R	35,00	93	1,75	4,59	0,74	0,02	12,46	2,84	2,10	0,14	0,70		5,71
	COL SERVIR CH	50,00	134	2,50	6,55	1,05	0,04	17,80	4,05	3,00	0,20	1,00		8,15

(Continua)

Cód.	Alimentos e medidas caseiras	Quant.	Energia kcal	Ptn g	G.tot g	G.sat g	G.trans g	Carb. g	Fibra g	Ca mg	Fe mg	Na mg	Vit. A mcg RAE	Vit. C mg
(Cont.) 121	ESC M CH	65,00	174	3,25	8,52	1,37	0,05	23,14	5,27	3,90	0,26	1,30		10,60
	PALITO P	5,00	13	0,25	0,66	0,11	0,00	1,78	0,41	0,30	0,02	0,10		0,82
	PALITO M	10,00	27	0,50	1,31	0,21	0,01	3,56	0,81	0,60	0,04	0,20		1,63
	PALITO G	20,00	53	1,00	2,62	0,42	0,01	7,12	1,62	1,20	0,08	0,40		3,26
	PORÇÃO P	100,00	267	5,00	13,10	2,10	0,07	35,60	8,10	6,00	0,40	2,00		16,30
	PORÇÃO M	200,00	534	10,00	26,20	4,20	0,14	71,20	16,20	12,00	0,80	4,00		32,60
	PORÇÃO G	360,00	961	18,00	47,16	7,56	0,25	128,16	29,16	21,60	1,44	7,20		58,68
122	**BATATA-INGLESA FRITA (FAST FOOD)**	**100,00**	**318**	**3,54**	**19,60**	**5,83**	**0,00**	**30,93**	**4,61**			**250,45**		
	EMB P	73,50	234	2,60	14,40	4,28	0,00	22,74	3,39			184,08		
	EMB M	100,00	318	3,54	19,60	5,83	0,00	30,93	4,61			250,45		
	EMB G	144,00	457	5,10	28,22	8,39	0,00	44,54	6,64			360,65		
123	**BATATA-INGLESA PALHA**	**100,00**	**554**	**5,20**	**39,20**	**16,80**	**#**	**46,00**	**1,80**			**308,00**		
	COL SOPA CH	5,50	30	0,29	2,16	0,92	0,00	2,53	0,10			16,94		
	COL SERVIR CH	12,00	66	0,62	4,70	2,02	0,00	5,52	0,22			36,96		
	PEGADOR	14,00	78	0,73	5,49	2,35	0,00	6,44	0,25			43,12		
	PUNHADO	11,00	61	0,57	4,31	1,85	0,00	5,06	0,20			33,88		
	POTE N	42,00	233	2,18	16,46	7,06	#	19,32	0,76			129,36		
124	**BATATA-INGLESA SAUTÉ**	**100,00**	**68**	**1,30**	**0,90**	**0,30**		**14,10**	**1,40**	**4,00**	**0,30**	**8,00**	**NA**	**t**
	COL SOPA CH	25,00	17	0,33	0,23	0,08		3,53	0,35	1,00	0,08	2,00		
125	**BEBIDA À BASE DE AMÊNDOA IND**	**100,00**	**25**	**0,43**	**1,13**	**0,00**	**0,00**	**3,25**	**0,00**	**199,25**		**34,00**		
	COPO P	165,00	41	0,70	1,86	0,00	0,00	5,36	0,00	328,76		56,10		
	COPO D	240,00	59	1,02	2,70	0,00	0,00	7,80	0,00	478,20		81,60		
126	**BEBIDA À BASE DE ARROZ IND**	**100,00**	**36**	**0,55**	**1,28**	**0,05**	**0,00**	**5,50**	**1,75**	**161,75**		**32,50**		
	COPO P	165,00	59	0,91	2,10	0,08	0,00	9,08	2,89	266,89		53,63		
	COPO D	240,00	86	1,32	3,06	0,12	0,00	13,20	4,20	388,20		78,00		
127	**BEBIDA À BASE DE AVEIA IND**	**100,00**	**41**	**1,23**	**1,35**	**0,18**	**0,00**	**6,00**	**0,88**			**38,00**		
	COPO P	165,00	68	2,02	2,23	0,29	0,00	9,90	1,44			62,70		
	COPO D	240,00	99	2,94	3,24	0,42	0,00	14,40	2,10			91,20		
128	**BEBIDA À BASE DE CASTANHA-DE-CAJU IND**	**100,00**	**16**	**0,40**	**1,20**	**0,23**	**0,00**	**0,73**	**0,15**	**173,75**		**46,00**		
	COPO P	165,00	26	0,66	1,98	0,37	0,00	1,20	0,25	286,69		75,90		
	COPO D	240,00	37	0,96	2,88	0,54	0,00	1,74	0,36	417,00		110,40		
129	**BEBIDA À BASE DE SOJA**	**100,00**	**69**	**3,06**	**2,56**	**0,38**	**0,00**	**8,83**	**0,28**	**129,94**	**0,68**	**9,14**	**60**	**4,18**
	COPO P	165,00	114	5,05	4,22	0,63	0,00	14,58	0,45	214,41	1,13	15,08	99	6,89
	COPO D	240,00	165	7,34	6,14	0,91	0,00	21,20	0,66	311,87	1,64	21,93	144	10,02
130	**BEBIDA À BASE DE SOJA (PÓ)**	**100,00**	**432**	**19,00**	**15,67**	**2,33**	**#**	**56,67**	**1,83**	**821,67**	**4,22**	**59,17**	**375**	**26,17**
	COL SOPA CH	10,00	43	1,90	1,57	0,23	0,00	5,67	0,18	82,17	0,42	5,92	38	2,62
131	**BEBIDA À BASE DE SOJA S/AÇ**	**100,00**	**63**	**3,03**	**2,58**	**0,41**	**0,00**	**8,58**	**0,28**	**129,67**	**0,85**	**11,72**	**60**	**4,18**
	COPO P	165,00	104	5,00	4,26	0,67	0,00	14,16	0,45	213,95	1,40	19,34	99	6,89
	COPO D	240,00	152	7,27	6,20	0,98	0,00	20,60	0,66	311,20	2,04	28,13	144	10,02

Cód.	Alimentos e medidas caseiras	Quant.	Energia kcal	Ptn g	G.tot g	G.sat g	G.trans g	Carb. g	Fibra g	Ca mg	Fe mg	Na mg	Vit. A mcg RAE	Vit. C mg
132	**BEBIDA À BASE DE SOJA S/AÇ (PÓ)**	**100,00**	**395**	**18,83**	**15,83**	**2,50**	**#**	**55,00**	**1,83**	**820,00**	**5,33**	**75,00**	**375**	**26,17**
	COL SOPA CH	13,00	51	2,45	2,06	0,33	0,00	7,15	0,24	106,60	0,69	9,75	49	3,40
133	**BEBIDA ENERGÉTICA C/CAFEÍNA**	**100,00**	**46**					**11,15**	**0,00**			**59,35**		
	LATA	250,00	115					27,88	0,00			148,38		
134	**BEBIDA ISOTÔNICA**	**100,00**	**26**	**0,00**	**0,00**			**6,40**	**NA**	**1,00**	**0,70**	**44,00**	**NA**	
	GFA M	500,00	130	0,00	0,00			32,00		5,00	3,50	220,00		
	LATA	330,00	86	0,00	0,00			21,12		3,30	2,31	145,20		
135	**BEBIDA LÁCTEA CHOCOLATE**	**100,00**	**73**	**2,10**	**2,08**	**1,00**	**0,00**	**11,50**	**0,58**	**85,00**	**0,88**	**81,25**	**62**	**4,40**
	COPO P	165,00	120	3,47	3,42	1,65	0,00	18,98	0,95	140,25	1,44	134,06	103	7,26
	COPO D	240,00	175	5,04	4,98	2,40	0,00	27,60	1,38	204,00	2,10	195,00	149	10,56
	CAIXA LONGA VIDA P	200,00	146	4,20	4,15	2,00	0,00	23,00	1,15	170,00	1,75	162,50	125	8,80
136	**BEBIDA LÁCTEA CHOCOLATE LIGHT**	**100,00**	**51**	**2,08**	**1,10**	**0,63**	**0,00**	**8,00**	**0,80**	**84,50**	**0,93**	**68,50**	**62**	**4,40**
	COPO P	165,00	83	3,42	1,82	1,03	0,00	13,20	1,32	139,43	1,53	113,03	103	7,26
	COPO D	240,00	121	4,98	2,64	1,50	0,00	19,20	1,92	202,80	2,22	164,40	149	10,56
	CAIXA LONGA VIDA P	200,00	101	4,15	2,20	1,25	0,00	16,00	1,60	169,00	1,85	137,00	125	8,80
137	**BEBIDA LÁCTEA MORANGO**	**100,00**	**70**	**1,70**	**1,48**	**0,93**	**0,00**	**12,50**	**0,48**	**68,75**		**77,00**		
	COPO P	165,00	115	2,81	2,43	1,53	0,00	20,63	0,78	113,44		127,05		
	COPO D	240,00	167	4,08	3,54	2,22	0,00	30,00	1,14	165,00		184,80		
	CAIXA LONGA VIDA P	200,00	139	3,40	2,95	1,85	0,00	25,00	0,95	137,50		154,00		
138	**BEBIDA LÁCTEA PÊSSEGO**	**100,00**	**55**	**2,10**	**1,90**	**1,10**	**0,06**	**7,60**	**0,30**	**89,00**	**t**	**46,00**	**t**	**2,10**
	COPO P	165,00	91	3,47	3,14	1,82	0,10	12,54	0,50	146,85		75,90		3,47
	COPO D	240,00	132	5,04	4,56	2,64	0,14	18,24	0,72	213,60		110,40		5,04
139	**BEIJINHO DE COCO (DOCINHO)**	**100,00**	**445**	**9,17**	**19,19**	**15,08**	**0,30**	**60,01**	**2,56**	**246,46**	**0,13**	**117,38**	**73**	**2,14**
	COL CHÁ CH	15,00	67	1,38	2,88	2,26	0,04	9,00	0,38	36,97	0,02	17,61	11	0,32
	COL SOBREMESA CH	30,00	133	2,75	5,76	4,53	0,09	18,00	0,77	73,94	0,04	35,21	22	0,64
	COL SOPA CH	50,00	222	4,59	9,59	7,54	0,15	30,00	1,28	123,23	0,07	58,69	36	1,07
	UND P	10,00	44	0,92	1,92	1,51	0,03	6,00	0,26	24,65	0,01	11,74	7	0,21
	UND M	15,00	67	1,38	2,88	2,26	0,04	9,00	0,38	36,97	0,02	17,61	11	0,32
	UND G	30,00	133	2,75	5,76	4,53	0,09	18,00	0,77	73,94	0,04	35,21	22	0,64
140	**BEIJU CANOA (CROCANTE)**	**100,00**	**387**	**0,60**	**0,40**	**0,00**	**0,00**	**95,00**	**0,70**			**400,00**		
	UND P	5,00	19	0,03	0,02	0,00	0,00	4,75	0,04			20,00		
141	**BEM-CASADO C/DOCE DE LEITE**	**100,00**	**286**	**7,13**	**5,62**	**1,43**	**0,02**	**52,56**	**0,23**	**101,03**	**1,10**	**103,71**	**64**	**0,00**
	UND M	37,00	106	2,64	2,08	0,53	0,01	19,45	0,09	37,38	0,41	38,37	24	0,00
142	**BERINJELA COZIDA**	**100,00**	**19**	**0,70**	**0,10**			**4,50**	**2,50**	**11,00**	**0,20**	**1,00**	**NA**	**t**
	COL SOPA R	20,00	4	0,14	0,02			0,90	0,50	2,20	0,04	0,20		
	COL SOPA CH	25,00	5	0,18	0,03			1,13	0,63	2,75	0,05	0,25		
	COL SERVIR R	60,00	11	0,42	0,06			2,70	1,50	6,60	0,12	0,60		
	COL SERVIR CH	75,00	14	0,53	0,08			3,38	1,88	8,25	0,15	0,75		
	ESC M R	75,00	14	0,53	0,08			3,38	1,88	8,25	0,15	0,75		

(Continua)

Cód.	Alimentos e medidas caseiras	Quant.	Energia kcal	Ptn g	G.tot g	G.sat g	G.trans g	Carb. g	Fibra g	Ca mg	Fe mg	Na mg	Vit. A mcg RAE	Vit. C mg
(Cont.) 142	ESC M CH	125,00	24	0,88	0,13			5,63	3,13	13,75	0,25	1,25		
	POTE N	180,00	34	1,26	0,18			8,10	4,50	19,80	0,36	1,80		
143	**BERINJELA ENSOPADA**	**100,00**	**32**	**0,79**	**2,10**	**0,32**	**0,01**	**3,50**	**2,01**	**9,35**	**0,19**	**199,97**	**13**	**3,35**
	COL SOPA CH	25,00	8	0,20	0,53	0,08	0,00	0,88	0,50	2,34	0,05	49,99	3	0,84
	COL SERVIR CH	75,00	24	0,59	1,58	0,24	0,01	2,63	1,51	7,01	0,15	149,97	9	2,51
	ESC M CH	125,00	40	0,99	2,63	0,40	0,01	4,38	2,51	11,69	0,24	249,96	16	4,18
	POTE N	180,00	58	1,42	3,79	0,58	0,02	6,31	3,62	16,83	0,35	359,94	23	6,02
144	**BERINJELA FRITA**	**100,00**	**202**	**1,21**	**20,16**	**3,06**	**0,10**	**5,48**	**3,23**	**15,00**	**0,30**	**199,72**	**15**	**3,61**
	FATIA P (CORTE LONGITUDINAL)	10,00	20	0,12	2,02	0,31	0,01	0,55	0,32	1,50	0,03	19,97	1	0,36
	FATIA M (CORTE LONGITUDINAL)	20,00	40	0,24	4,03	0,61	0,02	1,10	0,65	3,00	0,06	39,94	3	0,72
	FATIA G (CORTE LONGITUDINAL)	35,00	71	0,42	7,05	1,07	0,04	1,92	1,13	5,25	0,11	69,90	5	1,26
	FATIA P (CORTE TRANSVERSAL)	5,00	10	0,06	1,01	0,15	0,01	0,27	0,16	0,75	0,02	9,99	1	0,18
	FATIA M (CORTE TRANSVERSAL)	13,00	26	0,16	2,62	0,40	0,01	0,71	0,42	1,95	0,04	25,96	2	0,47
	FATIA G (CORTE TRANSVERSAL)	20,00	40	0,24	4,03	0,61	0,02	1,10	0,65	3,00	0,06	39,94	3	0,72
145	**BERINJELA RECHEADA C/CARNE MOÍDA**	**100,00**	**101**	**10,67**	**4,98**	**1,76**	**0,08**	**4,00**	**1,20**	**10,96**	**1,03**	**106,26**	**9**	**0,16**
	1/2 UND M (CORTE LONGITUDINAL)	195,00	197	20,81	9,72	3,44	0,16	7,81	2,34	21,36	2,02	207,21	18	0,32
	1/2 UND G (CORTE LONGITUDINAL)	260,00	262	27,75	12,96	4,58	0,22	10,41	3,11	28,49	2,69	276,28	23	0,43
146	**BERTALHA REFOGADA C/SAL**	**100,00**	**85**	**3,69**	**5,61**	**0,76**	**0,03**	**7,26**	**0,10**	**218,82**	**2,42**	**247,75**	**800**	**204,24**
	COL SOPA CH	25,00	21	0,92	1,40	0,19	0,01	1,82	0,03	54,71	0,60	61,94	200	51,06
147	**BETERRABA**	**100,00**	**49**	**1,90**	**0,10**			**11,10**	**3,40**	**18,00**	**0,30**	**10,00**	**NA**	**3,10**
	COL SOPA CH (RALADA)	16,00	8	0,30	0,02			1,78	0,54	2,88	0,05	1,60		0,50
	UND P	80,00	39	1,52	0,08			8,88	2,72	14,40	0,24	8,00		2,48
	UND M	140,00	69	2,66	0,14			15,54	4,76	25,20	0,42	14,00		4,34
	UND G	400,00	196	7,60	0,40			44,40	13,60	72,00	1,20	40,00		12,40
148	**BETERRABA COZIDA**	**100,00**	**32**	**1,30**	**0,10**			**7,20**	**1,90**	**15,00**	**0,20**	**23,00**	**NA**	**1,20**
	COL SOPA R (PICADA)	14,00	4	0,18	0,01			1,01	0,27	2,10	0,03	3,22		0,17
	COL SOPA CH (PICADA)	20,00	6	0,26	0,02			1,44	0,38	3,00	0,04	4,60		0,24
	COL SERVIR R (PICADA)	38,00	12	0,49	0,04			2,74	0,72	5,70	0,08	8,74		0,46
	COL SERVIR CH (PICADA)	45,00	14	0,59	0,05			3,24	0,86	6,75	0,09	10,35		0,54
	FATIA P	6,00	2	0,08	0,01			0,43	0,11	0,90	0,01	1,38		0,07
	FATIA M	12,00	4	0,16	0,01			0,86	0,23	1,80	0,02	2,76		0,14
	FATIA G	26,00	8	0,34	0,03			1,87	0,49	3,90	0,05	5,98		0,31
	UND P	75,00	24	0,98	0,08			5,40	1,43	11,25	0,15	17,25		0,90
	UND M	125,00	40	1,63	0,13			9,00	2,38	18,75	0,25	28,75		1,50
	UND G	335,00	107	4,36	0,34			24,12	6,37	50,25	0,67	77,05		4,02
149	**BIFE A CAVALO**	**100,00**	**238**	**27,09**	**14,24**	**3,41**	**0,06**	**0,40**	**0,00**	**27,40**	**2,14**	**272,41**	**33**	**0,00**
	UND M	150,00	356	40,63	21,36	5,12	0,08	0,60	0,00	41,10	3,20	408,62	49	0,00

Cód.	Alimentos e medidas caseiras	Quant.	Energia kcal	Ptn g	G.tot g	G.sat g	G.trans g	Carb. g	Fibra g	Ca mg	Fe mg	Na mg	Vit. A mcg RAE	Vit. C mg
150	**BIFE BOVINO FRITO**	**100,00**	**312**	**30,70**	**20,00**	**8,80**	**0,30**	**0,00**	**NA**	**7,00**	**2,60**	**81,00**	**t**	
	UND P	80,00	250	24,56	16,00	7,04	0,24	0,00		5,60	2,08	64,80		
	UND M	100,00	312	30,70	20,00	8,80	0,30	0,00		7,00	2,60	81,00		
	UND G	150,00	468	46,05	30,00	13,20	0,45	0,00		10,50	3,90	121,50		
151	**BIFE BOVINO À MILANESA**	**100,00**	**352**	**20,60**	**24,00**	**7,20**	**0,36**	**12,20**	**0,40**	**15,00**	**2,90**	**77,00**	**15**	
	UND P	55,00	194	11,33	13,20	3,96	0,20	6,71	0,22	8,25	1,60	42,35	8	
	UND M	80,00	282	16,48	19,20	5,76	0,29	9,76	0,32	12,00	2,32	61,60	12	
	UND G	110,00	387	22,66	26,40	7,92	0,40	13,42	0,44	16,50	3,19	84,70	17	
152	**BIFE BOVINO À PARMEGIANA**	**100,00**	**294**	**24,31**	**17,97**	**6,23**	**0,27**	**9,15**	**0,74**	**91,79**	**1,05**	**428,38**	**36**	**2,12**
	UND P	90,00	264	21,88	16,17	5,61	0,24	8,24	0,67	82,61	0,94	385,54	33	1,91
	UND M	150,00	440	36,47	26,95	9,35	0,41	13,73	1,11	137,69	1,57	642,56	54	3,18
	UND G	180,00	528	43,76	32,34	11,22	0,49	16,48	1,34	165,22	1,88	771,08	65	3,81
153	**BIFE BOVINO ROLÊ**	**100,00**	**169**	**23,78**	**7,52**	**3,86**	**0,19**	**1,90**	**0,75**	**5,47**	**0,12**	**202,49**	**93**	**1,28**
	UND P	80,00	135	19,02	6,02	3,09	0,15	1,52	0,60	4,37	0,10	161,99	74	1,02
	UND M	100,00	169	23,78	7,52	3,86	0,19	1,90	0,75	5,47	0,12	202,49	93	1,28
	UND G	150,00	253	35,67	11,28	5,80	0,28	2,85	1,12	8,20	0,18	303,74	139	1,92
154	**BIFE DE CORAÇÃO BOVINO FRITO**	**100,00**	**273**	**14,52**	**23,84**	**5,72**	**0,12**	**0,00**	**0,00**	**6,24**	**4,55**	**305,32**	**10**	**4,16**
	UND P	65,00	177	9,44	15,50	3,72	0,08	0,00	0,00	4,05	2,96	198,45	6	2,71
	UND M	75,00	205	10,89	17,88	4,29	0,09	0,00	0,00	4,68	3,41	228,99	7	3,12
	UND G	100,00	273	14,52	23,84	5,72	0,12	0,00	0,00	6,24	4,55	305,32	10	4,16
155	**BIFE DE FÍGADO BOVINO FRITO**	**100,00**	**225**	**29,90**	**9,00**	**4,70**	**0,11**	**4,20**	**NA**	**6,00**	**5,80**	**82,00**	**14574**	
	UND P	80,00	180	23,92	7,20	3,76	0,09	3,36		4,80	4,64	65,60	11659	
	UND M	100,00	225	29,90	9,00	4,70	0,11	4,20		6,00	5,80	82,00	14574	
	UND G	150,00	338	44,85	13,50	7,05	0,17	6,30		9,00	8,70	123,00	21861	
156	**BISCOITO ÁGUA**	**100,00**	**445**	**11,83**	**16,00**	**5,00**	**#**	**63,33**	**3,50**			**555,00**		
	UND	4,50	20	0,53	0,72	0,23	0,00	2,85	0,16			24,98		
157	**BISCOITO ÁGUA E SAL**	**100,00**	**444**	**9,00**	**15,67**	**7,33**	**#**	**66,67**	**0,00**			**650,00**		
	UND	6,70	30	0,60	1,05	0,49	0,00	4,47	0,00			43,55		
158	**BISCOITO AMANTEIGADO**	**100,00**	**568**	**6,68**	**29,64**	**17,41**	**1,22**	**70,18**	**1,55**	**13,90**	**3,50**	**205,99**	**328**	**0,00**
	UND P	4,00	23	0,27	1,19	0,70	0,05	2,81	0,06	0,56	0,14	8,24	13	0,00
	UND G CASADINHO	17,00	97	1,14	5,04	2,96	0,21	11,93	0,26	2,36	0,59	35,02	56	0,00
159	**BISCOITO AMENDOIM**	**100,00**	**479**	**11,37**	**22,92**	**7,14**	**#**	**55,12**	**3,45**			**21,43**		
	UND P	4,00	**19**	0,45	0,92	0,29	0,00	2,20	0,14			0,86		
	UND G	20,00	96	2,27	4,58	1,43	0,00	11,02	0,69			4,29		
	POTE N	59,00	283	6,71	13,52	4,21	#	32,52	2,04			12,64		
160	**BISCOITO ARROZ**	**100,00**	**375**	**8,33**	**2,00**	**0,50**	**#**	**76,67**	**2,50**			**206,67**		
	UND P	2,30	9	0,19	0,05	0,01	0,00	1,76	0,06			4,75		
	UND M	5,00	19	0,42	0,10	0,03	0,00	3,83	0,13			10,33		
	UND G	7,30	27	0,61	0,15	0,04	0,00	5,60	0,18			15,09		
161	**BISCOITO AVEIA E MEL**	**100,00**	**432**	**9,67**	**14,50**	**5,17**	**#**	**65,00**	**8,83**			**215,00**		
	UND	5,00	22	0,48	0,73	0,26	0,00	3,25	0,44			10,75		
162	**BISCOITO CHAMPAGNE**	**100,00**	**388**	**6,17**	**3,50**	**1,17**	**#**	**83,33**	**0,50**			**106,67**		
	UND	9,00	35	0,56	0,32	0,11	0,00	7,50	0,05			9,60		

Cód.	Alimentos e medidas caseiras	Quant.	Energia kcal	Ptn g	G.tot g	G.sat g	G.trans g	Carb. g	Fibra g	Ca mg	Fe mg	Na mg	Vit. A mcg RAE	Vit. C mg
163	**BISCOITO CREAM CRACKER**	**100,00**	**432**	**10,10**	**14,40**	**4,40**	**1,80**	**68,70**	**2,50**	**20,00**	**2,20**	**854,00**	**NA**	
	UND	5,00	22	0,51	0,72	0,22	0,09	3,44	0,13	1,00	0,11	42,70		
164	**BISCOITO CREAM CRACKER INTEGRAL**	**100,00**	**410**	**10,67**	**12,67**	**4,33**	**#**	**63,33**	**6,33**			**518,33**		
	UND	10,00	41	1,07	1,27	0,43	0,00	6,33	0,63			51,83		
165	**BISCOITO LEITE**	**100,00**	**457**	**8,00**	**16,50**	**7,33**	**#**	**68,33**	**1,50**			**313,33**		
	UND	5,00	23	0,40	0,83	0,37	0,00	3,42	0,08			15,67		
166	**BISCOITO MAIZENA**	**100,00**	**443**	**8,10**	**12,00**	**3,90**	**1,58**	**75,20**	**2,10**	**54,00**	**1,80**	**352,00**	**NA**	**6,20**
	UND	5,00	22	0,41	0,60	0,20	0,08	3,76	0,11	2,70	0,09	17,60		0,31
167	**BISCOITO MAIZENA CHOCOLATE**	**100,00**	**445**	**9,00**	**13,33**	**5,83**	**#**	**71,67**	**2,67**			**295,00**		
	UND	4,40	20	0,40	0,59	0,26	0,00	3,15	0,12			12,98		
168	**BISCOITO MARIA**	**100,00**	**443**	**9,00**	**12,50**	**5,83**	**#**	**73,33**	**2,50**			**273,33**		
	UND	5,00	22	0,45	0,63	0,29	0,00	3,67	0,13			13,67		
169	**BISCOITO PALMIER**	**100,00**	**552**	**7,00**	**22,83**	**8,33**	**2,00**	**73,33**	**2,33**			**645,00**		
	UND M	8,30	46	0,58	1,90	0,69	0,17	6,09	0,19			53,54		
170	**BISCOITO POLVILHO DOCE**	**100,00**	**438**	**1,30**	**12,20**	**2,40**	**4,45**	**80,50**	**1,20**	**30,00**	**1,80**	**98,00**	**t**	**t**
	PUNHADO (BOLINHA)	7,00	31	0,09	0,85	0,17	0,31	5,64	0,08	2,10	0,13	6,86		
	UND (BOLINHA)	0,50	2	0,01	0,06	0,01	0,02	0,40	0,01	0,15	0,01	0,49		
	UND (ROSCA)	3,00	13	0,04	0,37	0,07	0,13	2,42	0,04	0,90	0,05	2,94		
171	**BISCOITO RECHEADO CHOCOLATE**	**100,00**	**472**	**6,40**	**19,60**	**6,20**	**4,21**	**70,50**	**3,00**	**27,00**	**2,30**	**239,00**	**t**	**3,50**
	UND	13,00	61	0,83	2,55	0,81	0,55	9,17	0,39	3,51	0,30	31,07		0,46
172	**BISCOITO RECHEADO MORANGO**	**100,00**	**471**	**5,70**	**19,60**	**6,10**	**4,53**	**71,00**	**1,50**	**36,00**	**1,50**	**230,00**	**t**	**t**
	UND	15,00	71	0,86	2,94	0,92	0,68	10,65	0,23	5,40	0,23	34,50		
173	**BISCOITO ROLADINHO GOIABA**	**100,00**	**395**	**4,50**	**11,50**	**4,67**	**#**	**68,33**	**5,50**			**180,00**		
	UND P	12,00	47	0,54	1,38	0,56	0,00	8,20	0,66			21,60		
	UND M	30,00	119	1,35	3,45	1,40	0,00	20,50	1,65			54,00		
174	**BISCOITO ROSQUINHA COCO**	**100,00**	**433**	**6,67**	**11,17**	**5,00**	**#**	**76,67**	**2,50**			**280,00**		
	UND	6,00	26	0,40	0,67	0,30	0,00	4,60	0,15			16,80		
175	**BISCOITO SALGADINHO MILHO (FORMATO CONCHA)**	**100,00**	**499**	**5,36**	**23,29**	**4,40**	**#**	**65,38**	**0,00**			**541,62**		
	POTE N	16,00	80	0,86	3,73	0,70	0,00	10,46	0,00			86,66		
	PUNHADO	7,50	37	0,40	1,75	0,33	0,00	4,90	0,00			40,62		
	UND	0,33	2	0,02	0,08	0,01	0,00	0,22	0,00			1,79		
176	**BISCOITO SALGADINHO MILHO (FORMATO TUBO)**	**100,00**	**505**	**5,17**	**24,27**	**4,13**	**#**	**64,91**	**0,00**			**626,64**		
	POTE N	13,50	68	0,70	3,28	0,56	0,00	8,76	0,00			84,60		
	PUNHADO	6,00	30	0,31	1,46	0,25	0,00	3,89	0,00			37,60		
	UND	0,65	3	0,03	0,16	0,03	0,00	0,42	0,00			4,07		
177	**BISCOITO WAFER CHOCOLATE**	**100,00**	**502**	**5,60**	**24,70**	**6,50**	**7,05**	**67,50**	**1,80**	**23,00**	**2,40**	**137,00**	**t**	**t**
	UND P	4,00	20	0,22	0,99	0,26	0,28	2,70	0,07	0,92	0,10	5,48		
	UND M	8,00	40	0,45	1,98	0,52	0,56	5,40	0,14	1,84	0,19	10,96		

Cód.	Alimentos e medidas caseiras	Quant.	Energia kcal	Ptn g	G.tot g	G.sat g	G.trans g	Carb. g	Fibra g	Ca mg	Fe mg	Na mg	Vit. A mcg RAE	Vit. C mg
178	**BISCOITO WAFER COBERTO C/ CHOCOLATE**	**100,00**	**498**	**5,80**	**25,67**	**14,04**	**0,00**	**61,33**	**3,13**			**200,00**		
	EMB COM 20 UND	126,00	628	7,31	32,34	17,70	0,00	77,28	3,95			252,00		
	UND P	6,30	31	0,37	1,62	0,88	0,00	3,86	0,20			12,60		
	UND G	45,00	224	2,61	11,55	6,32	0,00	27,60	1,41			90,00		
179	**BISCOITO WAFER DIET/LIGHT**	**100,00**	**488**	**3,45**	**31,00**	**17,00**	**0,00**	**54,00**	**8,95**			**61,50**		
	UND M	7,70	38	0,27	2,39	1,31	0,00	4,16	0,69			4,74		
180	**BISCOITO WAFER MORANGO**	**100,00**	**513**	**4,50**	**26,40**	**6,70**	**7,80**	**67,40**	**0,80**	**14,00**	**1,10**	**120,00**	**t**	
	UND P	4,00	21	0,18	1,06	0,27	0,31	2,70	0,03	0,56	0,04	4,80		
	UND M	7,50	38	0,34	1,98	0,50	0,59	5,06	0,06	1,05	0,08	9,00		
181	**BLANQUET DE PERU COZIDO**	**100,00**	**129**	**20,75**	**3,38**	**1,00**	**#**	**4,13**	**0,00**			**800,00**		
	FATIA M	12,00	15	2,49	0,41	0,12	0,00	0,50	0,00			96,00		
182	**BOBÓ DE CAMARÃO**	**100,00**	**138**	**4,85**	**5,24**	**2,16**	**0,00**	**18,89**	**1,99**	**36,41**	**0,50**	**275,77**	**141**	**8,33**
	COL SOPA CH	28,00	39	1,36	1,47	0,60	0,00	5,29	0,56	10,20	0,14	77,21	39	2,33
	COL SERVIR CH	110,00	152	5,34	5,76	2,37	0,00	20,78	2,19	40,05	0,55	303,34	155	9,17
	CONCHA M CH	190,00	262	9,22	9,96	4,10	0,01	35,89	3,78	69,18	0,95	523,96	268	15,83
	PRATO RASO	225,00	310	10,92	11,79	4,86	0,01	42,50	4,47	81,93	1,12	620,47	317	18,75
	PRATO FD	320,00	441	15,53	16,77	6,91	0,01	60,45	6,36	116,52	1,60	882,45	451	26,66
183	**BOLINHA DE QUEIJO**	**100,00**	**329**	**10,06**	**23,59**	**5,95**	**0,45**	**15,46**	**0,56**	**280,00**	**1,34**	**281,08**	**11**	**0,00**
	UND P	10,00	33	1,01	2,36	0,60	0,05	1,55	0,06	28,00	0,13	28,11	1	0,00
184	**BOLINHO DE AIPIM C/CARNE**	**100,00**	**179**	**3,32**	**8,37**	**1,53**	**0,06**	**23,35**	**1,58**	**10,94**	**0,40**	**27,70**	**5**	**10,78**
	UND M	45,00	80	1,50	3,77	0,69	0,03	10,51	0,71	4,92	0,18	12,46	2	4,85
185	**BOLINHO DE ARROZ**	**100,00**	**274**	**8,00**	**8,30**	**1,80**	**0,06**	**41,70**	**2,70**	**24,00**	**2,10**	**59,00**	**t**	**t**
	UND M	40,00	110	3,20	3,32	0,72	0,02	16,68	1,08	9,60	0,84	23,60		
	UND G	60,00	164	4,80	4,98	1,08	0,04	25,02	1,62	14,40	1,26	35,40		
186	**BOLINHO DE BACALHAU**	**100,00**	**272**	**14,02**	**14,63**	**2,51**	**0,50**	**21,85**	**1,30**	**33,82**	**1,28**	**543,77**	**18**	**25,09**
	UND P	7,00	19	0,98	1,02	0,18	0,03	1,53	0,09	2,37	0,09	38,06	1	1,76
	UND M	15,00	41	2,10	2,19	0,38	0,07	3,28	0,19	5,07	0,19	81,57	3	3,76
	UND G	60,00	163	8,41	8,78	1,51	0,30	13,11	0,78	20,29	0,77	326,26	11	15,05
187	**BOLINHO DE CHUVA C/AÇ**	**100,00**	**449**	**5,59**	**26,72**	**6,58**	**0,30**	**47,89**	**0,74**	**45,68**	**1,94**	**73,28**	**83**	**0,00**
	UND P	12,00	54	0,67	3,21	0,79	0,04	5,75	0,09	5,43	0,23	8,79	10	0,00
	UND M	25,00	112	1,40	6,68	1,64	0,07	11,97	0,19	11,42	0,49	18,32	21	0,00
188	**BOLINHO DE PEIXE**	**100,00**	**260**	**10,66**	**15,00**	**2,47**	**0,08**	**21,35**	**1,30**	**15,71**	**1,29**	**247,97**	**19**	**24,49**
	UND P	20,00	52	2,13	3,00	0,49	0,02	4,27	0,26	3,14	0,26	49,59	4	4,90
	UND M	30,00	78	3,20	4,50	0,74	0,02	6,41	0,39	4,71	0,39	74,39	6	7,35
	UND G	48,00	125	5,12	7,20	1,19	0,04	10,25	0,62	7,54	0,62	119,03	9	11,76
189	**BOLINHO DE VAGEM**	**100,00**	**196**	**6,19**	**13,26**	**2,45**	**0,07**	**14,11**	**1,90**	**39,47**	**1,54**	**338,25**	**59**	**0,46**
	UND M	20,00	39	1,24	2,65	0,49	0,01	2,82	0,38	7,89	0,31	67,65	12	0,09
190	**BOLO BRANCO**	**100,00**	**428**	**7,31**	**20,06**	**11,09**	**0,70**	**56,06**	**0,83**	**42,71**	**2,38**	**176,81**	**241**	**0,00**
	COL SOBREMESA CH	13,00	56	0,95	2,61	1,44	0,09	7,29	0,11	5,55	0,31	22,98	31	0,00
	COL SOPA CH	21,00	90	1,54	4,21	2,33	0,15	11,77	0,17	8,97	0,50	37,13	51	0,00
	FATIA P	30,00	128	2,19	6,02	3,33	0,21	16,82	0,25	12,81	0,71	53,04	72	0,00
	FATIA M	60,00	257	4,39	12,03	6,66	0,42	33,64	0,50	25,63	1,43	106,08	144	0,00

(Continua)

Cód.	Alimentos e medidas caseiras	Quant.	Energia kcal	Ptn g	G.tot g	G.sat g	G.trans g	Carb. g	Fibra g	Ca mg	Fe mg	Na mg	Vit. A mcg RAE	Vit. C mg
(Cont.) 190	FATIA G	100,00	428	7,31	20,06	11,09	0,70	56,06	0,83	42,71	2,38	176,81	241	0,00
	UND P (DIÂMETRO 15 cm)	340,00	1455	24,87	68,19	37,72	2,37	190,61	2,81	145,21	8,10	601,14	819	0,00
191	**BOLO BRANCO C/GLACÊ E RECHEIO**	**100,00**	**377**	**4,88**	**11,40**	**6,11**	**0,38**	**65,45**	**0,45**	**42,80**	**1,36**	**111,49**	**133**	**0,00**
	COL SOBREMESA CH	15,00	57	0,73	1,71	0,92	0,06	9,82	0,07	6,42	0,20	16,72	20	0,00
	COL SOPA CH	26,00	98	1,27	2,96	1,59	0,10	17,02	0,12	11,13	0,35	28,99	35	0,00
	FATIA P	75,00	283	3,66	8,55	4,59	0,28	49,09	0,33	32,10	1,02	83,62	100	0,00
	FATIA M	100,00	377	4,88	11,40	6,11	0,38	65,45	0,45	42,80	1,36	111,49	133	0,00
	FATIA G	165,00	622	8,06	18,81	10,09	0,62	107,99	0,74	70,62	2,25	183,96	220	0,00
192	**BOLO DE AIPIM C/COCO**	**100,00**	**324**	**4,40**	**12,70**	**5,00**	**1,99**	**47,90**	**0,70**	**85,00**	**0,50**	**111,00**	**t**	**t**
	FATIA P	40,00	130	1,76	5,08	2,00	0,80	19,16	0,28	34,00	0,20	44,40		
	FATIA M	80,00	259	3,52	10,16	4,00	1,59	38,32	0,56	68,00	0,40	88,80		
	FATIA G	140,00	454	6,16	17,78	7,00	2,79	67,06	0,98	119,00	0,70	155,40		
193	**BOLO DE BANANA**	**100,00**	**297**	**5,62**	**9,34**	**5,04**	**0,29**	**49,02**	**1,28**	**45,73**	**1,82**	**92,00**	**119**	**7,34**
	FATIA P	40,00	119	2,25	3,73	2,02	0,12	19,61	0,51	18,29	0,73	36,80	48	2,94
	FATIA M	70,00	208	3,93	6,53	3,53	0,20	34,31	0,90	32,01	1,27	64,40	83	5,14
	FATIA G	120,00	357	6,75	11,20	6,05	0,35	58,82	1,54	54,88	2,18	110,40	143	8,81
194	**BOLO DE CENOURA**	**100,00**	**367**	**5,79**	**10,25**	**1,84**	**0,07**	**64,95**	**1,28**	**82,48**	**2,31**	**189,69**	**95**	**0,87**
	COL SOBREMESA CH	13,00	48	0,75	1,33	0,24	0,01	8,44	0,17	10,72	0,30	24,66	12	0,11
	COL SOPA CH	21,00	77	1,22	2,15	0,39	0,02	13,64	0,27	17,32	0,49	39,84	20	0,18
	FATIA P	30,00	110	1,74	3,08	0,55	0,02	19,48	0,38	24,74	0,69	56,91	28	0,26
	FATIA M	60,00	220	3,47	6,15	1,11	0,04	38,97	0,77	49,49	1,39	113,82	57	0,52
	FATIA G	100,00	367	5,79	10,25	1,84	0,07	64,95	1,28	82,48	2,31	189,69	95	0,87
195	**BOLO DE CHOCOLATE**	**100,00**	**410**	**6,20**	**18,50**	**5,50**	**2,91**	**54,70**	**1,40**	**75,00**	**2,10**	**283,00**	**t**	**t**
	COL SOBREMESA CH	13,00	53	0,81	2,41	0,72	0,38	7,11	0,18	9,75	0,27	36,79		
	COL SOPA CH	21,00	86	1,30	3,89	1,16	0,61	11,49	0,29	15,75	0,44	59,43		
	FATIA P	30,00	123	1,86	5,55	1,65	0,87	16,41	0,42	22,50	0,63	84,90		
	FATIA M	60,00	246	3,72	11,10	3,30	1,75	32,82	0,84	45,00	1,26	169,80		
	FATIA G	100,00	410	6,20	18,50	5,50	2,91	54,70	1,40	75,00	2,10	283,00		
196	**BOLO DE CHOCOLATE C/RECHEIO E CALDA CHOCOLATE**	**100,00**	**467**	**6,43**	**20,03**	**11,49**	**0,74**	**66,30**	**1,23**	**143,21**	**2,56**	**326,32**	**374**	**0,51**
	FATIA P	70,00	327	4,50	14,02	8,04	0,52	46,41	0,86	100,25	1,79	228,43	262	0,36
	FATIA M	100,00	467	6,43	20,03	11,49	0,74	66,30	1,23	143,21	2,56	326,32	374	0,51
	FATIA G	175,00	818	11,24	35,05	20,10	1,29	116,02	2,15	250,62	4,48	571,06	654	0,90
197	**BOLO DE FUBÁ**	**100,00**	**355**	**5,15**	**15,45**	**8,48**	**0,50**	**50,46**	**1,25**	**99,63**	**2,01**	**286,62**	**187**	**0,00**
	FATIA P	58,00	206	2,99	8,96	4,92	0,29	29,27	0,73	57,79	1,17	166,24	109	0,00
	FATIA M	96,00	341	4,94	14,84	8,14	0,48	48,44	1,20	95,65	1,93	275,15	180	0,00
	FATIA G	162,00	576	8,34	25,04	13,74	0,81	81,75	2,03	161,40	3,26	464,32	303	0,00
198	**BOLO DE MILHO**	**100,00**	**325**	**5,98**	**18,33**	**6,20**	**0,15**	**34,57**	**1,30**	**161,46**	**1,32**	**269,32**	**45**	**0,97**
	FATIA P	73,00	237	4,36	13,38	4,52	0,11	25,24	0,95	117,87	0,96	196,61	33	0,71
	FATIA M	120,00	390	7,17	22,00	7,44	0,18	41,49	1,56	193,75	1,58	323,19	54	1,16
	FATIA G	200,00	649	11,96	36,67	12,40	0,29	69,15	2,59	322,92	2,64	538,65	91	1,94
199	**BOLO DE PUBA**	**100,00**	**376**	**3,66**	**10,41**	**6,94**	**0,19**	**68,86**	**2,65**	**68,74**	**1,15**	**81,88**	**85**	**0,00**
	FATIA P	65,00	244	2,38	6,77	4,51	0,12	44,76	1,72	44,68	0,74	53,22	55	0,00
	FATIA M	100,00	376	3,66	10,41	6,94	0,19	68,86	2,65	68,74	1,15	81,88	85	0,00
	FATIA G	125,00	470	4,58	13,01	8,67	0,23	86,08	3,32	85,93	1,43	102,36	106	0,00

Cód.	Alimentos e medidas caseiras	Quant.	Energia kcal	Ptn g	G.tot g	G.sat g	G.trans g	Carb. g	Fibra g	Ca mg	Fe mg	Na mg	Vit. A mcg RAE	Vit. C mg
200	**BOLO DE ROLO C/GOIABADA**	**100,00**	**303**	**3,31**	**13,69**	**7,72**	**0,51**	**42,81**	**1,29**	**12,85**	**1,21**	**111,74**	**166**	**7,15**
	FATIA FINA (DIÂMETRO MÉDIO)	23,00	70	0,76	3,15	1,78	0,12	9,85	0,30	2,96	0,28	25,70	38	1,64
201	**BOLO VEGANO S/ GLÚTEN S/SOJA**	**100,00**	**322**	**2,48**	**9,38**	**1,08**	**0,10**	**57,98**	**0,00**	**92,13**	**0,37**	**204,93**	**0**	**32,25**
	FATIA P	64,00	206	1,59	6,00	0,69	0,07	37,11	0,00	58,96	0,24	131,16	0	20,64
	FATIA M	137,00	441	3,39	12,84	1,48	0,14	79,44	0,00	126,22	0,51	280,76	1	44,19
	FATIA G	170,00	547	4,21	15,94	1,84	0,17	98,57	0,00	156,62	0,63	348,39	1	54,83
202	**BOMBA DE CREME**	**100,00**	**260**	**4,92**	**21,40**	**12,80**		**12,50**	**0,40**	**35,00**	**1,03**	**165,00**	**224**	**0,20**
	UND P	30,00	78	1,48	6,42	3,84		3,75	0,12	10,50	0,31	49,50	67	0,06
	UND COMERCIAL	50,00	130	2,46	10,70	6,40		6,25	0,20	17,50	0,52	82,50	112	0,10
203	**BOMBOCADO**	**100,00**	**295**	**4,36**	**9,77**	**6,78**	**0,10**	**48,87**	**1,40**	**106,63**	**1,33**	**196,24**	**64**	**0,00**
	PED P	50,00	147	2,18	4,88	3,39	0,05	24,44	0,70	53,31	0,67	98,12	32	0,00
	PED M	80,00	236	3,49	7,82	5,43	0,08	39,10	1,12	85,30	1,07	156,99	52	0,00
	PED G	110,00	324	4,80	10,75	7,46	0,11	53,76	1,54	117,29	1,47	215,86	71	0,00
204	**BOMBOM DE CHOCOLATE AO LEITE**	**100,00**	**523**	**4,95**	**29,75**	**17,85**	**#**	**60,10**	**1,50**			**76,60**		
	UND	16,00	84	0,79	4,76	2,86	0,00	9,62	0,24			12,26		
205	**BOMBOM DE CHOCOLATE AO LEITE C/AVELÃ**	**100,00**	**558**	**8,20**	**40,67**	**14,67**	**#**	**46,33**	**5,00**			**76,67**		
	UND	13,50	75	1,11	5,49	1,98	0,00	6,26	0,68			10,35		
206	**BOMBOM DE CHOCOLATE AO LEITE C/CARAMELO**	**100,00**	**484**	**1,84**	**24,14**	**14,68**	**#**	**64,77**	**0,00**			**176,17**		
	UND	18,50	90	0,34	4,47	2,72	0,00	11,98	0,00			32,59		
207	**BOMBOM DE CHOCOLATE AO LEITE C/CEREJA**	**100,00**	**515**	**5,67**	**30,55**	**18,98**	**#**	**53,27**	**2,11**			**76,09**		
	UND	23,50	121	1,33	7,18	4,46	0,00	12,52	0,50			17,88		
208	**BOMBOM DE CHOCOLATE AO LEITE C/COCO**	**100,00**	**449**	**0,00**	**18,15**	**13,66**	**#**	**67,88**	**2,37**			**26,32**		
	UND	16,00	72	0,00	2,90	2,19	0,00	10,86	0,38			4,21		
209	**BOMBOM DE CHOCOLATE AO LEITE CROCANTE**	**100,00**	**497**	**5,50**	**24,95**	**11,40**	**#**	**64,60**	**1,50**			**160,00**		
	UND	16,00	80	0,88	3,99	1,82	0,00	10,34	0,24			25,60		
210	**BOMBOM DE CHOCOLATE BRANCO**	**100,00**	**535**	**6,25**	**32,17**	**19,83**	**#**	**55,00**	**0,00**			**137,50**		
	UND	25,00	134	1,56	8,04	4,96	0,00	13,75	0,00			34,38		
211	**BRIGADEIRO**	**100,00**	**386**	**8,86**	**9,24**	**5,71**	**0,32**	**66,94**	**0,00**	**277,59**	**0,86**	**115,82**	**78**	**2,35**
	COL CHÁ CH	15,00	58	1,33	1,39	0,86	0,05	10,04	0,00	41,64	0,13	17,37	12	0,35
	COL SOBREMESA CH	30,00	116	2,66	2,77	1,71	0,10	20,08	0,00	83,28	0,26	34,75	23	0,71
	COL SOPA CH	50,00	193	4,43	4,62	2,85	0,16	33,47	0,00	138,79	0,43	57,91	39	1,18
	UND P	10,00	39	0,89	0,92	0,57	0,03	6,69	0,00	27,76	0,09	11,58	8	0,24
	UND M	15,00	58	1,33	1,39	0,86	0,05	10,04	0,00	41,64	0,13	17,37	12	0,35
	UND G	30,00	116	2,66	2,77	1,71	0,10	20,08	0,00	83,28	0,26	34,75	23	0,71
212	**BRÓCOLIS**	**100,00**	**25**	**3,60**	**0,30**	**0,10**		**4,00**	**2,90**	**86,00**	**0,60**	**3,00**	**140**	**34,30**
	RAMO P	8,00	2	0,29	0,02	0,01		0,32	0,23	6,88	0,05	0,24	11	2,74

(Continua)

Cód.	Alimentos e medidas caseiras	Quant.	Energia kcal	Ptn g	G.tot g	G.sat g	G.trans g	Carb. g	Fibra g	Ca mg	Fe mg	Na mg	Vit. A mcg RAE	Vit. C mg
(Cont.) 212	RAMO M	19,00	5	0,68	0,06	0,02		0,76	0,55	16,34	0,11	0,57	27	6,52
	RAMO G	22,00	6	0,79	0,07	0,02		0,88	0,64	18,92	0,13	0,66	31	7,55
213	**BRÓCOLIS COZIDO**	**100,00**	**25**	**2,10**	**0,50**	**0,10**	**t**	**4,40**	**3,40**	**51,00**	**0,50**	**2,00**	**NA**	**42,00**
	COL SOPA CH (PICADO)	10,00	3	0,21	0,05	0,01		0,44	0,34	5,10	0,05	0,20		4,20
214	**BRÓCOLIS REFOGADO**	**100,00**	**72**	**0,00**	**5,54**	**0,88**	**0,15**	**4,44**	**3,28**	**56,92**	**0,60**	**202,10**	**18**	**47,00**
	COL SOPA CH (PICADO)	10,00	7	0,00	0,55	0,09	0,01	0,44	0,33	5,69	0,06	20,21	19	4,70
215	**BROTO DE ALFAFA**	**100,00**	**23**	**3,99**	**0,69**	**0,07**		**2,10**	**1,90**	**32,00**	**0,96**	**6,00**	**8**	**8,20**
	COL SOPA CH	6,00	1	0,24	0,04	0,00		0,13	0,11	1,92	0,06	0,36	0	0,49
	COL SERVIR CH	12,00	3	0,48	0,08	0,01		0,25	0,23	3,84	0,12	0,72	1	0,98
	PEGADOR	9,00	2	0,36	0,06	0,01		0,19	0,17	2,88	0,09	0,54	1	0,74
216	**BROTO DE FEIJÃO**	**100,00**	**39**	**4,20**	**0,10**			**7,80**	**2,00**	**14,00**	**0,80**	**2,00**	**NA**	**12,00**
	COL SOPA CH	7,00	3	0,29	0,01			0,55	0,14	0,98	0,06	0,14		0,84
	COL SERVIR CH	14,00	5	0,59	0,01			1,09	0,28	1,96	0,11	0,28		1,68
217	**BROWNIE**	**100,00**	**513**	**6,67**	**23,41**	**13,25**	**0,58**	**70,41**	**0,93**	**86,61**	**3,72**	**141,26**	**164**	**0,00**
	COL SOBREMESA CH	20,00	103	1,33	4,68	2,65	0,12	14,08	0,19	17,32	0,74	28,25	33	0,00
	COL SOPA CH	35,00	180	2,33	8,19	4,64	0,20	24,64	0,33	30,31	1,30	49,44	57	0,00
	PEDAÇO P	30,00	154	2,00	7,02	3,97	0,17	21,12	0,28	25,98	1,12	42,38	49	0,00
	PEDAÇO M	70,00	359	4,67	16,39	9,27	0,41	49,29	0,65	60,63	2,60	98,88	115	0,00
	PEDAÇO G	100,00	513	6,67	23,41	13,25	0,58	70,41	0,93	86,61	3,72	141,26	164	0,00
218	**CACAU**	**100,00**	**74**	**1,00**	**0,10**			**19,40**	**2,20**	**12,00**	**0,30**	**1,00**	**NA**	**13,60**
	UND M	51,00	38	0,51	0,05			9,89	1,12	6,12	0,15	0,51		6,94
219	**CACHORRO-QUENTE C/MOLHO**	**100,00**	**238**	**9,65**	**9,76**	**2,48**	**0,12**	**28,64**	**1,31**	**20,84**	**2,92**	**950,26**	**4**	**8,68**
	UND M	125,00	298	12,06	12,20	3,10	0,14	35,80	1,64	26,05	3,66	1187,83	5	10,85
220	**CAFÉ C/LEITE**	**100,00**	**48**	**2,25**	**2,28**	**1,41**	**0,00**	**4,65**	**0,00**	**76,03**	**0,05**	**44,94**	**34**	**0,00**
	XÍC CAFÉ	60,00	29	1,35	1,37	0,85	0,00	2,79	0,00	45,62	0,03	26,96	20	0,00
	XÍC CHÁ	200,00	96	4,50	4,56	2,82	0,00	9,30	0,00	152,06	0,10	89,88	68	0,00
221	**CAFÉ C/LEITE C/AÇ**	**100,00**	**67**	**2,27**	**2,28**	**1,41**	**0,00**	**9,62**	**0,00**	**76,23**	**0,05**	**45,54**	**34**	**0,00**
	XÍC CAFÉ	60,00	40	1,36	1,37	0,85	0,00	5,77	0,00	45,74	0,03	27,32	20	0,00
	XÍC CHÁ	200,00	134	4,53	4,56	2,82	0,00	19,25	0,00	152,46	0,11	91,08	68	0,00
222	**CAFÉ C/LEITE MISTURA IND (PÓ)**	**100,00**	**398**	**9,75**	**6,50**	**4,00**	**#**	**75,00**	**0,00**			**252,50**		
	COL CHÁ N	1,40	6	0,14	0,09	0,06	0,00	1,05	0,00			3,54		0,00
	COL CHÁ R	2,00	8	0,20	0,13	0,08	0,00	1,50	0,00			5,05		0,00
	COL CHÁ CH	4,00	16	0,39	0,26	0,16	0,00	3,00	0,00			10,10		0,00
	COL SOBREMESA N	4,00	16	0,39	0,26	0,16	0,00	3,00	0,00			10,10		0,00
	COL SOBREMESA R	8,33	33	0,81	0,54	0,33	0,00	6,25	0,00			21,04		0,00
	COL SOBREMESA CH	13,00	52	1,27	0,85	0,52	0,00	9,75	0,00			32,83		0,00
	COL SOPA N	9,00	36	0,88	0,59	0,36	0,00	6,75	0,00			22,73		0,00
	COL SOPA R	15,00	60	1,46	0,98	0,60	0,00	11,25	0,00			37,88		0,00
	COL SOPA CH	19,00	76	1,85	1,24	0,76	0,00	14,25	0,00			47,98		0,00
223	**CAFÉ INFUSÃO 10%**	**100,00**	**9**	**0,70**	**0,10**			**1,50**	**NA**	**3,00**	**t**	**1,00**	**NA**	
	COPO CAFEZINHO	41,00	4	0,29	0,04			0,62		1,23		0,41		
	COPO P CH	165,00	15	1,16	0,17			2,48		4,95		1,65		
	XÍC CAFÉ	60,00	5	0,42	0,06			0,90		1,80		0,60		
	XÍC CHÁ	200,00	18	1,40	0,20			3,00		6,00		2,00		

Cód.	Alimentos e medidas caseiras	Quant.	Energia kcal	Ptn g	G.tot g	G.sat g	G.trans g	Carb. g	Fibra g	Ca mg	Fe mg	Na mg	Vit. A mcg RAE	Vit. C mg
224	**CAFÉ INFUSÃO 10% C/AÇ**	**100,00**	**29**	**0,65**	**0,07**	**0,01**	**0,00**	**6,57**	**0,00**	**3,20**	**0,01**	**1,58**	**0**	**0,00**
	COPO CAFEZINHO	41,00	12	0,27	0,03	0,00	0,00	2,69	0,00	1,31	0,00	0,65	0	0,00
	COPO P CH	165,00	48	1,07	0,11	0,02	0,00	10,84	0,00	5,28	0,01	2,60	0	0,00
225	**CAFÉ SOLÚVEL (PÓ)**	**100,00**	**353**	**12,20**	**0,50**	**0,20**	**0,00**	**75,40**	**0,00**	**141,00**	**4,41**	**37,00**	**0**	**0,00**
	COL CAFÉ CH	1,00	4	0,12	0,01	0,00	0,00	0,75	0,00	1,41	0,04	0,37	0	0,00
	COL CHÁ CH	1,50	5	0,18	0,01	0,00	0,00	1,13	0,00	2,12	0,07	0,56	0	0,00
226	**CAIPIRINHA**	**100,00**	**131**	**0,37**	**0,12**	**0,00**	**0,00**	**21,05**	**0,13**			**21,46**		
	COPO P	165,00	216	0,61	0,19	0,00	0,00	34,73	0,21			35,40		
	COPO D	240,00	315	0,89	0,28	0,00	0,00	50,51	0,31			51,50		
227	**CAJÁ-MANGA**	**100,00**	**46**	**1,30**	**t**			**11,40**	**2,60**	**13,00**	**0,20**	**1,00**	**NA**	**26,70**
	UND P	40,00	18	0,52				4,56	1,04	5,20	0,08	0,40		10,68
	UND M	55,00	25	0,72				6,27	1,43	7,15	0,11	0,55		14,69
	UND G	75,00	35	0,98				8,55	1,95	9,75	0,15	0,75		20,03
228	**CAJU**	**100,00**	**43**	**1,00**	**0,30**			**10,30**	**1,70**	**1,00**	**0,20**	**3,00**	**7**	**219,30**
	FATIA	8,00	3	0,08	0,02			0,82	0,14	0,08	0,02	0,24	1	17,54
	UND P	70,00	30	0,70	0,21			7,21	1,19	0,70	0,14	2,10	5	153,51
	UND M	90,00	39	0,90	0,27			9,27	1,53	0,90	0,18	2,70	6	197,37
	UND G	100,00	43	1,00	0,30			10,30	1,70	1,00	0,20	3,00	7	219,30
229	**CAJUZINHO**	**100,00**	**396**	**11,99**	**18,35**	**3,85**	**0,00**	**51,17**	**3,20**	**17,84**	**1,54**	**18,22**	**11**	**0,00**
	UND P	12,00	48	1,44	2,20	0,46	0,00	6,14	0,38	2,14	0,19	2,19	1	0,00
	UND M	25,00	99	3,00	4,59	0,96	0,00	12,79	0,80	4,46	0,39	4,55	3	0,00
	UND G	40,00	159	4,80	7,34	1,54	0,00	20,47	1,28	7,14	0,62	7,29	4	0,00
230	**CALDO DE CANA**	**100,00**	**65**	**t**	**t**			**18,20**	**0,10**	**9,00**	**0,80**	**t**	**NA**	**2,80**
	COPO P	165,00	107					30,03	0,17	14,85	1,32			4,62
	COPO D	240,00	156					43,68	0,24	21,60	1,92			6,72
231	**CALDO DE CARNE TABLETE**	**100,00**	**241**	**7,80**	**16,60**	**7,80**	**5,42**	**15,10**	**0,60**	**129,00**	**t**	**22180,00**	**t**	
	UND	9,50	23	0,74	1,58	0,74	0,51	1,43	0,06	12,26		2107,10		
232	**CALDO DE CARNE TABLETE ZERO SAL**	**100,00**	**525**	**0,00**	**30,00**	**20,00**	**#**	**62,50**	**0,00**			**0,00**		
	UND	8,00	42	0,00	2,40	1,60	#	5,00	0,00			0,00		
233	**CALDO DE GALINHA TABLETE**	**100,00**	**251**	**6,30**	**20,40**	**9,40**	**6,30**	**10,60**	**11,80**	**16,00**	**0,70**	**22300,00**	**t**	
	UND	9,50	24	0,60	1,94	0,89	0,60	1,01	1,12	1,52	0,07	2118,50		
234	**CALDO DE LEGUMES TABLETE**	**100,00**	**316**	**0,00**	**21,05**	**14,74**	**#**	**25,26**	**0,00**			**16736,84**		
	UND	9,50	30	0,00	2,00	1,40	0,00	2,40	0,00			1590,00		
235	**CALDO VERDE**	**100,00**	**58**	**2,06**	**3,71**	**0,68**	**0,00**	**4,50**	**0,66**	**24,45**	**0,21**	**93,00**	**35**	**19,91**
	CONCHA M	130,00	76	2,68	4,82	0,89	0,00	5,85	0,86	31,78	0,27	120,90	45	25,88
	PRATO FD	520,00	304	10,72	19,29	3,54	0,02	23,40	3,43	127,12	1,08	483,60	180	103,53
236	**CALDO VERDE IND (PÓ)**	**100,00**	**376**	**6,47**	**11,18**	**7,65**	**#**	**64,71**	**6,47**			**3282,35**		
	ENVELOPE (PREPARA 200 mL)	17,00	64	1,10	1,90	1,30	0,00	11,00	1,10			558,00		
237	**CAMARÃO COZIDO C/CASCA S/CABEÇA**	**100,00**	**90**	**19,00**	**1,00**	**0,40**	**0,01**	**0,00**	**NA**	**90,00**	**1,30**	**367,00**	**t**	
	UND G	21,00	19	3,99	0,21	0,08	0,00	0,00		18,90	0,24	77,07		
238	**CAMARÃO FRITO C/CASCA S/CABEÇA**	**100,00**	**231**	**18,40**	**15,60**	**2,50**		**2,90**	**NA**	**960,00**	**2,40**	**99,00**	**t**	
	COL S CH	12,00	28	2,21	1,87	0,30		0,35		115,20	0,29	11,88		

(Continua)

Cód.	Alimentos e medidas caseiras	Quant.	Energia kcal	Ptn g	G.tot g	G.sat g	G.trans g	Carb. g	Fibra g	Ca mg	Fe mg	Na mg	Vit. A mcg RAE	Vit. C mg
(Cont.) 238	COL SERVIR CH	21,00	49	3,86	3,28	0,53		0,61		201,60	0,50	20,79		
	UND P	3,00	7	0,55	0,47	0,08		0,09		28,80	0,07	2,97		
	UND M	8,00	18	1,47	1,25	0,20		0,23		76,80	0,19	7,92		
	UND G	18,00	42	3,31	2,81	0,45		0,52		172,80	0,43	18,82		
	POTE N	90,00	208	16,56	14,04	2,25		2,61		864,00	2,16	89,10		
239	**CAMARÃO SECO**	**100,00**	**253**	**51,70**	**3,44**	**0,48**		**0,00**	**0,00**	**367,00**	**5,39**	**2200,00**	**0**	**10,40**
	UND P (LIMPO)	3,00	8	1,55	0,10	0,01		0,00	0,00	11,01	0,16	66,00	0	0,31
	UND M (LIMPO)	5,00	13	2,59	0,17	0,02		0,00	0,00	18,35	0,27	110,00	0	0,52
	UND G (LIMPO)	7,00	18	3,62	0,24	0,03		0,00	0,00	25,69	0,38	154,00	0	0,73
	UND P	8,00	20	4,14	0,28	0,04		0,00	0,00	29,36	0,43	176,00	0	0,83
	UND M	11,00	28	5,69	0,38	0,05		0,00	0,00	40,37	0,59	242,00	0	1,14
	UND G	14,00	35	7,24	0,48	0,07		0,00	0,00	51,38	0,75	308,00	0	1,46
240	**CANELONE DE CARNE MOÍDA**	**100,00**	**164**	**10,55**	**4,04**	**1,52**	**0,05**	**22,13**	**1,60**	**9,20**	**2,01**	**270,04**	**10**	**0,56**
	UND P	30,00	49	3,17	1,21	0,46	0,02	6,64	0,48	2,76	0,60	81,01	3	0,17
	UND M	45,00	74	4,75	1,82	0,69	0,02	9,96	0,72	4,14	0,90	121,52	5	0,25
	UND G	60,00	98	6,33	2,42	0,91	0,03	13,28	0,96	5,52	1,21	162,02	6	0,34
241	**CANELONE DE FRANGO**	**100,00**	**149**	**11,49**	**2,01**	**0,74**	**0,01**	**22,13**	**1,60**	**10,58**	**1,61**	**272,55**	**10**	**0,57**
	UND P	30,00	45	3,45	0,60	0,22	0,00	6,64	0,48	3,17	0,48	81,76	3	0,17
	UND M	45,00	67	5,17	0,91	0,33	0,00	9,96	0,72	4,76	0,73	122,65	4	0,26
	UND G	60,00	90	6,89	1,21	0,45	0,00	13,28	0,96	6,35	0,97	163,53	6	0,34
242	**CANELONE DE RICOTA**	**100,00**	**165**	**7,89**	**2,96**	**1,61**	**0,06**	**27,41**	**1,41**	**72,11**	**1,62**	**435,19**	**19**	**0,24**
	UND P	20,00	33	1,58	0,59	0,32	0,01	5,48	0,28	14,42	0,32	87,04	4	0,05
	UND M	30,00	49	2,37	0,89	0,48	0,02	8,22	0,42	21,63	0,48	130,56	6	0,07
	UND G	40,00	66	3,15	1,18	0,64	0,03	10,96	0,57	28,84	0,65	174,08	7	0,10
243	**CANJA DE GALINHA**	**100,00**	**101**	**8,35**	**3,55**	**0,69**	**0,03**	**9,02**	**0,62**	**4,91**	**0,23**	**259,65**	**42**	**2,06**
	CONCHA P CH	60,00	60	5,01	2,13	0,41	0,02	5,41	0,37	2,95	0,14	155,79	25	1,24
	CONCHA M CH	130,00	131	10,86	4,62	0,90	0,03	11,72	0,80	6,39	0,30	337,54	55	2,68
	PRATO RASO	325,00	327	27,14	11,55	2,24	0,08	29,31	2,01	15,97	0,75	843,85	137	6,70
	PRATO FD R	520,00	524	43,43	18,48	3,59	0,13	46,89	3,21	25,55	1,19	1350,16	219	10,71
244	**CANJICA/MUGUNZÁ (DOCE DE MILHO BRANCO)**	**100,00**	**112**	**2,40**	**1,20**	**0,60**	**0,02**	**23,60**	**1,20**	**43,00**	**0,10**	**28,00**	**t**	**t**
	COL SOPA CH	25,00	28	0,60	0,30	0,15	0,01	5,90	0,30	10,75	0,03	7,00		
	CONCHA P CH	120,00	134	2,88	1,44	0,72	0,02	28,32	1,44	51,60	0,12	33,60		
	CONCHA M CH	180,00	202	4,32	2,16	1,08	0,04	42,48	2,16	77,40	0,18	50,40		
	COPO D CH	240,00	269	5,76	2,88	1,44	0,05	56,64	2,88	103,20	0,24	67,20		
	PRATO RASO	300,00	336	7,20	3,60	1,80	0,06	70,80	3,60	129,00	0,30	84,00		
	PRATO FD	460,00	515	11,04	5,52	2,76	0,09	108,56	5,52	197,80	0,46	128,80		
245	**CAPUCCINO CASEIRO (PÓ)**	**100,00**	**454**	**17,54**	**16,36**	**9,90**	**0,55**	**59,70**	**0,00**	**559,06**	**2,58**	**200,22**	**195**	**5,13**
	COL CHÁ N	1,40	6	0,25	0,23	0,14	0,01	0,84	0,00	7,83	0,04	2,80	3	0,07
	COL CHÁ R	2,00	9	0,35	0,33	0,20	0,01	1,19	0,00	11,18	0,05	4,00	4	0,10
	COL CHÁ CH	4,00	18	0,70	0,65	0,40	0,02	2,39	0,00	22,36	0,10	8,01	8	0,21
	COL SOBREMESA N	4,00	18	0,70	0,65	0,40	0,02	2,39	0,00	22,36	0,10	8,01	8	0,21
	COL SOBREMESA R	8,33	38	1,46	1,36	0,83	0,05	4,97	0,00	46,59	0,22	16,68	16	0,43
	COL SOBREMESA CH	13,00	59	2,28	2,13	1,29	0,07	7,76	0,00	72,68	0,34	26,03	25	0,67
	COL SOPA N	9,00	41	1,58	1,47	0,89	0,05	5,37	0,00	50,32	0,23	18,02	18	0,46

Cód.	Alimentos e medidas caseiras	Quant.	Energia kcal	Ptn g	G.tot g	G.sat g	G.trans g	Carb. g	Fibra g	Ca mg	Fe mg	Na mg	Vit. A mcg RAE	Vit. C mg
(Cont.) 245	COL SOPA R	15,00	68	2,63	2,45	1,49	0,08	8,95	0,00	83,86	0,39	30,03	29	0,77
	COL SOPA CH	19,00	86	3,33	3,11	1,88	0,10	11,34	0,00	106,22	0,49	38,04	37	0,97
246	**CAPUCCINO CASEIRO (PREPARADO)**	**100,00**	**77**	**2,98**	**2,78**	**1,68**	**0,09**	**10,15**	**0,00**	**95,04**	**0,44**	**34,04**	**33**	**0,87**
	COPO CAFEZINHO	41,00	32	1,22	1,14	0,69	0,04	4,16	0,00	38,97	0,18	13,96	14	0,36
	XÍC CAFÉ	60,00	46	1,79	1,67	1,01	0,06	6,09	0,00	57,02	0,26	20,42	20	0,52
	XÍC CHÁ	200,00	154	5,96	5,56	3,37	0,19	20,30	0,00	190,08	0,88	68,07	66	1,74
247	**CAPUCCINO IND (PÓ)**	**100,00**	**417**	**11,30**	**8,60**	**4,00**	**0,59**	**73,60**	**2,40**	**467,00**	**2,30**	**382,00**	**52**	**t**
	COL CHÁ N	1,40	6	0,16	0,12	0,06	0,01	1,03	0,03	6,54	0,03	5,35	1	
	COL CHÁ R	2,00	8	0,23	0,17	0,08	0,01	1,47	0,05	9,34	0,05	7,64	1	
	COL CHÁ CH	4,00	17	0,45	0,34	0,16	0,02	2,94	0,10	18,68	0,09	15,28	2	
	COL SOBREMESA N	4,00	17	0,45	0,34	0,16	0,02	2,94	0,10	18,68	0,09	15,28	2	
	COL SOBREMESA R	8,33	35	0,94	0,72	0,33	0,05	6,13	0,20	38,92	0,19	31,83	4	
	COL SOBREMESA CH	13,00	54	1,47	1,12	0,52	0,08	9,57	0,31	60,71	0,30	49,66	7	
	COL SOPA N	9,00	38	1,02	0,77	0,36	0,05	6,62	0,22	42,03	0,21	34,38	5	
	COL SOPA R	15,00	63	1,70	1,29	0,60	0,09	11,04	0,36	70,05	0,35	57,30	8	
	COL SOPA CH	19,00	79	2,15	1,63	0,76	0,11	13,98	0,46	88,73	0,44	72,58	10	
248	**CAPUCCINO IND (PREPARADO)**	**100,00**	**71**	**1,92**	**1,46**	**0,68**	**0,10**	**12,51**	**0,41**	**79,39**	**0,39**	**64,94**	**9**	**0,00**
	COPO CAFEZINHO	41,00	29	0,79	0,60	0,28	0,04	5,13	0,17	32,55	0,16	26,63	4	0,00
	XÍC CAFÉ	60,00	43	1,15	0,88	0,41	0,06	7,51	0,24	47,63	0,23	38,96	5	0,00
	XÍC CHÁ	200,00	142	3,84	2,92	1,36	0,20	25,02	0,82	158,78	0,78	129,88	18	0,00
249	**CAPUCCINO IND DIET (PÓ)**	**100,00**	**464**	**23,57**	**20,00**	**15,00**	**0,00**	**46,43**	**#**			**657,14**		
	COL CHÁ N	1,40	7	0,33	0,28	0,21	0,00	0,65	0,00			9,20		
	COL CHÁ R	2,00	9	0,47	0,40	0,30	0,00	0,93	0,00			13,14		
	COL CHÁ CH	4,00	19	0,94	0,80	0,60	0,00	1,86	0,00			26,29		
	COL SOBREMESA N	4,00	19	0,94	0,80	0,60	0,00	1,86	0,00			26,29		
	COL SOBREMESA R	8,33	39	1,96	1,67	1,25	0,00	3,87	0,00			54,76		
	COL SOBREMESA CH	13,00	60	3,06	2,60	1,95	0,00	6,04	0,00			85,43		
	COL SOPA N	9,00	42	2,12	1,80	1,35	0,00	4,18	0,00			59,14		
	COL SOPA R	15,00	70	3,54	3,00	2,25	0,00	6,96	0,00			98,57		
	COL SOPA CH	19,00	88	4,48	3,80	2,85	0,00	8,82	#			124,86		
250	**CAPUCCINO IND DIET (PREPARADO)**	**100,00**	**60**	**3,06**	**2,60**	**1,95**	**0,00**	**6,04**	**0,00**	**0,00**	**0,00**	**85,43**	**0**	**0,00**
	COPO CAFEZINHO	41,00	25	1,26	1,07	0,80	0,00	2,47	0,00	0,00	0,00	35,03	0	0,00
	XÍC CAFÉ	60,00	36	1,84	1,56	1,17	0,00	3,62	0,00	0,00	0,00	51,26	0	0,00
	XÍC CHÁ	200,00	121	6,13	5,20	3,90	0,00	12,07	0,00	0,00	0,00	170,86	0	0,00
251	**CAQUI**	**100,00**	**71**	**0,40**	**0,10**			**19,30**	**6,50**	**18,00**	**0,10**	**2,00**	**NA**	**29,60**
	UND P (COM CASCA)	110,00	78	0,44	0,11			21,23	7,15	19,80	0,11	2,20		32,56
	UND M (COM CASCA)	165,00	117	0,66	0,17			31,85	10,73	29,70	0,17	3,30		48,84
	UND G (COM CASCA)	225,00	160	0,90	0,23			43,43	14,63	40,50	0,23	4,50		66,60
252	**CARÁ COZIDO**	**100,00**	**78**	**1,50**	**0,10**			**18,90**	**2,60**	**5,00**	**0,30**	**1,00**	**NA**	**t**
	COL SOPA CH	30,00	23	0,45	0,03			5,67	0,78	1,50	0,09	0,30		
	COL SERVIR R	40,00	31	0,60	0,04			7,56	1,04	2,00	0,12	0,40		
	COL SERVIR CH	55,00	43	0,83	0,06			10,40	1,43	2,75	0,17	0,55		

(Continua)

Cód.	Alimentos e medidas caseiras	Quant.	Energia kcal	Ptn g	G.tot g	G.sat g	G.trans g	Carb. g	Fibra g	Ca mg	Fe mg	Na mg	Vit. A mcg RAE	Vit. C mg
(Cont.) 252	FATIA P	50,00	39	0,75	0,05			9,45	1,30	2,50	0,15	0,50		
	FATIA M	80,00	62	1,20	0,08			15,12	2,08	4,00	0,24	0,80		
	FATIA G	120,00	94	1,80	0,12			22,68	3,12	6,00	0,36	1,20		
253	**CARAMBOLA**	**100,00**	**46**	**0,90**	**0,20**			**11,50**	**2,00**	**5,00**	**0,20**	**4,00**	**NA**	**60,90**
	FATIA P	4,00	2	0,04	0,01			0,46	0,08	0,20	0,01	0,16		2,44
	FATIA M	6,00	3	0,05	0,01			0,69	0,12	0,30	0,01	0,24		3,65
	FATIA G	9,00	4	0,08	0,02			1,04	0,18	0,45	0,02	0,36		5,48
	UND P	50,00	23	0,45	0,10			5,75	1,00	2,50	0,10	2,00		30,45
	UND M	75,00	35	0,68	0,15			8,63	1,50	3,75	0,15	3,00		45,68
	UND G	105,00	48	0,95	0,21			12,08	2,10	5,25	0,21	4,20		63,95
254	**CARANGUEJO COZIDO**	**100,00**	**83**	**18,50**	**0,40**	**0,20**		**0,00**	**NA**	**357,00**	**2,90**	**360,00**	**t**	**t**
	COL SOPA CH (CATADO)	32,00	27	5,92	0,13	0,06		0,00		114,24	0,93	115,20		
	COL SERVIR CH (CATADO)	63,00	52	11,66	0,25	0,13		0,00		224,91	1,83	226,80		
255	**CARNE BOVINA ASSADA**	**100,00**	**222**	**32,90**	**9,10**	**3,90**	**0,22**	**0,00**	**NA**	**4,00**	**1,90**	**48,00**	**3**	
	FATIA P	75,00	167	24,68	6,83	2,93	0,17	0,00		3,00	1,43	36,00	2	
	FATIA M	90,00	200	29,61	8,19	3,51	0,20	0,00		3,60	1,71	43,20	3	
	FATIA G	135,00	300	44,42	12,29	5,27	0,30	0,00		5,40	2,57	64,80	4	
256	**CARNE BOVINA DESFIADA**	**100,00**	**215**	**27,30**	**10,90**	**5,50**	**0,30**	**0,00**	**NA**	**7,00**	**2,40**	**56,00**	**t**	
	COL SOPA CH	17,00	37	4,64	1,85	0,94	0,05	0,00		1,19	0,41	9,52		
	COL SERVIR CH	35,00	75	9,56	3,82	1,93	0,11	0,00		2,45	0,84	19,60		
	POTE N	145,00	312	39,59	15,81	7,98	0,44	0,00		10,15	3,48	81,20		
257	**CARNE BOVINA ENSOPADA**	**100,00**	**338**	**22,20**	**27,00**	**11,70**	**0,72**	**0,00**	**NA**	**4,00**	**1,60**	**56,00**	**t**	
	COL SOPA R	20,00	68	4,44	5,40	2,34	0,14	0,00		0,80	0,32	11,20		
	COL SOPA CH	30,00	101	6,66	8,10	3,51	0,22	0,00		1,20	0,48	16,80		
	PED P	20,00	68	4,44	5,40	2,34	0,14	0,00		0,80	0,32	11,20		
	PED M	35,00	118	7,77	9,45	4,10	0,25	0,00		1,40	0,56	19,60		
	PED G	60,00	203	13,32	16,20	7,02	0,43	0,00		2,40	0,96	33,60		
258	**CARNE BOVINA ENSOPADA C/LEGUMES**	**100,00**	**127**	**15,07**	**4,76**	**2,36**	**0,11**	**6,56**	**1,18**	**6,68**	**0,29**	**207,08**	**65**	**12,45**
	COL SOPA CH	35,00	44	5,28	1,67	0,82	0,04	2,29	0,41	2,34	0,10	72,48	23	4,36
	COL SERVIR R	45,00	57	6,78	2,14	1,06	0,05	2,95	0,53	3,01	0,13	93,18	29	5,60
	COL SERVIR CH	70,00	89	10,55	3,33	1,65	0,08	4,59	0,82	4,67	0,21	144,95	46	8,72
259	**CARNE BOVINA MOÍDA**	**100,00**	**212**	**26,70**	**10,90**	**4,80**	**0,24**	**0,00**	**NA**	**4,00**	**2,70**	**52,00**	**t**	
	COL CHÁ CH	6,00	13	1,60	0,65	0,29	0,01	0,00		0,24	0,16	3,12		
	COL SOBREMESA CH	13,00	28	3,47	1,42	0,62	0,03	0,00		0,52	0,35	6,76		
	COL SOPA R	15,00	32	4,01	1,64	0,72	0,04	0,00		0,60	0,41	7,80		
	COL SOPA CH	25,00	53	6,68	2,73	1,20	0,06	0,00		1,00	0,68	13,00		
	COL SERVIR R	40,00	85	10,68	4,36	1,92	0,10	0,00		1,60	1,08	20,80		
	COL SERVIR CH	60,00	127	16,02	6,54	2,88	0,14	0,00		2,40	1,62	31,20		
	POTE N	145,00	307	38,72	15,81	6,96	0,35	0,00		5,80	3,92	75,40		
260	**CARNE SECA**	**100,00**	**263**	**36,40**	**11,90**	**4,80**	**0,40**	**0,00**	**NA**	**15,00**	**3,50**	**1443,00**	**t**	
	COL SOPA CH (PICADA)	18,00	47	6,55	2,14	0,86	0,07	0,00		2,70	0,63	259,74		
	COL SERVIR (PICADA)	28,00	74	10,19	3,33	1,34	0,11	0,00		4,20	0,98	404,04		

Cód.	Alimentos e medidas caseiras	Quant.	Energia kcal	Ptn g	G.tot g	G.sat g	G.trans g	Carb. g	Fibra g	Ca mg	Fe mg	Na mg	Vit. A mcg RAE	Vit. C mg
(Cont.) 260	PED P	20,00	53	7,28	2,38	0,96	0,08	0,00		3,00	0,70	288,60		
	PED M	65,00	171	23,66	7,74	3,12	0,26	0,00		9,75	2,28	937,95		
	PED G	130,00	342	47,32	15,47	6,24	0,52	0,00		19,50	4,55	1875,90		
261	**CARNE SECA C/ABÓBORA**	**100,00**	**100**	**8,59**	**5,59**	**1,46**	**0,10**	**4,54**	**1,55**	**8,07**	**0,80**	**297,35**	**84**	**22,26**
	COL SOPA R	15,00	15	1,29	0,84	0,22	0,01	0,68	0,23	1,21	0,12	44,60	13	3,34
	COL SOPA CH	22,00	22	1,89	1,23	0,32	0,02	1,00	0,34	1,78	0,18	65,42	19	4,90
	COL SERVIR R	53,00	53	4,55	2,96	0,78	0,05	2,40	0,82	4,28	0,42	157,59	45	11,80
	COL SERVIR CH	65,00	65	5,58	3,64	0,95	0,06	2,95	1,01	5,24	0,52	193,28	55	14,47
	POTE N	179,00	178	15,37	10,01	2,62	0,17	8,12	2,77	14,44	1,43	532,25	151	39,85
262	**CARRÉ**	**100,00**	**164**	**21,50**	**8,00**	**3,50**		**0,00**	**NA**	**6,00**	**0,50**	**54,00**	**t**	
	UND P	60,00	9	12,90	4,80	2,10		0,00		3,60	0,30	32,40		
	UND M	90,00	148	19,35	7,20	3,15		0,00		5,40	0,45	48,60		
	UND G	120,00	197	25,80	9,60	4,20		0,00		7,20	0,60	64,80		
263	**CARURU (QUIABO E CAMARÃO)**	**100,00**	**123**	**4,80**	**10,05**	**3,88**	**0,01**	**4,98**	**2,68**	**69,31**	**0,60**	**155,26**	**419**	**2,73**
	COL SOPA CH	31,00	38	1,49	3,11	1,20	0,00	1,54	0,83	21,48	0,19	48,13	130	0,85
	COL SERVIR CH	62,00	76	2,97	6,23	2,41	0,01	3,08	1,66	42,97	0,37	96,26	260	1,69
264	**CARURU VERDURA REFOGADA**	**100,00**	**100**	**4,62**	**5,78**	**0,90**	**0,03**	**10,30**	**6,19**	**554,45**	**4,32**	**213,17**	**1113**	**4,61**
	COL SOPA CH	15,00	15	0,69	0,87	0,13	0,00	1,55	0,93	83,17	0,65	31,98	167	0,69
	COL SERVIR R	20,00	20	0,92	1,16	0,18	0,01	2,06	1,24	110,89	0,86	42,63	223	0,92
	COL SERVIR CH	32,00	32	1,48	1,85	0,29	0,01	3,30	1,98	177,42	1,38	68,21	356	1,47
265	**CASTANHA DE BARU TORRADA**	**100,00**	**554**	**29,84**	**40,33**	**6,67**		**23,46**	**11,20**	**122,00**	**3,28**	**9,00**	**0**	
	UND P	0,60	3	0,18	0,24	0,04		0,14	0,07	0,73	0,02	0,05	0	
	UND M	1,60	9	0,48	0,65	0,11		0,38	0,18	1,95	0,05	0,14	0	
	UND G	2,00	11	0,60	0,81	0,13		0,47	0,22	2,44	0,07	0,18	0	
266	**CASTANHA DE CAJU CARAMELIZADA**	**100,00**	**497**	**11,22**	**27,78**	**4,62**	**0,07**	**57,26**	**2,22**	**21,40**	**3,16**	**79,80**	**0**	**0,00**
	COL SOPA CH	20,00	99	2,24	5,56	0,92	0,01	11,45	0,44	4,28	0,63	15,96	0	0,00
	PUNHADO	40,00	199	4,49	11,11	1,85	0,03	22,90	0,89	8,56	1,26	31,92	0	0,00
	UND M	2,50	12	0,28	0,69	0,12	0,00	1,43	0,06	0,54	0,08	2,00	0	0,00
267	**CASTANHA DE CAJU TORRADA E SALGADA**	**100,00**	**570**	**18,50**	**46,30**	**7,70**	**0,11**	**29,10**	**3,70**	**33,00**	**5,20**	**125,00**	**NA**	**t**
	COL SOPA CH	15,00	86	2,78	6,95	1,16	0,02	4,37	0,56	4,95	0,78	18,75		
	PUNHADO	35,00	200	6,48	16,21	2,70	0,04	10,19	1,30	11,55	1,82	43,75		
	POTE N	122,00	695	22,57	56,49	9,39	0,13	35,50	4,51	40,26	6,34	152,50		
	UND M	2,20	13	0,41	1,02	0,17	0,00	0,64	0,08	0,73	0,11	2,75		
268	**CASTANHA DO PARÁ/ BRASIL**	**100,00**	**643**	**14,50**	**63,50**	**15,30**		**15,10**	**7,90**	**146,00**	**2,30**	**1,00**	**NA**	**t**
	UND M	4,00	26	0,58	2,54	0,61		0,60	0,32	5,84	0,09	0,04		
269	**CASTANHA PORTUGUESA COZIDA**	**100,00**	**245**	**3,17**	**2,20**	**0,41**		**53,00**	**5,10**	**29,00**	**0,91**	**2,00**	**1**	**26,00**
	UND M	10,00	25	0,32	0,22	0,04		5,30	0,51	2,90	0,09	0,20	0	2,60
270	**CEBOLA**	**100,00**	**39**	**1,70**	**0,10**			**8,90**	**2,20**	**14,00**	**0,20**	**1,00**	**NA**	**4,70**
	COL SOPA CH (PICADA)	10,00	4	0,17	0,01			0,89	0,22	1,40	0,02	0,10		0,47
	FATIA P	4,00	2	0,07	0,00			0,36	0,09	0,56	0,01	0,04		0,19
	FATIA M	6,00	2	0,10	0,01			0,53	0,13	0,84	0,01	0,06		0,28

(Continua)

Cód.	Alimentos e medidas caseiras	Quant.	Energia kcal	Ptn g	G.tot g	G.sat g	G.trans g	Carb. g	Fibra g	Ca mg	Fe mg	Na mg	Vit. A mcg RAE	Vit. C mg
(Cont.) 270	FATIA G	10,00	4	0,17	0,01			0,89	0,22	1,40	0,02	0,10		0,47
	UND P	30,00	12	0,51	0,03			2,67	0,66	4,20	0,06	0,30		1,41
	UND M	70,00	27	1,19	0,07			6,23	1,54	9,80	0,14	0,70		3,29
	UND G	150,00	59	2,55	0,15			13,35	3,30	21,00	0,30	1,50		7,05
271	**CEBOLA EMPANADA C/SAL**	**100,00**	**454**	**7,65**	**33,09**	**5,75**	**0,18**	**32,81**	**2,60**	**55,17**	**2,24**	**247,75**	**43**	**4,39**
	UND P (ANEL)	3,00	14	0,23	0,99	0,17	0,01	0,98	0,08	1,66	0,07	7,43	1	0,13
	UND M (ANEL)	6,00	27	0,46	1,99	0,34	0,01	1,97	0,16	3,31	0,13	14,87	3	0,26
	UND G (ANEL)	10,00	45	0,76	3,31	0,57	0,02	3,28	0,26	5,52	0,22	24,78	4	0,44
272	**CEBOLINHA**	**100,00**	**20**	**1,90**	**0,40**			**3,40**	**3,60**	**80,00**	**0,60**	**2,00**	**67**	**31,80**
	COL SOBREMESA R (PICADA)	3,00	1	0,06	0,01			0,10	0,11	2,40	0,02	0,06	2	0,95
	COL SOBREMESA CH (PICADA)	4,00	1	0,08	0,02			0,14	0,14	3,20	0,02	0,08	3	1,27
	COL SOPA R (PICADA)	5,00	1	0,10	0,02			0,17	0,18	4,00	0,03	0,10	3	1,59
	COL SOPA CH (PICADA)	7,00	1	0,13	0,03			0,24	0,25	5,60	0,04	0,14	5	2,23
273	**CENOURA**	**100,00**	**34**	**1,30**	**0,20**			**7,70**	**3,20**	**23,00**	**0,20**	**3,00**	**663**	**5,10**
	COL SOPA CH (RALADA)	12,00	4	0,16	0,02			0,92	0,38	2,76	0,02	0,36	80	0,61
	UND BABY	6,00	2	0,08	0,01			0,46	0,19	1,38	0,01	0,18	40	0,31
	UND P	55,00	19	0,72	0,11			4,24	1,76	12,65	0,11	1,65	365	2,81
	UND M	120,00	41	1,56	0,24			9,24	3,84	27,60	0,24	3,60	796	6,12
	UND G	160,00	54	2,08	0,32			12,32	5,12	36,80	0,32	4,80	1061	8,16
274	**CENOURA COZIDA**	**100,00**	**30**	**0,80**	**0,20**	**t**		**6,70**	**2,60**	**26,00**	**0,10**	**8,00**	**306**	**t**
	COL SOPA R (PICADA)	15,00	5	0,12	0,03			1,01	0,39	3,90	0,02	1,20	46	
	COL SOPA CH (PICADA)	25,00	8	0,20	0,05			1,68	0,65	6,50	0,03	2,00	77	
	COL SERVIR CH (PICADA)	40,00	12	0,32	0,08			2,68	1,04	10,40	0,04	3,20	122	
	ESC M R (PICADA)	48,00	14	0,38	0,10			3,22	1,25	12,48	0,05	3,84	147	
	UND P	46,00	14	0,37	0,09			3,08	1,20	11,96	0,05	3,68	141	
	UND M	100,00	30	0,80	0,20			6,70	2,60	26,00	0,10	8,00	306	
	UND G	135,00	41	1,08	0,27			9,05	3,51	35,10	0,14	10,80	413	
275	**CENOURA REFOGADA**	**100,00**	**84**	**1,43**	**5,26**	**0,80**	**0,03**	**9,52**	**3,68**	**26,50**	**0,58**	**213,07**	**444**	**6,39**
	COL SOPA R (PICADA)	15,00	13	0,21	0,79	0,12	0,00	1,43	0,55	3,98	0,09	31,96	67	0,96
	COL SOPA CH (PICADA)	25,00	21	0,36	1,31	0,20	0,01	2,38	0,92	6,63	0,14	53,27	111	1,60
276	**CEREAL BARRA ARROZ INTEGRAL**	**100,00**	**330**	**2,65**				**79,12**	**2,94**			**0,00**		
	UND	18,50	61	0,49				14,64	0,54			0,00		
277	**CEREAL BARRA DIET/ LIGHT**	**100,00**	**356**	**6,20**	**6,20**	**3,80**	**#**	**68,00**	**4,20**			**76,00**		
	UND	25,00	89	1,55	1,55	0,95	0,00	17,00	1,05			19,00		
278	**CEREAL BARRA DIVERSOS**	**100,00**	**438**	**8,17**	**18,50**	**7,92**	**#**	**58,33**	**7,83**			**130,00**		
	UND	25,00	110	2,04	4,63	1,98	0,00	14,58	1,96			32,50		
279	**CEREAL EM FLOCOS**	**100,00**	**349**	**10,85**	**1,17**	**0,00**	**#**	**74,13**	**7,22**		**10,82**	**124,20**		
	COL CHÁ R	2,00	7	0,22	0,02	0,00	0,00	1,48	0,14		0,22	2,48		

Cód.	Alimentos e medidas caseiras	Quant.	Energia kcal	Ptn g	G.tot g	G.sat g	G.trans g	Carb. g	Fibra g	Ca mg	Fe mg	Na mg	Vit. A mcg RAE	Vit. C mg
(Cont.) 279	COL CHÁ CH	3,00	10	0,33	0,04	0,00	0,00	2,22	0,22		0,32	3,73		
	COL SOBREMESA R	3,50	12	0,38	0,04	0,00	0,00	2,59	0,25		0,38	4,35		
	COL SOBREMESA CH	5,50	19	0,60	0,06	0,00	0,00	4,08	0,40		0,60	6,83		
	COL SOPA R	5,50	19	0,60	0,06	0,00	0,00	4,08	0,40		0,60	6,83		
	COL SOPA CH	9,00	31	0,98	0,11	0,00	0,00	6,67	0,65		0,97	11,18		
	COL SERVIR R	13,00	45	1,41	0,15	0,00	0,00	9,64	0,94		1,41	16,15		
	COL SERVIR CH	20,00	70	2,17	0,23	0,00	0,00	14,83	1,44		2,16	24,84		
	COL MEDIDA (9 mL)	3,30	12	0,36	0,04	0,00	0,00	2,45	0,24		0,36	4,10		
280	**CEREAL INSTANTÂNEO DE ARROZ**	**100,00**	**376**	**6,10**	**0,00**	**0,00**	**#**	**87,86**	**0,00**	**271,67**	**24,18**	**190,83**	**942**	**115,48**
	COL CAFÉ N	0,50	2	0,03	0,00	0,00	0,00	0,44	0,00	1,36	0,12	0,95	5	0,58
	COL CAFÉ R	1,00	4	0,06	0,00	0,00	0,00	0,88	0,00	2,72	0,24	1,91	9	1,15
	COL CAFÉ CH	1,70	6	0,10	0,00	0,00	0,00	1,49	0,00	4,62	0,41	3,24	16	1,96
	COL CHÁ N	1,00	4	0,06	0,00	0,00	0,00	0,88	0,00	2,72	0,24	1,91	9	1,15
	COL CHÁ R	2,00	8	0,12	0,00	0,00	0,00	1,76	0,00	5,43	0,48	3,82	19	2,31
	COL CHÁ CH	3,00	11	0,18	0,00	0,00	0,00	2,64	0,00	8,15	0,73	5,73	28	3,46
	COL SOBREMESA N	1,70	6	0,10	0,00	0,00	0,00	1,49	0,00	4,62	0,41	3,24	16	1,96
	COL SOBREMESA R	3,50	13	0,21	0,00	0,00	0,00	3,08	0,00	9,51	0,85	6,68	33	4,04
	COL SOBREMESA CH	5,50	21	0,34	0,00	0,00	0,00	4,83	0,00	14,94	1,33	10,50	52	6,35
	COL SOPA N	3,00	11	0,18	0,00	0,00	0,00	2,64	0,00	8,15	0,73	5,73	28	3,46
	COL SOPA R	5,50	21	0,34	0,00	0,00	0,00	4,83	0,00	14,94	1,33	10,50	52	6,35
	COL SOPA CH	9,00	34	0,55	0,00	0,00	0,00	7,91	0,00	24,45	2,18	17,18	85	10,39
	COL SERVIR R	13,00	49	0,79	0,00	0,00	0,00	11,42	0,00	35,32	3,14	24,81	123	15,01
	COL SERVIR CH	20,00	75	1,22	0,00	0,00	0,00	17,57	0,00	54,33	4,84	38,17	188	23,10
	COL MEDIDA (9 mL)	3,00	11	0,18	0,00	0,00	0,00	2,64	0,00	8,15	0,73	5,73	28	3,46
281	**CEREAL INSTANTÂNEO DE MILHO**	**100,00**	**364**	**5,48**	**0,00**	**0,00**	**#**	**85,71**	**0,00**	**307,14**	**32,38**	**183,33**	**1305**	**114,29**
	COL CAFÉ N	0,50	2	0,03	0,00	0,00	0,00	0,43	0,00	1,54	0,16	0,92	7	0,57
	COL CAFÉ R	1,00	4	0,05	0,00	0,00	0,00	0,86	0,00	3,07	0,32	1,83	13	1,14
	COL CAFÉ CH	1,70	6	0,09	0,00	0,00	0,00	1,46	0,00	5,22	0,55	3,12	22	1,94
	COL CHÁ N	1,00	4	0,05	0,00	0,00	0,00	0,86	0,00	3,07	0,32	1,83	13	1,14
	COL CHÁ R	2,00	7	0,11	0,00	0,00	0,00	1,71	0,00	6,14	0,65	3,67	26	2,29
	COL CHÁ CH	3,00	11	0,16	0,00	0,00	0,00	2,57	0,00	9,21	0,97	5,50	39	3,43
	COL SOBREMESA N	1,70	6	0,09	0,00	0,00	0,00	1,46	0,00	5,22	0,55	3,12	22	1,94
	COL SOBREMESA R	3,50	13	0,19	0,00	0,00	0,00	3,00	0,00	10,75	1,13	6,42	46	4,00
	COL SOBREMESA CH	5,50	20	0,30	0,00	0,00	0,00	4,71	0,00	16,89	1,78	10,08	72	6,29
	COL SOPA N	3,00	11	0,16	0,00	0,00	0,00	2,57	0,00	9,21	0,97	5,50	39	3,43
	COL SOPA R	5,50	20	0,30	0,00	0,00	0,00	4,71	0,00	16,89	1,78	10,08	72	6,29
	COL SOPA CH	9,00	33	0,49	0,00	0,00	0,00	7,71	0,00	27,64	2,91	16,50	117	10,29
	COL SERVIR R	13,00	47	0,71	0,00	0,00	0,00	11,14	0,00	39,93	4,21	23,83	170	14,86
	COL SERVIR CH	20,00	73	1,10	0,00	0,00	0,00	17,14	0,00	61,43	6,48	36,67	261	22,86
	COL MEDIDA (9 mL)	3,00	11	0,16	0,00	0,00	0,00	2,57	0,00	9,21	0,97	5,50	39	3,43
282	**CEREAL INSTANTÂNEO S/AC**	**100,00**	**371**	**9,52**	**0,00**	**0,00**	**#**	**76,19**	**4,29**	**309,52**	**31,90**	**0,00**	**1048**	**104,76**
	COL CAFÉ N	0,50	2	0,05	0,00	0,00	0,00	0,38	0,02	1,55	0,16	0,00	5	0,52
	COL CAFÉ R	1,00	4	0,10	0,00	0,00	0,00	0,76	0,04	3,10	0,32	0,00	10	1,05
	COL CAFÉ CH	1,70	6	0,16	0,00	0,00	0,00	1,30	0,07	5,26	0,54	0,00	18	1,78
	COL CHÁ N	1,00	4	0,10	0,00	0,00	0,00	0,76	0,04	3,10	0,32	0,00	10	1,05

(Continua)

Cód.	Alimentos e medidas caseiras	Quant.	Energia kcal	Ptn g	G.tot g	G.sat g	G.trans g	Carb. g	Fibra g	Ca mg	Fe mg	Na mg	Vit. A mcg RAE	Vit. C mg
(Cont.) 282	COL CHÁ R	2,00	7	0,19	0,00	0,00	0,00	1,52	0,09	6,19	0,64	0,00	21	2,10
	COL CHÁ CH	3,00	11	0,29	0,00	0,00	0,00	2,29	0,13	9,29	0,96	0,00	31	3,14
	COL SOBREMESA N	1,70	6	0,16	0,00	0,00	0,00	1,30	0,07	5,26	0,54	0,00	18	1,78
	COL SOBREMESA R	3,50	13	0,33	0,00	0,00	0,00	2,67	0,15	10,83	1,12	0,00	37	3,67
	COL SOBREMESA CH	5,50	20	0,52	0,00	0,00	0,00	4,19	0,24	17,02	1,75	0,00	58	5,76
	COL SOPA N	3,00	11	0,29	0,00	0,00	0,00	2,29	0,13	9,29	0,96	0,00	31	3,14
	COL SOPA R	5,50	20	0,52	0,00	0,00	0,00	4,19	0,24	17,02	1,75	0,00	58	5,76
	COL SOPA CH	9,00	33	0,86	0,00	0,00	0,00	6,86	0,39	27,86	2,87	0,00	94	9,43
	COL SERVIR R	13,00	48	1,24	0,00	0,00	0,00	9,90	0,56	40,24	4,15	0,00	136	13,62
	COL SERVIR CH	20,00	74	1,90	0,00	0,00	0,00	15,24	0,86	61,90	6,38	0,00	210	20,95
	COL MEDIDA (9 mL)	3,00	11	0,29	0,00	0,00	0,00	2,29	0,13	9,29	0,96	0,00	31	3,14
283	**CEREAL MATINAL INTEGRAL C/FIBRA**	**100,00**	**279**	**14,25**	**1,88**	**1,13**	**#**	**47,50**	**27,50**		**9,88**	**232,50**		
	COL SOPA CH	9,00	25	1,28	0,17	0,10	0,00	4,28	2,48		0,89	20,93		
	COPO P N	63,00	176	8,98	1,18	0,71	#	29,93	17,33		6,22	146,48		
	COPO D N	83,00	231	11,83	1,56	0,93	#	39,43	22,83		8,20	192,98		
	PUNHADO	17,00	47	2,42	0,32	0,19	0,00	8,08	4,68		1,68	39,53		
284	**CEREAL MATINAL MILHO AÇUCARADO**	**100,00**	**377**	**4,70**	**0,70**	**0,20**	**t**	**88,80**	**2,10**	**56,00**	**3,90**	**405,00**	**15**	**14,60**
	COL SOPA CH	5,50	21	0,26	0,04	0,01		4,88	0,12	3,08	0,21	22,28	1	0,80
	COPO P CH	36,00	136	1,69	0,25	0,07		31,97	0,76	20,16	1,40	145,80	5	5,26
	COPO D CH	47,00	177	2,21	0,33	0,09		41,74	0,99	26,32	1,83	190,35	7	6,86
	PUNHADO	13,00	49	0,61	0,09	0,03		11,54	0,27	7,28	0,51	52,65	2	1,90
	POTE N	43,00	162	2,02	0,30	0,09		38,18	0,90	24,08	1,68	174,15	6	6,28
285	**CEREAL MATINAL MILHO CHOCOLATE**	**100,00**	**372**	**5,67**	**2,33**	**0,83**	**#**	**81,67**	**3,67**		**12,83**	**351,67**		
	COL SOPA CH	5,50	20	0,31	0,13	0,05	0,00	4,49	0,20		0,71	19,34		
	COPO P CH	36,00	134	2,04	0,84	0,30	#	29,40	1,32		4,62	126,60		
	COPO D CH	47,00	175	2,66	1,10	0,39	#	38,38	1,72		6,03	165,28		
	PUNHADO	13,00	48	0,74	0,30	0,11	0,00	10,62	0,48		1,67	45,72		
	POTE N	43,00	160	2,44	1,00	0,36	#	35,12	1,58		5,52	151,22		
286	**CEREAL MATINAL MILHO S/AÇ**	**100,00**	**365**	**7,20**	**1,00**	**0,40**	**t**	**83,80**	**4,10**	**143,00**	**3,10**	**655,00**	**15**	**17,30**
	COL SOPA CH	5,50	20	0,40	0,06	0,02		4,61	0,23	7,87	0,17	36,03	1	0,95
	COPO P CH	36,00	131	2,59	0,36	0,14		30,17	1,48	51,48	1,12	235,80	5	6,23
	COPO D CH	47,00	172	3,38	0,47	0,19		39,39	1,93	67,21	1,46	307,85	7	8,13
	PUNHADO	13,00	47	0,94	0,13	0,05		10,89	0,53	18,59	0,40	85,15	2	2,25
	POTE N	43,00	157	3,10	0,43	0,17		36,03	1,76	61,49	1,33	281,65	6	7,44
287	**CEREJA**	**100,00**	**63**	**1,06**	**0,20**	**0,04**		**16,00**	**2,10**	**13,00**	**0,36**	**0,00**	**3**	**7,00**
	UND M	6,80	4	0,07	0,01	0,00		1,09	0,14	0,88	0,02	0,00	0	0,48
288	**CEREJA EM CONSERVA**	**100,00**	**165**	**0,22**	**0,21**	**0,04**		**42,00**	**3,20**	**54,00**	**0,43**	**4,00**	**2**	**0,00**
	UND M	5,00	8	0,01	0,01	0,00		2,10	0,16	2,70	0,02	0,20	0	0,00
	POTE	120,00	198	0,26	0,25	0,05		50,40	3,84	64,80	0,52	4,80	2	0,00
289	**CERVEJA LIGHT**	**100,00**	**28**					**1,53**				**6,31**		
	GFA LONG NECK	355,00	98					5,44				22,40		
	LATA PADRÃO	350,00	97					5,37				22,09		
290	**CERVEJA PILSEN**	**100,00**	**41**	**0,60**	**t**			**3,30**	**NA**	**5,00**	**t**	**4,00**	**NA**	**t**
	COPO D	240,00	98	1,44				7,92		12,00		9,60		
	GFA G	600,00	246	3,60				19,80		30,00		24,00		

Cód.	Alimentos e medidas caseiras	Quant.	Energia kcal	Ptn g	G.tot g	G.sat g	G.trans g	Carb. g	Fibra g	Ca mg	Fe mg	Na mg	Vit. A mcg RAE	Vit. C mg
(Cont.) 290	GFA LONG NECK	355,00	146	2,13				11,72		17,75		14,20		
	LATA PADRÃO	350,00	144	2,10				11,55		17,50		14,00		
	LATÃO	473,00	194	2,84				15,61		23,65		18,92		
	TULIPA CH	290,00	119	1,74				9,57		14,50		11,60		
291	**CERVEJA PRETA**	**100,00**	**67**	**0,57**				**8,57**				**6,57**		
	GFA LONG NECK	355,00	237	2,03				30,43				23,33		
	LATA PADRÃO	350,00	234	2,00				30,00				23,00		
292	**CERVEJA S/ÁLCOOL**	**100,00**	**22**	**0,28**				**5,28**				**5,23**		
	COPO D	240,00	54	0,68				12,68				12,55		
	GFA G	600,00	135	1,70				31,69				31,38		
	GFA LONG NECK	355,00	80	1,00				18,75				18,56		
	LATA PADRÃO	350,00	79	0,99				18,48				18,30		
	LATÃO	473,00	106	1,34				24,98				24,74		
	TULIPA CH	290,00	65	0,82				15,32				15,17		
293	**CHÁ PRONTO C/ SABOR IND**	**100,00**	**18**					**4,28**				**28,50**		
	COPO COMERCIAL	300,00	54					12,83				85,50		
	LATA PADRÃO	350,00	63					14,96				99,75		
294	**CHÁ PRONTO C/ SABOR IND LIGHT**	**100,00**	**0**					**0,00**				**24,50**		
	COPO COMERCIAL	300,00	0					0,00				73,50		
	LATA PADRÃO	350,00	0					0,00				85,75		
295	**CHANTILLY CASEIRO C/AÇ**	**100,00**	**250**	**1,82**	**21,84**	**10,87**	**0,58**	**11,78**	**0,00**	**76,43**	**0,28**	**48,54**	**128**	**0,00**
	COL CHÁ CH	5,00	12	0,09	1,09	0,54	0,03	0,59	0,00	3,82	0,01	2,43	6	0,00
	COL SOBREMESA R	10,00	25	0,18	2,18	1,09	0,06	1,18	0,00	7,64	0,03	4,85	13	0,00
	COL SOBREMESA CH	20,00	50	0,36	4,37	2,17	0,12	2,36	0,00	15,29	0,06	9,71	26	0,00
	COL SOPA R	15,00	37	0,27	3,28	1,63	0,09	1,77	0,00	11,46	0,04	7,28	19	0,00
	COL SOPA CH	25,00	62	0,45	5,46	2,72	0,14	2,94	0,00	19,11	0,07	12,14	32	0,00
296	**CHANTILLY SPRAY**	**100,00**	**315**	**0,50**	**27,30**	**25,90**		**16,90**	**NA**	**2,00**	**t**	**110,00**	**t**	
	COL CHÁ CH	5,00	16	0,03	1,37	1,30		0,85		0,10		5,50		
	COL SOBREMESA R	10,00	32	0,05	2,73	2,59		1,69		0,20		11,00		
	COL SOBREMESA CH	20,00	63	0,10	5,46	5,18		3,38		0,40		22,00		
	COL SOPA R	15,00	47	0,08	4,10	3,89		2,54		0,30		16,50		
	COL SOPA CH	25,00	79	0,13	6,83	6,48		4,23		0,50		27,50		
297	**CHARUTO DE REPOLHO C/CARNE E MOLHO TOMATE**	**100,00**	**78**	**6,80**	**1,10**	**0,50**	**0,03**	**10,10**	**1,50**	**23,00**	**0,90**	**12,00**	**t**	**4,80**
	UND P	49,00	38	3,33	0,54	0,25	0,01	4,95	0,74	11,27	0,44	5,88		2,35
	UND M	87,00	68	5,92	0,96	0,44	0,03	8,79	1,31	20,01	0,78	10,44		4,18
	UND G	115,00	90	7,82	1,27	0,58	0,03	11,62	1,73	26,45	1,04	13,80		5,52
298	**CHEESEBURGUER**	**100,00**	**265**	**12,38**	**9,67**	**4,21**	**0,27**	**32,66**	**1,42**	**127,49**	**2,90**	**698,02**	**12**	**0,00**
	UND	140,00	370	17,33	13,53	5,90	0,38	45,73	1,99	178,49	4,06	977,23	17	0,00
299	**CHEESEBURGUER GRANDE (FAST FOOD)**	**100,00**	**264**	**12,92**	**16,91**	**6,78**	**0,28**	**14,61**	**0,89**			**410,75**		
	UND	302,00	799	39,02	51,06	20,46	0,85	44,13	2,69			1240,46		
300	**CHEESEBURGUER SIMPLES (FAST FOOD)**	**100,00**	**255**	**14,72**	**11,50**	**5,49**	**0,00**	**22,74**	**1,67**			**530,52**		
	UND	137,00	349	20,17	15,76	7,52	0,00	31,16	2,28			726,81		

Cód.	Alimentos e medidas caseiras	Quant.	Energia kcal	Ptn g	G.tot g	G.sat g	G.trans g	Carb. g	Fibra g	Ca mg	Fe mg	Na mg	Vit. A mcg RAE	Vit. C mg
301	**CHIA SEMENTE**	**100,00**	**534**	**18,30**	**42,20**	**3,66**		**28,90**	**27,30**	**255,00**	**5,73**	**30,00**	**0**	**0,60**
	COL CHÁ CH	3,00	16	0,55	1,27	0,11		0,87	0,82	7,65	0,17	0,90	0	0,02
	COL SOBREMESA CH	4,00	21	0,73	1,69	0,15		1,16	1,09	10,20	0,23	1,20	0	0,02
	COL SOPA CH	8,00	43	1,46	3,38	0,29		2,31	2,18	20,40	0,46	2,40	0	0,05
	POTE N	167,00	892	30,56	70,47	6,11		48,26	45,59	425,85	9,57	50,10	0	1,00
302	**CHICÓRIA**	**100,00**	**14**	**1,10**	**0,10**			**2,90**	**2,20**	**45,00**	**0,50**	**14,00**	**NA**	**6,50**
	FOLHA P	7,00	1	0,08	0,01			0,20	0,15	3,15	0,04	0,98		0,46
	FOLHA M	12,00	2	0,13	0,01			0,35	0,26	5,40	0,06	1,68		0,78
	FOLHA G	17,00	2	0,19	0,02			0,49	0,37	7,65	0,09	2,38		1,11
303	**CHICÓRIA REFOGADA**	**100,00**	**67**	**2,03**	**5,24**	**0,81**	**0,03**	**5,15**	**3,84**	**81,40**	**0,83**	**227,46**	**132**	**11,36**
	COL SOPA R	20,00	13	0,41	1,05	0,16	0,01	1,03	0,77	16,28	0,17	45,49	26	2,27
	COL SOPA CH	45,00	30	0,91	2,36	0,37	0,01	2,32	1,73	36,63	0,37	102,36	59	5,11
	COL SERVIR R	38,00	26	0,77	1,99	0,31	0,01	1,96	1,46	30,93	0,32	86,43	50	4,32
	COL SERVIR CH	76,00	51	1,54	3,99	0,62	0,02	3,92	2,92	61,86	0,63	172,87	100	8,63
	ESC M R	90,00	61	1,82	4,72	0,73	0,02	4,64	3,46	73,26	0,75	204,71	119	10,23
	ESC M CH	136,00	92	2,76	7,13	1,11	0,03	7,01	5,23	110,70	1,13	309,34	179	15,45
304	**CHIPA**	**100,00**	**441**	**5,73**	**25,87**	**6,23**	**0,23**	**46,53**	**0,37**	**165,64**	**0,64**	**190,29**	**43**	**0,00**
	UND M	50,00	221	2,86	12,93	3,11	0,12	23,26	0,19	82,82	0,32	95,15	21	0,00
305	**CHOCOLATE 100% CACAU (PÓ)**	**100,00**	**253**	**22,25**	**12,75**	**7,50**	**#**	**19,00**	**35,50**			**0,00**		
	COL CAFÉ R	1,00	3	0,22	0,13	0,08	0,00	0,19	0,36			0,00		
	COL CAFÉ CH	2,00	5	0,45	0,26	0,15	0,00	0,38	0,71			0,00		
	COL CHÁ R	2,00	5	0,45	0,26	0,15	0,00	0,38	0,71			0,00		
	COL CHÁ CH	4,00	10	0,89	0,51	0,30	0,00	0,76	1,42			0,00		
	COL SOBREMESA R	7,00	18	1,56	0,89	0,53	0,00	1,33	2,49			0,00		
	COL SOBREMESA CH	10,00	25	2,23	1,28	0,75	0,00	1,90	3,55			0,00		
	COL SOPA R	10,00	25	2,23	1,28	0,75	0,00	1,90	3,55			0,00		
	COL SOPA CH	15,00	38	3,34	1,91	1,13	0,00	2,85	5,33			0,00		
306	**CHOCOLATE 50% CACAU (PÓ)**	**100,00**	**330**	**12,50**	**6,50**	**3,75**	**#**	**55,00**	**17,00**			**0,00**		
	COL CAFÉ R	1,00	3	0,13	0,07	0,04	0,00	0,55	0,17			0,00		
	COL CAFÉ CH	2,00	7	0,25	0,13	0,08	0,00	1,10	0,34			0,00		
	COL CHÁ R	2,00	7	0,25	0,13	0,08	0,00	1,10	0,34			0,00		
	COL CHÁ CH	4,00	13	0,50	0,26	0,15	0,00	2,20	0,68			0,00		
	COL SOBREMESA R	7,00	23	0,88	0,46	0,26	0,00	3,85	1,19			0,00		
	COL SOBREMESA CH	10,00	33	1,25	0,65	0,38	0,00	5,50	1,70			0,00		
	COL SOPA R	10,00	33	1,25	0,65	0,38	0,00	5,50	1,70			0,00		
	COL SOPA CH	15,00	50	1,88	0,98	0,56	0,00	8,25	2,55			0,00		
307	**CHOCOLATE 60%**	**100,00**	**520**	**9,00**	**35,80**	**22,00**		**41,00**	**11,20**			**26,40**		
	BARRA MINI	5,00	26	0,45	1,79	1,10		2,05	0,56			1,32		
	BARRA M	100,00	520	9,00	35,80	22,00		41,00	11,20			26,40		
308	**CHOCOLATE 70%**	**100,00**	**572**	**9,40**	**42,00**	**25,80**		**29,80**	**12,80**			**20,00**		
	BARRA MINI	5,00	29	0,47	2,10	1,29		1,49	0,64			1,00		
	BARRA M	100,00	572	9,40	42,00	25,80		29,80	12,80			20,00		
309	**CHOCOLATE 80%**	**100,00**	**552**	**11,40**	**46,00**	**28,20**		**25,20**	**14,80**			**18,20**		
	BARRA MINI	5,00	28	0,57	2,30	1,41		1,26	0,74			0,91		
	BARRA M	100,00	552	11,40	46,00	28,20		25,20	14,80			18,20		

Cód.	Alimentos e medidas caseiras	Quant.	Energia kcal	Ptn g	G.tot g	G.sat g	G.trans g	Carb. g	Fibra g	Ca mg	Fe mg	Na mg	Vit. A mcg RAE	Vit. C mg
310	**CHOCOLATE AO LEITE**	**100,00**	**540**	**7,20**	**30,30**	**17,50**	**0,27**	**59,60**	**2,20**	**191,00**	**1,60**	**77,00**	**t**	**t**
	BARRA P	25,00	135	1,80	7,58	4,38	0,07	14,90	0,55	47,75	0,40	19,25		
	BARRA M	90,00	486	6,48	27,27	15,75	0,24	53,64	1,98	171,90	1,44	69,30		
311	**CHOCOLATE AO LEITE C/AMENDOIM**	**100,00**	**530**	**8,80**	**32,80**	**15,00**	**#**	**50,00**	**3,80**			**72,00**		
	BARRA M	100,00	530	8,80	32,80	15,00	#	50,00	3,80			72,00		
	QUADRADINHO	6,30	33	0,55	2,07	0,95	0,00	3,15	0,24			4,54		
312	**CHOCOLATE AO LEITE C/CASTANHA DO BRASIL**	**100,00**	**559**	**7,40**	**34,20**	**14,10**	**0,20**	**55,40**	**2,50**	**171,00**	**1,50**	**64,00**	**36**	**1,40**
	BARRA M	90,00	503	6,66	30,78	12,69	0,18	49,86	2,25	153,90	1,35	57,60	32	1,26
313	**CHOCOLATE AO LEITE DIET**	**100,00**	**557**	**6,90**	**33,80**	**19,20**	**0,18**	**56,30**	**2,80**	**188,00**	**3,30**	**85,00**	**7**	**2,00**
	BARRA P	25,00	139	1,73	8,45	4,80	0,05	14,08	0,70	47,00	0,83	21,25	2	0,50
314	**CHOCOLATE AO LEITE PASTILHAS CONFEITADAS**	**100,00**	**484**	**4,40**	**19,00**	**11,60**	**#**	**74,00**	**1,80**			**72,00**		
	COL SOBREMESA CH	11,00	53	0,48	2,09	1,28	0,00	8,14	0,20			7,92		
	COL SOPA CH	18,00	87	0,79	3,42	2,09	0,00	13,32	0,32			12,96		
	COL SERVIR CH	37,00	179	1,63	7,03	4,29	#	27,38	0,67			26,64		
	EMBALAGEM TUBO	30,00	145	1,32	5,70	3,48	#	22,20	0,54			21,60		
	SACO P	45,00	218	1,98	8,55	5,22	#	33,30	0,81			32,40		
315	**CHOCOLATE BRANCO**	**100,00**	**542**	**7,00**	**31,00**	**17,00**	**#**	**60,00**	**0,00**			**122,00**		
	BARRA M	90,00	488	6,30	27,90	15,30	#	54,00	0,00			109,80		
	QUADRADINHO	5,00	27	0,35	1,55	0,85	0,00	3,00	0,00			6,10		
316	**CHOCOLATE MEIO AMARGO**	**100,00**	**475**	**4,90**	**29,90**	**13,10**	**0,14**	**62,40**	**4,90**	**45,00**	**3,60**	**9,00**	**t**	**2,10**
	BARRA M	90,00	428	4,41	26,91	11,79	0,13	56,16	4,41	40,50	3,24	8,10		1,89
	QUADRADINHO	4,20	20	0,21	1,26	0,55	0,01	2,62	0,21	1,89	0,15	0,38		0,09
317	**CHOPP CLARO**	**100,00**	**42**	**0,30**	**0,00**	**0,00**	**0,00**	**3,40**	**0,00**			**6,50**		
	COPO P	165,00	68	0,50	0,00	0,00	0,00	5,61	0,00			10,73		
	COPO D	240,00	100	0,72	0,00	0,00	0,00	8,16	0,00			15,60		
	TULIPA CH	290,00	120	0,87	0,00	0,00	0,00	9,86	0,00			18,85		
318	**CHUCHU À MILANESA**	**100,00**	**155**	**3,08**	**11,12**	**1,86**	**0,06**	**11,46**	**1,64**	**16,79**	**1,02**	**50,00**	**16**	**9,13**
	FATIA P	45,00	70	1,39	5,00	0,84	0,03	5,16	0,74	7,56	0,46	22,50	7	4,11
	FATIA M	70,00	108	2,16	7,78	1,30	0,04	8,02	1,15	11,75	0,72	35,00	11	6,39
	FATIA G	90,00	139	2,77	10,01	1,68	0,05	10,31	1,48	15,11	0,92	45,00	14	8,22
319	**CHUCHU AO MOLHO BRANCO**	**100,00**	**81**	**2,35**	**4,56**	**2,68**	**0,16**	**8,27**	**1,40**	**45,81**	**0,49**	**260,79**	**45**	**9,57**
	COL SOPA R	20,00	16	0,47	0,91	0,54	0,03	1,65	0,28	9,16	0,10	52,16	9	1,91
	COL SOPA CH	30,00	24	0,71	1,37	0,80	0,05	2,48	0,42	13,74	0,15	78,24	14	2,87
	COL SERVIR R	50,00	40	1,18	2,28	1,34	0,08	4,13	0,70	22,90	0,25	130,39	23	4,79
	COL SERVIR CH	65,00	53	1,53	2,96	1,74	0,11	5,37	0,91	29,77	0,32	169,51	29	6,22
	ESC M R	50,00	40	1,18	2,28	1,34	0,08	4,13	0,70	22,90	0,25	130,39	23	4,79
	ESC M CH	80,00	65	1,88	3,65	2,14	0,13	6,62	1,12	36,64	0,39	208,63	36	7,66
320	**CHUCHU COZIDO**	**100,00**	**19**	**0,40**	**t**			**4,80**	**1,00**	**8,00**	**0,10**	**2,00**	**NA**	**5,60**
	COL SOPA R (PICADO)	15,00	3	0,06				0,72	0,15	1,20	0,02	0,30		0,84
	COL SOPA CH (PICADO)	20,00	4	0,08				0,96	0,20	1,60	0,02	0,40		1,12

(Continua)

Cód.	Alimentos e medidas caseiras	Quant.	Energia kcal	Ptn g	G.tot g	G.sat g	G.trans g	Carb. g	Fibra g	Ca mg	Fe mg	Na mg	Vit. A mcg RAE	Vit. C mg
(Cont.) 320	COL SERVIR R (PICADO)	28,00	5	0,11				1,34	0,28	2,24	0,03	0,56		1,57
	COL SERVIR CH (PICADO)	45,00	9	0,18				2,16	0,45	3,60	0,05	0,90		2,52
	ESC M R (PICADO)	60,00	11	0,24				2,88	0,60	4,80	0,06	1,20		3,36
	ESC M CH (PICADO)	110,00	21	0,44				5,28	1,10	8,80	0,11	2,20		6,16
	PED P	15,00	3	0,06				0,72	0,15	1,20	0,02	0,30		0,84
	PED M	30,00	6	0,12				1,44	0,30	2,40	0,03	0,60		1,68
	PED G	50,00	10	0,20				2,40	0,50	4,00	0,05	1,00		2,80
	UND P	145,00	28	0,58				6,96	1,45	11,60	0,15	2,90		8,12
	UND M	230,00	44	0,92				11,04	2,30	18,40	0,23	4,60		12,88
	UND G	310,00	59	1,24				14,88	3,10	24,80	0,31	6,20		17,36
321	**CHUCHU REFOGADO**	**100,00**	**69**	**1,16**	**5,07**	**0,77**	**0,03**	**5,46**	**1,78**	**14,02**	**0,23**	**199,75**	**0**	**13,44**
	COL SOPA R (PICADO)	15,00	10	0,17	0,76	0,12	0,00	0,82	0,27	2,10	0,03	29,96	0	2,02
	COL SOPA CH (PICADO)	25,00	17	0,29	1,27	0,19	0,01	1,37	0,45	3,51	0,06	49,94	0	3,36
322	**CHURRASQUINHO DE CARNE**	**100,00**	**289**	**26,40**	**19,50**	**7,90**	**0,27**	**0,00**	**NA**	**4,00**	**3,20**	**60,00**	**t**	
	ESPETO C/6 PEDAÇOS	69,00	199	18,22	13,46	5,45	0,19	0,00		2,76	2,21	41,40		
	PEDAÇO	11,50	33	3,04	2,24	0,91	0,03	0,00		0,46	0,37	6,90		
323	**CHURRASQUINHO DE CARNE C/FAROFA**	**100,00**	**233**	**30,90**	**9,10**	**3,77**	**0,25**	**5,22**	**0,51**	**8,01**	**1,86**	**82,19**	**3**	**0,00**
	ESPETO C/6 PEDAÇOS	72,00	168	22,24	6,55	2,71	0,18	3,76	0,37	5,77	1,34	59,18	2	0,00
	PEDAÇO	12,00	28	3,71	1,09	0,45	0,03	0,63	0,06	0,96	0,22	9,86	0	0,00
324	**CHURRASQUINHO DE CORAÇÃO GALINHA**	**100,00**	**207**	**22,40**	**12,10**	**3,50**	**0,10**	**0,60**	**NA**	**8,00**	**6,50**	**128,00**	**t**	
	ESPETO C/8 UND	48,00	99	10,75	5,81	1,68	0,05	0,29		3,84	3,12	61,44		
	PEDAÇO	6,00	12	1,34	0,73	0,21	0,01	0,04		0,48	0,39	7,68		
325	**CHURRASQUINHO DE CORAÇÃO GALINHA C/FAROFA**	**100,00**	**221**	**20,87**	**11,88**	**3,38**	**0,14**	**6,58**	**0,59**	**12,33**	**6,11**	**161,45**	**0**	**0,00**
	ESPETO C/8 PEDAÇOS	52,50	116	10,96	6,24	1,77	0,07	3,45	0,31	6,47	3,21	84,76	0	0,00
	PEDAÇO	6,50	14	1,36	0,77	0,22	0,01	0,43	0,04	0,80	0,40	10,49	0	0,00
326	**CHURRASQUINHO DE FRANGO**	**100,00**	**187**	**28,00**	**7,50**	**2,10**	**0,12**	**0,00**	**NA**	**9,00**	**0,60**	**70,00**	**t**	
	ESPETO C/6 PEDAÇOS	84,00	157	23,52	6,30	1,76	0,10	0,00		7,56	0,50	58,80		
	PEDAÇO	14,00	26	3,92	1,05	0,29	0,02	0,00		1,26	0,08	9,80		
327	**CHURRASQUINHO DE FRANGO C/FAROFA**	**100,00**	**191**	**26,70**	**7,58**	**2,09**	**0,15**	**4,13**	**0,39**	**11,89**	**0,59**	**95,49**	**0**	**0,00**
	ESPETO C/6 PEDAÇOS	87,00	166	23,23	6,60	1,82	0,13	3,59	0,34	10,35	0,51	83,07	0	0,00
	PEDAÇO	14,50	28	3,87	1,10	0,30	0,02	0,60	0,06	1,72	0,09	13,85	0	0,00
328	**CHURRASQUINHO MISTO**	**100,00**	**237**	**27,36**	**13,84**	**4,60**	**0,11**	**0,22**	**0,00**	**7,32**	**1,10**	**632,01**	**1**	**0,00**
	ESPETO C/6 PEDAÇOS	83,00	197	22,70	11,48	3,81	0,09	0,19	0,00	6,07	0,92	524,56	1	0,00

Cód.	Alimentos e medidas caseiras	Quant.	Energia kcal	Ptn g	G.tot g	G.sat g	G.trans g	Carb. g	Fibra g	Ca mg	Fe mg	Na mg	Vit. A mcg RAE	Vit. C mg
329	**CHURRASQUINHO MISTO C/FAROFA**	**100,00**	**245**	**26,11**	**13,61**	**4,47**	**0,14**	**4,23**	**0,39**	**10,22**	**1,12**	**629,72**	**1**	**0,00**
	ESPETO C/6 PEDAÇOS	86,00	211	22,45	11,71	3,84	0,12	3,63	0,34	8,79	0,96	541,56	1	0,00
330	**CHURRASQUINHO DE PANELA**	**100,00**	**45**	**0,00**	**5,00**	**0,76**	**0,03**	**0,00**	**0,00**	**0,12**	**0,00**	**199,72**	**0**	**0,00**
	COL SOPA R	15,00	7	0,00	0,75	0,11	0,00	0,00	0,00	0,02	0,00	29,96	0	0,00
	COL SOPA CH	25,00	11	0,00	1,25	0,19	0,01	0,00	0,00	0,03	0,00	49,93	0	0,00
331	**CHURROS FRITO C/DOCE DE LEITE E AÇÚCAR**	**100,00**	**494**	**8,67**	**14,08**	**6,33**	**#**	**82,92**	**2,71**			**323,33**		
	UND M (15 cm)	60,00	296	5,20	8,45	3,80	#	49,75	1,63			194,00		
332	**CHUVISCO CALDA**	**100,00**	**290**	**0,50**	**4,25**			**61,25**	**0,00**			**68,10**		
	UND M	25,00	73	0,13	1,06			15,31	0,00			17,03		
333	**CIRIGUELA**	**100,00**	**76**	**1,40**	**0,40**	**0,20**		**18,90**	**3,90**	**27,00**	**0,40**	**2,00**	**NA**	**27,00**
	UND M	13,00	10	0,18	0,05	0,03		2,46	0,51	3,51	0,05	0,26		3,51
334	**COALHADA SECA**	**100,00**	**132**	**6,00**	**6,13**	**3,03**	**#**	**6,50**	**0,00**			**180,00**		
	COL CHÁ R	6,00	8	0,36	0,37	0,18	0,00	0,39	0,00			10,80		
	COL CHÁ CH	10,00	13	0,60	0,61	0,30	0,00	0,65	0,00			18,00		
	COL SOBREMESA R	16,00	21	0,96	0,98	0,49	0,00	1,04	0,00			28,80		
	COL SOBREMESA CH	22,00	29	1,32	1,35	0,67	0,00	1,43	0,00			39,60		
	COL SOPA R	26,00	34	1,56	1,59	0,79	0,00	1,69	0,00			46,80		
	COL SOPA CH	42,00	55	2,52	2,58	1,27	0,00	2,73	0,00			75,60		
335	**COCADA**	**100,00**	**449**	**1,10**	**13,60**	**8,40**		**81,40**	**3,60**	**7,00**	**1,20**	**29,00**	**NA**	**t**
	UND M	70,00	314	0,77	9,52	5,88		56,98	2,52	4,90	0,84	20,30		
336	**COCO CROCANTE**	**100,00**	**503**	**0,00**	**38,75**	**29,24**		**20,45**	**5,23**			**17,84**		
	COL CAFÉ CH	2,00	10	0,00	0,78	0,58		0,41	0,10			0,36		
	COL CHÁ CH	4,00	20	0,00	1,55	1,17		0,82	0,21			0,71		
	COL SOBREMESA CH	8,00	40	0,00	3,10	2,34		1,64	0,42			1,43		
	COL SOPA CH	16,00	80	0,00	6,20	4,68		3,27	0,84			2,85		
	PUNHADO	15,00	75	0,00	5,81	4,39		3,07	0,78			2,68		
337	**COCO POLPA**	**100,00**	**406**	**3,70**	**42,00**	**30,00**		**10,40**	**5,40**	**6,00**	**1,80**	**15,00**	**NA**	**2,50**
	PED P	15,00	61	0,56	6,30	4,50		1,56	0,81	0,90	0,27	2,25		0,38
	PED M	40,00	162	1,48	16,80	12,00		4,16	2,16	2,40	0,72	6,00		1,00
	PED G	75,00	305	2,78	31,50	22,50		7,80	4,05	4,50	1,35	11,25		1,88
	UND M	325,00	1320	12,03	136,50	97,50		33,80	17,55	19,50	5,85	48,75		8,13
338	**COCO RALADO IND**	**100,00**	**500**		**35,00**	**33,75**		**43,33**	**8,75**			**108,33**		
	COL CHÁ R	1,00	5		0,35	0,34		0,43	0,09			1,08		
	COL CHÁ CH	1,50	8		0,53	0,51		0,65	0,13			1,63		
	COL SOBREMESA R	3,50	18		1,23	1,18		1,52	0,31			3,79		
	COL SOBREMESA CH	5,50	28		1,93	1,86		2,38	0,48			5,96		
	COL SOPA R	6,00	30		2,10	2,03		2,60	0,53			6,50		
	COL SOPA CH	9,00	45		3,15	3,04		3,90	0,79			9,75		
339	**COGUMELO**	**100,00**	**34**	**2,24**	**0,49**		**0,00**	**6,79**	**2,50**	**2,00**	**0,41**	**9,00**		
	COL SOPA CH (PICADO)	21,00	7	0,47	0,10		0,00	1,43	0,53	0,42	0,09	1,89		
	UND M PARIS	17,00	6	0,38	0,08		0,00	1,15	0,43	0,34	0,07	1,53		
	UND M PORTOBELLO	55,00	19	1,23	0,27		0,00	3,73	1,38	1,10	0,23	4,95		

(Continua)

Cód.	Alimentos e medidas caseiras	Quant.	Energia kcal	Ptn g	G.tot g	G.sat g	G.trans g	Carb. g	Fibra g	Ca mg	Fe mg	Na mg	Vit. A mcg RAE	Vit. C mg
(Cont.) 339	UND M SHIMEJI	0,70	0	0,02	0,00		0,00	0,05	0,02	0,01	0,00	0,06		
	UND M SHITAKE	20,00	7	0,45	0,10		0,00	1,36	0,50	0,40	0,08	1,80		
340	**COGUMELO EM CONSERVA**	**100,00**	**27**	**1,80**				**5,30**	**2,00**			**689,00**		
	COL SOBREMESA CH	15,00	4	0,27				0,80	0,30			103,35		
	COL SOPA CH	20,00	5	0,36				1,06	0,40			137,80		
	COL SERVIR CH	40,00	11	0,72				2,12	0,80			275,60		
	ESC M CH	75,00	20	1,35				3,98	1,50			516,75		
	UND P	1,00	0	0,02				0,05	0,02			6,89		
	UND M	3,00	1	0,05				0,16	0,06			20,67		
	UND G	5,00	1	0,09				0,27	0,10			34,45		
341	**COGUMELO REFOGADO**	**100,00**	**74**	**2,00**	**5,43**	**0,81**	**0,00**	**5,16**	**1,71**	**1,77**	**0,11**	**100,91**	**0**	**2,39**
	COL SOPA CH (PICADO)	22,00	16	0,44	1,19	0,18	0,00	1,13	0,38	0,39	0,02	22,20	0	0,52
342	**COPA**	**100,00**	**344**	**32,50**	**23,50**	**9,38**	**#**	**0,00**	**0,00**			**1947,50**		
	FATIA M	6,30	22	2,05	1,48	0,59	0,00	0,00	0,00			122,69		
343	**CORAÇÃO DE GALINHA COZIDO**	**100,00**	**207**	**22,40**	**12,10**	**3,50**	**0,10**	**0,60**	**NA**	**8,00**	**6,50**	**128,00**	**t**	
	UND P	3,00	6	0,67	0,36	0,11	0,00	0,02		0,24	0,20	3,84		
	UND M	5,00	10	1,12	0,61	0,18	0,01	0,03		0,40	0,33	6,40		
	UND G	8,00	17	1,79	0,97	0,28	0,01	0,05		0,64	0,52	10,24		
344	**COSTELA DE BOI ASSADA**	**100,00**	**373**	**28,80**	**27,70**	**11,80**	**0,86**	**0,00**	**NA**	**28,00**	**2,20**	**92,00**	**t**	
	PED P	30,00	112	8,64	8,31	3,54	0,26	0,00		8,40	0,66	27,60		
	PED M	40,00	149	11,52	11,08	4,72	0,34	0,00		11,20	0,88	36,80		
	PED G	60,00	224	17,28	16,62	7,08	0,52	0,00		16,80	1,32	55,20		
345	**COSTELA DE PORCO ASSADA**	**100,00**	**402**	**30,20**	**30,30**	**11,80**	**0,06**	**0,00**	**NA**	**17,00**	**1,00**	**63,00**	**t**	
	UND P	15,00	60	4,53	4,55	1,77	0,01	0,00	0,00	2,55	0,15	9,45		
	UND M	25,00	101	7,55	7,58	2,95	0,02	0,00	0,00	4,25	0,25	15,75		
	UND G	40,00	161	12,08	12,12	4,72	0,02	0,00	0,00	6,80	0,40	25,20		
346	**COUVE**	**100,00**	**27**	**2,90**	**0,50**	**0,10**		**4,30**	**3,10**	**131,00**	**0,50**	**6,00**	**248**	**96,70**
	FOLHA M	20,00	5	0,58	0,10	0,02		0,86	0,62	26,20	0,10	1,20	50	19,34
347	**COUVE REFOGADA**	**100,00**	**90**	**1,70**	**6,60**	**1,00**		**8,70**	**5,70**	**177,00**	**0,50**	**11,00**	**192**	**76,90**
	COL SOPA R (PICADA)	10,00	9	0,17	0,66	0,10		0,87	0,57	17,70	0,05	1,10	19	7,69
	COL SOPA CH (PICADA)	20,00	18	0,34	1,32	0,20		1,74	1,14	35,40	0,10	2,20	38	15,38
	FOLHA P	17,00	15	0,29	1,12	0,17		1,48	0,97	30,09	0,09	1,87	33	13,07
	FOLHA M	25,00	23	0,43	1,65	0,25		2,18	1,43	44,25	0,13	2,75	48	19,23
	FOLHA G	35,00	32	0,60	2,31	0,35		3,05	2,00	61,95	0,18	3,85	67	26,92
	POTE N	85,00	77	1,45	5,61	0,85		7,40	4,85	150,45	0,43	9,35	163	65,37
348	**COUVE-FLOR À MILANESA**	**100,00**	**127**	**3,46**	**8,40**	**1,51**	**0,04**	**10,44**	**1,92**	**19,03**	**0,99**	**343,54**	**20**	**15,25**
	RAMO P	45,00	57	1,56	3,78	0,68	0,02	4,70	0,86	8,57	0,45	154,59	9	6,86
	RAMO M	90,00	114	3,12	7,56	1,36	0,04	9,40	1,72	17,13	0,90	309,18	18	13,73
	RAMO G	140,00	177	4,85	11,76	2,11	0,06	14,62	2,68	26,65	1,39	480,95	28	21,35
349	**COUVE-FLOR COZIDA**	**100,00**	**19**	**1,20**	**0,30**	**0,10**		**3,90**	**2,10**	**16,00**	**0,10**	**2,00**	**NA**	**23,70**
	COL SOPA R (PICADA)	15,00	3	0,18	0,05	0,02		0,59	0,32	2,40	0,02	0,30		3,56

Cód.	Alimentos e medidas caseiras	Quant.	Energia kcal	Ptn g	G.tot g	G.sat g	G.trans g	Carb. g	Fibra g	Ca mg	Fe mg	Na mg	Vit. A mcg RAE	Vit. C mg
(Cont.) 349	COL SOPA CH (PICADA)	25,00	5	0,30	0,08	0,03		0,98	0,53	4,00	0,03	0,50		5,93
	RAMO P	30,00	6	0,36	0,09	0,03		1,17	0,63	4,80	0,03	0,60		7,11
	RAMO M	60,00	11	0,72	0,18	0,06		2,34	1,26	9,60	0,06	1,20		14,22
	RAMO G	100,00	19	1,20	0,30	0,10		3,90	2,10	16,00	0,10	2,00		23,70
	UND G	800,00	152	9,60	2,40	0,80		31,20	16,80	128,00	0,80	16,00		189,60
350	**COXINHA (SALGADO FRITO)**	**100,00**	**283**	**9,60**	**11,80**	**2,60**	**0,58**	**34,50**	**5,00**	**18,00**	**1,30**	**532,00**	**t**	**t**
	UND P	25,00	71	2,40	2,95	0,65	0,15	8,63	1,25	4,50	0,33	133,00		
	UND M	50,00	142	4,80	5,90	1,30	0,29	17,25	2,50	9,00	0,65	266,00		
	UND G	110,00	311	10,56	12,98	2,86	0,64	37,95	5,50	19,80	1,43	585,20		
351	**CRANBERRY DESIDRATADO**	**100,00**	**308**	**0,17**	**1,09**	**0,09**		**82,80**	**5,30**	**9,00**	**0,39**	**5,00**	**2**	**0,20**
	COL SOBREMESA CH	8,00	25	0,01	0,09	0,01		6,62	0,42	0,72	0,03	0,40	0	0,02
	COL SOPA CH	13,00	40	0,02	0,14	0,01		10,76	0,69	1,17	0,05	0,65	0	0,03
	PUNHADO	17,00	52	0,03	0,19	0,01		14,08	0,90	1,53	0,07	0,85	0	0,03
	UND M	0,50	2	0,00	0,01	0,00		0,41	0,03	0,05	0,00	0,03	0	0,00
	POTE N (PICADA)	108,00	333	0,18	1,18	0,10		89,42	5,72	9,72	0,42	5,40	2	0,22
352	**CREAM CHEESE**	**100,00**	**270**	**5,17**	**26,00**	**16,33**	**0,50**	**3,50**	**0,00**			**408,33**		
	PQ/CREAM CRACKER	1,50	4	0,08	0,39	0,25	0,01	0,05	0,00			6,13		
	MQ/CREAM CRACKER	3,50	9	0,18	0,91	0,57	0,02	0,12	0,00			14,29		
	GQ/CREAM CRACKER	7,50	20	0,39	1,95	1,23	0,04	0,26	0,00			30,63		
	PQ/PÃO DE FORMA	4,00	11	0,21	1,04	0,65	0,02	0,14	0,00			16,33		
	MQ/PÃO DE FORMA	9,00	24	0,47	2,34	1,47	0,05	0,32	0,00			36,75		
	GQ/PÃO DE FORMA	15,00	41	0,78	3,90	2,45	0,08	0,53	0,00			61,25		
	PQ/PÃO FRANCÊS	4,00	11	0,21	1,04	0,65	0,02	0,14	0,00			16,33		
	MQ/PÃO FRANCÊS	9,00	24	0,47	2,34	1,47	0,05	0,32	0,00			36,75		
	GQ/PÃO FRANCÊS	15,00	41	0,78	3,90	2,45	0,08	0,53	0,00			61,25		
353	**CREAM CHEESE LIGHT**	**100,00**	**160**	**1,33**	**15,67**	**10,00**	**#**	**4,00**	**0,00**			**63,33**		
	PQ/CREAM CRACKER	1,50	2	0,02	0,24	0,15	0,00	0,06	0,00			0,95		
	MQ/CREAM CRACKER	3,50	6	0,05	0,55	0,35	0,00	0,14	0,00			2,22		
	GQ/CREAM CRACKER	7,50	12	0,10	1,18	0,75	0,00	0,30	0,00			4,75		
	PQ/PÃO DE FORMA	4,00	6	0,05	0,63	0,40	0,00	0,16	0,00			2,53		
	MQ/PÃO DE FORMA	9,00	14	0,12	1,41	0,90	0,00	0,36	0,00			5,70		
	GQ/PÃO DE FORMA	15,00	24	0,20	2,35	1,50	0,00	0,60	0,00			9,50		
	PQ/PÃO FRANCÊS	4,00	6	0,05	0,63	0,40	0,00	0,16	0,00			2,53		
	MQ/PÃO FRANCÊS	9,00	14	0,12	1,41	0,90	0,00	0,36	0,00			5,70		
	GQ/PÃO FRANCÊS	15,00	24	0,20	2,35	1,50	0,00	0,60	0,00			9,50		
354	**CREAM CHEESE VEGANO**	**100,00**	**216**	**1,33**	**17,67**	**5,00**	**#**	**13,00**	**1,00**			**477,50**		
	PQ/CREAM CRACKER	1,50	3	0,02	0,27	0,08	0,00	0,20	0,02			7,16		
	MQ/CREAM CRACKER	3,50	8	0,05	0,62	0,18	0,00	0,46	0,04			16,71		

(Continua)

Cód.	Alimentos e medidas caseiras	Quant.	Energia kcal	Ptn g	G.tot g	G.sat g	G.trans g	Carb. g	Fibra g	Ca mg	Fe mg	Na mg	Vit. A mcg RAE	Vit. C mg
(Cont.) 354	GQ/CREAM CRACKER	7,50	16	0,10	1,33	0,38	0,00	0,98	0,08			35,81		
	PQ/PÃO DE FORMA	4,00	9	0,05	0,71	0,20	0,00	0,52	0,04			19,10		
	MQ/PÃO DE FORMA	9,00	19	0,12	1,59	0,45	0,00	1,17	0,09			42,98		
	GQ/PÃO DE FORMA	15,00	32	0,20	2,65	0,75	0,00	1,95	0,15			71,63		
	PQ/PÃO FRANCÊS	4,00	9	0,05	0,71	0,20	0,00	0,52	0,04			19,10		
	MQ/PÃO FRANCÊS	9,00	19	0,12	1,59	0,45	0,00	1,17	0,09			42,98		
	GQ/PÃO FRANCÊS	15,00	32	0,20	2,65	0,75	0,00	1,95	0,15			71,63		
355	**CREME DE ABACATE**	**100,00**	**111**	**1,16**	**7,98**	**2,19**	**0,00**	**10,68**	**5,99**	**7,80**	**0,20**	**0,60**	**0**	**8,27**
	COL SOPA CH	25,00	28	0,29	2,00	0,55	0,00	2,67	1,50	1,95	0,05	0,15	0	2,07
	COPO P CH	180,00	199	2,08	14,36	3,93	0,00	19,22	10,77	14,04	0,35	1,08	0	14,88
	COPO D CH	250,00	276	2,89	19,95	5,46	0,00	26,69	14,96	19,50	0,49	1,50	0	20,66
	POTE N	270,00	298	3,12	21,55	5,90	0,00	28,82	16,16	21,06	0,53	1,62	0	22,32
356	**CREME DE ESPINAFRE**	**100,00**	**115**	**3,73**	**6,60**	**3,91**	**0,17**	**10,87**	**1,21**	**110,74**	**0,55**	**343,92**	**136**	**0,75**
	COL SOPA R	25,00	29	0,93	1,65	0,98	0,04	2,72	0,30	27,68	0,14	85,98	34	0,19
	COL SOPA CH	35,00	40	1,30	2,31	1,37	0,06	3,80	0,42	38,76	0,19	120,37	48	0,26
	COL SERVIR R	60,00	69	2,24	3,96	2,34	0,10	6,52	0,72	66,44	0,33	206,35	82	0,45
	COL SERVIR CH	76,00	87	2,83	5,01	2,97	0,13	8,26	0,92	84,16	0,42	261,38	103	0,57
	CONCHA M	173,00	199	6,45	11,41	6,76	0,30	18,80	2,09	191,58	0,95	594,99	235	1,29
	ESC M	114,00	131	4,25	7,52	4,46	0,19	12,39	1,38	126,24	0,63	392,07	155	0,85
357	**CREME DE LEITE**	**100,00**	**221**	**1,50**	**22,50**	**11,80**	**0,63**	**4,50**	**NA**	**83,00**	**0,30**	**52,00**	**128**	**t**
	COL SOPA R	15,00	33	0,23	3,38	1,77	0,09	0,68		12,45	0,05	7,80	19	
358	**CREME DE LEITE LIGHT**	**100,00**	**160**	**1,33**	**15,67**	**10,00**	**#**	**4,00**	**0,00**			**63,33**		
	COL SOPA R	15,00	24	0,20	2,35	1,50	0,00	0,60	0,00			9,50		
359	**CREME DE MAMÃO**	**100,00**	**74**	**0,70**	**2,59**	**1,25**	**0,06**	**12,73**	**1,59**	**24,31**	**0,22**	**7,65**	**64**	**69,92**
	POTE N	233,00	172	1,63	6,04	2,92	0,15	29,65	3,71	56,65	0,50	17,84	**149**	162,92
360	**CREME DE MILHO**	**100,00**	**110**	**3,30**	**4,44**	**2,43**	**0,09**	**15,43**	**2,18**	**58,87**	**0,54**	**146,16**	**56**	**1,88**
	COL SOPA CH	33,00	36	1,09	1,46	0,80	0,03	5,09	0,72	19,43	0,18	48,23	19	0,62
	COL SERVIR CH	67,00	74	2,21	2,97	1,63	0,06	10,34	1,46	39,44	0,36	97,93	38	1,26
	CONCHA P	112,00	123	3,70	4,97	2,72	0,10	17,28	2,44	65,93	0,61	163,70	63	2,11
	POTE N	263,00	290	8,68	11,67	6,39	0,23	40,58	5,74	154,82	1,43	384,40	148	4,96
361	**CREPIOCA DE QUEIJO**	**100,00**	**230**	**10,48**	**9,85**	**4,33**	**0,17**	**25,05**	**0,20**	**169,26**	**1,02**	**184,55**	**106**	**0,00**
	UND M	90,00	207	9,44	8,87	3,90	0,15	22,55	0,18	152,33	0,92	166,10	95	0,00
362	**CROISSANT**	**100,00**	**406**	**8,20**	**21,00**	**11,70**		**45,80**	**2,60**	**37,00**	**2,03**	**384,00**	**206**	**0,20**
	UND M	32,00	130	2,62	6,72	3,74		14,66	0,83	11,84	0,65	122,88	66	0,06
363	**CROISSANT DE QUEIJO**	**100,00**	**392**	**10,60**	**21,99**	**12,35**	**0,13**	**38,96**	**2,21**	**151,78**	**1,76**	**479,47**	**193**	**0,17**
	UND G	80,00	314	8,48	17,59	9,88	0,10	31,17	1,77	121,42	1,41	383,58	155	0,14
364	**CROQUETE DE CARNE**	**100,00**	**347**	**16,90**	**22,70**	**5,10**	**0,27**	**18,10**		**18,00**	**2,30**	**916,00**	**t**	**t**
	UND P	10,00	35	1,69	2,27	0,51	0,03	1,81		1,80	0,23	91,60		
	UND M	25,00	87	4,23	5,68	1,28	0,07	4,53		4,50	0,58	229,00		
	UND G	55,00	191	9,30	12,49	2,81	0,15	9,96		9,90	1,27	503,80		
	UND GG	70,00	243	11,83	15,89	3,57	0,19	12,67		12,60	1,61	641,20		
365	**CROQUETE DE MILHO**	**100,00**	**352**	**7,67**	**15,86**	**6,79**	**0,41**	**45,96**	**2,34**	**52,14**	**3,22**	**154,45**	**122**	**0,40**
	UND P	10,00	35	0,77	1,59	0,68	0,04	4,60	0,23	5,21	0,32	15,45	12	0,04
	UND M	22,00	78	1,69	3,49	1,49	0,09	10,11	0,51	11,47	0,71	33,98	27	0,09
366	**CUPUAÇU**	**100,00**	**49**	**1,20**	**1,00**			**10,40**	**3,10**	**13,00**	**0,50**	**3,00**	**NA**	**24,50**
	BAGO (GOMO)	12,00	6	0,14	0,12			1,25	0,37	1,56	0,06	0,36		2,94
	COL CHÁ CH	7,00	3	0,08	0,07			0,73	0,22	0,91	0,04	0,21		1,72

Cód.	Alimentos e medidas caseiras	Quant.	Energia kcal	Ptn g	G.tot g	G.sat g	G.trans g	Carb. g	Fibra g	Ca mg	Fe mg	Na mg	Vit. A mcg RAE	Vit. C mg
(Cont.) 366	COL SOBREMESA CH	18,00	9	0,22	0,18			1,87	0,56	2,34	0,09	0,54		4,41
	COL SOPA CH	33,00	16	0,40	0,33			3,43	1,02	4,29	0,17	0,99		8,09
	COL SERVIR CH	64,00	31	0,77	0,64			6,66	1,98	8,32	0,32	1,92		15,68
	UND M	445,00	218	5,34	4,45			46,28	13,80	57,85	2,23	13,35		109,03
367	**CUPUAÇU (POLPA CONGELADA)**	**100,00**	**49**	**0,80**	**0,60**	**0,30**	**t**	**11,40**	**1,60**	**5,00**	**0,30**	**1,00**	**NA**	**10,50**
	COL CHÁ R	5,00	2	0,04	0,03	0,02		0,57	0,08	0,25	0,02	0,05		0,53
	COL CHÁ CH	7,00	3	0,06	0,04	0,02		0,80	0,11	0,35	0,02	0,07		0,74
	COL SOBREMESA R	14,00	7	0,11	0,08	0,04		1,60	0,22	0,70	0,04	0,14		1,47
	COL SOBREMESA CH	18,00	9	0,14	0,11	0,05		2,05	0,29	0,90	0,05	0,18		1,89
	COL SOPA R	21,00	10	0,17	0,13	0,06		2,39	0,34	1,05	0,06	0,21		2,21
	COL SOPA CH	27,00	13	0,22	0,16	0,08		3,08	0,43	1,35	0,08	0,27		2,84
368	**CURAU**	**100,00**	**78**	**2,40**	**1,60**	**0,80**	**0,04**	**13,90**	**0,50**	**53,00**	**0,40**	**21,00**	**16**	**t**
	COL S CH	14,00	11	0,34	0,22	0,11	0,01	1,95	0,07	7,42	0,06	2,94	2	
	CONCHA P	80,00	62	1,92	1,28	0,64	0,03	11,12	0,40	42,40	0,32	16,80	13	
	PRATO SOBREMESA	150,00	117	3,60	2,40	1,20	0,06	20,85	0,75	79,50	0,60	31,50	24	
369	**CURRY EM PÓ**	**100,00**	**325**	**14,30**	**14,00**	**1,65**	**0,00**	**55,80**	**53,20**	**525,00**	**19,10**	**52,00**	**1**	**0,70**
	COL CHÁ CH	2,00	7	0,29	0,28	0,03	0,00	1,12	1,06	10,50	0,38	1,04	0	0,01
	COL SOBREMESA CH	5,00	16	0,72	0,70	0,08	0,00	2,79	2,66	26,25	0,96	2,60	0	0,04
	COL SOPA CH	9,00	29	1,29	1,26	0,15	0,00	5,02	4,79	47,25	1,72	4,68	0	0,06
370	**CUSCUZ DE MILHO**	**100,00**	**113**	**2,20**	**0,70**	**0,20**		**25,30**	**2,10**	**2,00**	**0,20**	**248,00**	**t**	**t**
	PED P	85,00	96	1,87	0,60	0,17		21,51	1,79	1,70	0,17	210,80		
	PED M	135,00	153	2,97	0,95	0,27		34,16	2,84	2,70	0,27	334,80		
	PED G	200,00	226	4,40	1,40	0,40		50,60	4,20	4,00	0,40	496,00		
371	**CUSCUZ DE MILHO C/LEITE**	**100,00**	**100**	**2,35**	**1,32**	**0,65**	**0,00**	**20,46**	**1,54**	**27,97**	**0,15**	**201,19**	**16**	**0,00**
	PED P	115,00	115	2,71	1,52	0,75	0,00	23,52	1,77	32,17	0,17	231,37	18	0,00
	PED M	180,00	180	4,23	2,37	1,17	0,00	36,82	2,77	50,35	0,26	362,14	28	0,00
	PED G	270,00	270	6,35	3,56	1,76	0,00	55,23	4,15	75,52	0,39	543,21	42	0,00
372	**CUSCUZ DE TAPIOCA DOCE**	**100,00**	**171**	**1,87**	**3,41**	**2,45**	**0,00**	**33,67**	**0,00**	**65,30**	**0,09**	**43,24**	**29**	**0,00**
	FATIA P	60,00	103	1,12	2,04	1,47	0,00	20,20	0,00	39,18	0,05	25,94	18	0,00
	FATIA M	120,00	205	2,25	4,09	2,94	0,00	40,40	0,00	78,36	0,11	51,89	35	0,00
	FATIA G	200,00	342	3,75	6,81	4,91	0,00	67,33	0,00	130,61	0,18	86,48	59	0,00
373	**CUSCUZ MARROQUINO**	**100,00**	**241**	**3,24**	**10,02**	**1,61**	**0,02**	**12,21**	**1,45**	**13,35**	**1,03**	**221,57**	**74**	**1,21**
	COL SOBREMESA CH	10,00	24	0,32	1,00	0,16	0,00	1,22	0,14	1,33	0,10	22,16	7	0,12
	COL SOPA CH	18,00	43	0,58	1,80	0,29	0,00	2,20	0,26	2,40	0,18	39,88	13	0,22
	COL SERVIR CH	32,00	77	1,04	3,21	0,52	0,01	3,91	0,46	4,27	0,33	70,90	24	0,39
374	**DADINHO DE TAPIOCA ASSADO**	**100,00**	**301**	**12,46**	**13,61**	**7,49**	**0,47**	**32,38**	**0,00**	**394,76**	**0,15**	**475,70**	**82**	**0,24**
	UND M	12,00	36	1,50	1,63	0,90	0,06	3,89	0,00	47,37	0,02	57,08	10	0,03
375	**DAMASCO SECO**	**100,00**	**48**	**1,40**	**0,39**	**0,03**		**11,10**	**2,00**	**13,00**	**0,39**	**1,00**	**96**	**10,00**
	UND M	7,00	3	0,10	0,03	0,00		0,78	0,14	0,91	0,03	0,07	7	0,70
376	**DOBRADINHA**	**100,00**	**125**	**19,80**	**4,40**	**2,50**	**0,20**	**0,00**	**NA**	**11,00**	**1,00**	**29,00**	**t**	
	COL SOPA CH	35,00	44	6,93	1,54	0,88	0,07	0,00		3,85	0,35	10,15		
	COL SERVIR CH	70,00	88	13,86	3,08	1,75	0,14	0,00		7,70	0,70	20,30		
377	**DOCE DE ABÓBORA C/COCO**	**100,00**	**199**	**0,90**	**0,20**	**t**		**54,60**	**2,30**	**13,00**	**0,90**	**t**	**NA**	**0,10**
	COL CHÁ CH	12,00	24	0,11	0,02			6,55	0,28	1,56	0,11			0,01

(Continua)

Cód.	Alimentos e medidas caseiras	Quant.	Energia kcal	Ptn g	G.tot g	G.sat g	G.trans g	Carb. g	Fibra g	Ca mg	Fe mg	Na mg	Vit. A mcg RAE	Vit. C mg
(Cont.) 377	COL SOBREMESA R	10,00	20	0,09	0,02			5,46	0,23	1,30	0,09			0,01
	COL SOBREMESA CH	20,00	40	0,18	0,04			10,92	0,46	2,60	0,18			0,02
	COL SOPA R	20,00	40	0,18	0,04			10,92	0,46	2,60	0,18			0,02
	COL SOPA CH	40,00	80	0,36	0,08			21,84	0,92	5,20	0,36			0,04
	COL SERVIR R	65,00	129	0,59	0,13			35,49	1,50	8,45	0,59			0,07
	COL SERVIR CH	115,00	229	1,04	0,23			62,79	2,65	14,95	1,04			0,12
	UND (CORAÇÃO)	30,00	60	0,27	0,06			16,38	0,69	3,90	0,27			0,03
	UND (RETANGULAR)	38,00	76	0,34	0,08			20,75	0,87	4,94	0,34			0,04
	PIRES	150,00	299	1,35	0,30			81,90	3,45	19,50	1,35			0,15
	PRATO SOBREMESA	250,00	498	2,25	0,50			136,50	5,75	32,50	2,25			0,25
378	**DOCE DE ARROZ E FEIJÃO AZUKI (MOCHI)**	**100,00**	**453**	**1,67**	**4,67**	**1,67**	**#**	**101,00**	**0,00**			**26,67**		
	UND M	29,00	131	0,48	1,35	0,48	0,00	29,29	0,00			7,73		
379	**DOCE DE BANANA EM CALDA DRENADO**	**100,00**	**307**	**0,96**	**0,20**	**0,06**	**0,00**	**77,83**	**1,37**	**6,73**	**0,33**	**7,20**	**11**	**15,12**
	COL SOPA R (RODELAS)	35,00	107	0,33	0,07	0,02	0,00	27,24	0,48	2,35	0,11	2,52	4	5,29
	COL SOPA CH (RODELAS)	48,00	147	0,46	0,09	0,03	0,00	37,36	0,66	3,23	0,16	3,46	5	7,26
	COPO P CH (RODELAS)	186,00	571	1,78	0,36	0,12	0,00	144,76	2,54	12,51	0,61	13,39	21	28,12
380	**DOCE DE CUPUAÇU**	**100,00**	**296**	**1,20**	**1,14**	**0,47**	**0,00**	**73,22**	**2,20**	**10,66**	**0,43**	**9,46**	**0**	**22,30**
	COL SOBREMESA CH	26,00	77	0,31	0,30	0,12	0,00	19,04	0,57	2,77	0,11	2,46	0	5,80
	COL SOPA CH	46,00	136	0,55	0,52	0,22	0,00	33,68	1,01	4,90	0,20	4,35	0	10,26
381	**DOCE DE DAMASCO EM CALDA DRENADO**	**100,00**	**56**	**0,65**	**0,17**	**0,00**	**0,00**	**13,80**	**1,50**	**7,00**	**0,30**	**3,00**	**90**	**3,10**
	1/2 UND	20,00	11	0,13	0,03	0,00	0,00	2,76	0,30	1,40	0,06	0,60	18	0,62
382	**DOCE DE FIGO EM CALDA DRENADO**	**100,00**	**174**	**0,00**	**0,00**	**0,00**	**0,00**	**43,57**	**4,00**			**14,29**		
	UND M	36,60	64	0,00	0,00	0,00	0,00	15,95	1,46			5,23		
383	**DOCE DE JACA EM CALDA DRENADO**	**100,00**	**256**	**1,93**	**0,34**	**0,13**	**0,00**	**64,08**	**3,11**	**16,01**	**0,53**	**6,54**	**0**	**19,27**
	COL SOPA R	40,00	103	0,77	0,14	0,05	0,00	25,63	1,24	6,40	0,21	2,62	0	7,71
	COL SOPA CH	50,00	128	0,96	0,17	0,07	0,00	32,04	1,55	8,01	0,26	3,27	0	9,63
	COPO P	200,00	513	3,85	0,68	0,26	0,00	128,15	6,21	32,02	1,06	13,08	0	38,53
384	**DOCE DE LARANJA EM CALDA DRENADO**	**100,00**	**209**	**0,43**	**0,00**	**0,00**	**0,00**	**52,50**	**1,46**			**0,04**		
	UND G	270,00	563	1,16	0,00	0,00	0,00	141,75	3,95			0,10		
385	**DOCE DE LEITE C/COCO**	**100,00**	**333**	**6,75**	**8,50**	**6,00**	**#**	**57,50**	**0,00**			**125,00**		
	COL CHÁ CH	12,00	40	0,81	1,02	0,72	0,00	6,90	0,00			15,00		
	COL SOBREMESA CH	25,00	83	1,69	2,13	1,50	0,00	14,38	0,00			31,25		
	COL SOPA CH	40,00	133	2,70	3,40	2,40	#	23,00	0,00			50,00		
386	**DOCE DE LEITE CREMOSO**	**100,00**	**306**	**5,50**	**6,00**	**1,30**		**59,50**	**NA**	**195,00**	**0,10**	**120,00**	**36**	**t**
	COL CAFÉ CH	8,00	24	0,44	0,48	0,10		4,76		15,60	0,01	9,60	3	
	COL CHÁ R	8,00	24	0,44	0,48	0,10		4,76		15,60	0,01	9,60	3	
	COL CHÁ CH	12,00	37	0,66	0,72	0,16		7,14		23,40	0,01	14,40	4	
	COL SOBREMESA R	15,00	46	0,83	0,90	0,20		8,93		29,25	0,02	18,00	5	
	COL SOBREMESA CH	25,00	77	1,38	1,50	0,33		14,88		48,75	0,03	30,00	9	
	COL SOPA R	25,00	77	1,38	1,50	0,33		14,88		48,75	0,03	30,00	9	

Cód.	Alimentos e medidas caseiras	Quant.	Energia kcal	Ptn g	G.tot g	G.sat g	G.trans g	Carb. g	Fibra g	Ca mg	Fe mg	Na mg	Vit. A mcg RAE	Vit. C mg
(Cont.) 386	COL SOPA CH	40,00	122	2,20	2,40	0,52		23,80		78,00	0,04	48,00	14	
	COPO P	220,00	673	12,10	13,20	2,86		130,90		429,00	0,22	264,00	79	
	COPO D	270,00	826	14,85	16,20	3,51		160,65		526,50	0,27	324,00	97	
387	**DOCE DE LEITE VEGANO**	**100,00**	**315**	**4,00**	**8,00**	**4,00**	**#**	**55,00**				**75,00**		
	COL CAFÉ CH	8,00	25	0,32	0,64	0,32	0,00	4,40				6,00		
	COL CHÁ R	8,00	25	0,32	0,64	0,32	0,00	4,40				6,00		
	COL CHÁ CH	12,00	38	0,48	0,96	0,48	0,00	6,60				9,00		
	COL SOBREMESA R	15,00	47	0,60	1,20	0,60	0,00	8,25				11,25		
	COL SOBREMESA CH	25,00	79	1,00	2,00	1,00	#	13,75				18,75		
	COL SOPA R	25,00	79	1,00	2,00	1,00	#	13,75				18,75		
	COL SOPA CH	40,00	126	1,60	3,20	1,60	#	22,00				30,00		
	COPO P	220,00	693	8,80	17,60	8,80	#	121,00				165,00		
	COPO D	270,00	851	10,80	21,60	10,80	#	148,50				202,50		
388	**DOCE DE MAMÃO VERDE DRENADO**	**100,00**	**209**	**0,30**	**0,10**			**57,60**	**1,20**	**12,00**	**0,20**	**5,00**	**NA**	**t**
	COL CHÁ CH	12,00	25	0,04	0,01			6,91	0,14	1,44	0,02	0,60		
	COL SOBREMESA CH	20,00	42	0,06	0,02			11,52	0,24	2,40	0,04	1,00		
	COL SOPA CH	40,00	84	0,12	0,04			23,04	0,48	4,80	0,08	2,00		
	PIRES	150,00	314	0,45	0,15			86,40	1,80	18,00	0,30	7,50		
	PRATO SOBREMESA	250,00	523	0,75	0,25			144,00	3,00	30,00	0,50	12,50		
389	**DOCE DE NOZES**	**100,00**	**451**	**10,20**	**19,07**	**6,19**	**0,30**	**60,30**	**1,31**	**265,41**	**0,50**	**106,20**	**74**	**2,14**
	COL CHÁ CH	15,00	68	1,53	2,86	0,93	0,04	9,05	0,20	39,81	0,08	15,93	11	0,32
	COL SOBREMESA CH	30,00	135	3,06	5,72	1,86	0,09	18,09	0,39	79,62	0,15	31,86	22	0,64
	COL SOPA CH	50,00	225	5,10	9,54	3,10	0,15	30,15	0,65	132,71	0,25	53,10	37	1,07
	UND P	10,00	45	1,02	1,91	0,62	0,03	6,03	0,13	26,54	0,05	10,62	7	0,21
	UND M	15,00	68	1,53	2,86	0,93	0,04	9,05	0,20	39,81	0,08	15,93	11	0,32
	UND G	30,00	135	3,06	5,72	1,86	0,09	18,09	0,39	79,62	0,15	31,86	22	0,64
390	**EGGBURGUER**	**100,00**	**249**	**12,31**	**10,71**	**3,22**	**0,15**	**26,45**	**1,14**	**58,18**	**2,88**	**613,24**	**27**	**0,00**
	UND M	175,00	436	21,54	18,73	5,63	0,26	46,28	1,99	101,81	5,04	1073,17	48	0,00
391	**EGGCHEESEBURGUER**	**100,00**	**257**	**13,25**	**12,05**	**4,25**	**0,21**	**24,41**	**1,05**	**117,72**	**2,67**	**605,07**	**35**	**0,00**
	UND M	190,00	489	25,18	22,90	8,08	0,39	46,38	2,00	223,67	5,08	1149,64	67	0,00
392	**EMPADA DE CAMARÃO**	**100,00**	**399**	**11,08**	**24,32**	**12,36**	**0,82**	**34,68**	**1,44**	**38,96**	**3,07**	**480,93**	**268**	**1,55**
	UND P	12,00	48	1,33	2,92	1,48	0,10	4,16	0,17	4,67	0,37	57,71	32	0,19
	UND M	55,00	219	6,09	13,38	6,80	0,45	19,07	0,79	21,43	1,69	264,51	147	0,85
393	**EMPADA DE FRANGO**	**100,00**	**470**	**20,76**	**28,07**	**13,21**	**0,86**	**34,68**	**1,44**	**20,14**	**2,95**	**493,75**	**259**	**1,55**
	UND P	12,00	56	2,49	3,37	1,58	0,10	4,16	0,17	2,42	0,35	59,25	31	0,19
	UND M	55,00	258	11,42	15,44	7,26	0,47	19,07	0,79	11,08	1,62	271,56	142	0,85
394	**EMPADA DE QUEIJO**	**100,00**	**440**	**12,47**	**28,48**	**15,36**	**0,98**	**34,08**	**1,16**	**251,11**	**2,72**	**482,30**	**228**	**0,00**
	UND P	12,00	53	1,50	3,42	1,84	0,12	4,09	0,14	30,13	0,33	57,88	27	0,00
	UND M	55,00	242	6,86	15,66	8,45	0,54	18,74	0,64	138,11	1,50	265,27	125	0,00
395	**EMPADÃO DE FRANGO**	**100,00**	**367**	**14,47**	**22,93**	**12,39**	**0,69**	**26,33**	**0,87**	**18,83**	**1,60**	**266,37**	**237**	**0,00**
	COL SOPA CH	33,00	121	4,77	7,57	4,09	0,23	8,69	0,29	6,21	0,53	87,90	78	0,00
	COL SERVIR CH	68,00	249	9,84	15,59	8,43	0,47	17,90	0,59	12,81	1,09	181,13	161	0,00
	PED P	100,00	367	14,47	22,93	12,39	0,69	26,33	0,87	18,83	1,60	266,37	237	0,00
	PED M	180,00	660	26,05	41,27	22,30	1,25	47,39	1,57	33,90	2,88	479,47	426	0,00
	PED G	260,00	953	37,62	59,62	32,22	1,80	68,45	2,26	48,96	4,16	692,56	615	0,00

Cód.	Alimentos e medidas caseiras	Quant.	Energia kcal	Ptn g	G.tot g	G.sat g	G.trans g	Carb. g	Fibra g	Ca mg	Fe mg	Na mg	Vit. A mcg RAE	Vit. C mg
396	**ENROLADINHO DE SALSICHA**	**100,00**	**257**	**12,39**	**13,06**	**3,92**	**0,02**	**21,40**	**1,04**	**59,22**	**2,70**	**1122,66**	**9**	**0,00**
	UND P	18,00	46	2,23	2,35	0,71	0,00	3,85	0,19	10,66	0,49	202,08	2	0,00
	UND M	27,00	69	3,35	3,53	1,06	0,00	5,78	0,28	15,99	0,73	303,12	2	0,00
397	**ENSOPADO DE CHUCHU E CENOURA**	**100,00**	**47**	**1,21**	**2,16**	**0,33**	**0,01**	**7,03**	**2,63**	**19,56**	**0,39**	**206,38**	**222**	**9,67**
	COL SOPA R	15,00	7	0,18	0,32	0,05	0,00	1,05	0,39	2,93	0,06	30,96	33	1,45
	COL SOPA CH	25,00	12	0,30	0,54	0,08	0,00	1,76	0,66	4,89	0,10	51,59	56	2,42
398	**ERVILHA EM CONSERVA DRENADA**	**100,00**	**74**	**4,60**	**0,40**	**0,10**		**13,40**	**5,10**	**22,00**	**1,40**	**372,00**	**5**	
	COL SOBREMESA R	9,00	7	0,41	0,04	0,01		1,21	0,46	1,98	0,13	33,48	0	
	COL SOBREMESA CH	13,00	10	0,60	0,05	0,01		1,74	0,66	2,86	0,18	48,36	1	
	COL SOPA R	16,00	12	0,74	0,06	0,02		2,14	0,82	3,52	0,22	59,52	1	
	COL SOPA CH	27,00	20	1,24	0,11	0,03		3,62	1,38	5,94	0,38	100,44	1	
	COL SERVIR R	27,00	20	1,24	0,11	0,03		3,62	1,38	5,94	0,38	100,44	1	
	COL SERVIR CH	38,00	28	1,75	0,15	0,04		5,09	1,94	8,36	0,53	141,36	2	
	LATA	200,00	148	9,20	0,80	0,20		26,80	10,20	44,00	2,80	744,00	10	
399	**ERVILHA VAGEM COZIDA**	**100,00**	**36**	**2,71**	**0,25**	**0,00**	**0,00**	**8,06**	**4,82**	**11,66**	**0,54**	**199,72**	**10**	**4,01**
	COL SOPA CH (PICADA)	30,00	11	0,81	0,07	0,00	0,00	2,42	1,44	3,50	0,16	59,91	3	1,20
	COL SERVIR CH (PICADA)	60,00	21	1,62	0,15	0,00	0,00	4,84	2,89	6,99	0,32	119,83	6	2,41
400	**ERVILHA VAGEM REFOGADA**	**100,00**	**50**	**0,33**	**5,03**	**0,76**	**0,03**	**1,16**	**0,54**	**1,76**	**0,06**	**31,40**	**1**	**0,61**
	COL SOPA CH (PICADA)	30,00	15	0,10	1,51	0,23	0,01	0,35	0,16	0,53	0,02	9,42	0	0,18
	COL SERVIR CH (PICADA)	60,00	30	0,20	3,02	0,46	0,02	0,70	0,32	1,06	0,04	18,84	1	0,36
401	**ESCONDIDINHO DE BATATA C/CARNE MOÍDA**	**100,00**	**160**	**13,05**	**8,98**	**4,07**	**0,20**	**7,10**	**0,99**	**119,43**	**1,03**	**351,07**	**13**	**1,89**
	COL SOPA R	22,00	35	2,87	1,98	0,90	0,04	1,56	0,22	26,27	0,23	77,23	3	0,42
	COL SOPA CH	40,00	64	5,22	3,59	1,63	0,08	2,84	0,40	47,77	0,41	140,43	5	0,75
	COL SERVIR R	47,00	75	6,14	4,22	1,91	0,09	3,34	0,47	56,13	0,48	165,00	6	0,89
	COL SERVIR CH	85,00	136	11,10	7,64	3,46	0,17	6,04	0,84	101,51	0,87	298,41	11	1,60
	ESC M R	70,00	112	9,14	6,29	2,85	0,14	4,97	0,69	83,60	0,72	245,75	9	1,32
	ESC M CH	130,00	208	16,97	11,68	5,29	0,26	9,23	1,29	155,26	1,34	456,39	17	2,45
	PRATO SOBREMESA	180,00	288	23,50	16,17	7,33	0,36	12,78	1,78	214,97	1,85	631,92	24	3,40
402	**ESCONDIDINHO DE BATATA C/FRANGO**	**100,00**	**142**	**14,52**	**6,29**	**3,03**	**0,14**	**7,11**	**0,99**	**121,35**	**0,50**	**356,31**	**13**	**1,90**
	COL SOPA R	22,00	31	3,19	1,38	0,67	0,03	1,56	0,22	26,70	0,11	78,39	3	0,42
	COL SOPA CH	40,00	57	5,81	2,52	1,21	0,05	2,84	0,40	48,54	0,20	142,53	5	0,76
	COL SERVIR R	47,00	67	6,82	2,96	1,42	0,06	3,34	0,47	57,04	0,23	167,47	6	0,89
	COL SERVIR CH	85,00	120	12,34	5,34	2,57	0,11	6,04	0,84	103,15	0,42	302,87	11	1,62
	ESC M R	70,00	99	10,16	4,40	2,12	0,09	4,98	0,69	84,95	0,35	249,42	9	1,33
	ESC M CH	130,00	184	18,87	8,17	3,94	0,18	9,24	1,29	157,76	0,64	463,21	17	2,47
	PRATO SOBREMESA	180,00	255	26,13	11,32	5,45	0,24	12,80	1,78	218,44	0,89	641,37	24	3,42
403	**ESFIRRA DE CARNE**	**100,00**	**286**	**15,59**	**7,57**	**2,66**	**0,14**	**39,71**	**1,30**	**26,96**	**3,64**	**501,25**	**18**	**0,16**
	UND M	80,00	229	12,47	6,06	2,13	0,11	31,77	1,04	21,57	2,91	401,00	14	0,12

Cód.	Alimentos e medidas caseiras	Quant.	Energia kcal	Ptn g	G.tot g	G.sat g	G.trans g	Carb. g	Fibra g	Ca mg	Fe mg	Na mg	Vit. A mcg RAE	Vit. C mg
404	**ESFIRRA DE RICOTA**	**100,00**	**258**	**10,69**	**6,06**	**2,72**	**0,15**	**40,88**	**1,25**	**120,99**	**2,88**	**508,69**	**38**	**0,00**
	UND P TRIANGULAR	26,00	67	2,78	1,57	0,71	0,04	10,63	0,33	31,46	0,75	132,26	10	0,00
	UND M REDONDA	92,00	238	9,84	5,57	2,51	0,14	37,61	1,15	111,31	2,65	468,00	35	0,00
	UND G REDONDA	215,00	555	22,99	13,02	5,86	0,33	87,89	2,70	260,13	6,18	1093,68	81	0,00
405	**ESPINAFRE COZIDO**	**100,00**	**46**	**4,48**	**0,70**	**0,12**	**0,00**	**8,34**	**5,66**	**182,42**	**0,96**	**245,80**	**287**	**6,52**
	COL SOPA CH	25,00	12	1,12	0,18	0,03	0,00	2,09	1,42	45,60	0,24	61,45	72	1,63
406	**ESPINAFRE REFOGADO**	**100,00**	**67**	**2,70**	**5,40**	**0,90**	**0,04**	**4,20**	**2,50**	**112,00**	**0,60**	**47,00**	**312**	**5,30**
	COL SOPA CH	25,00	17	0,68	1,35	0,23	0,01	1,05	0,63	28,00	0,15	11,75	78	1,33
407	**ESTROGONOFE DE CARNE**	**100,00**	**173**	**15,00**	**10,80**	**5,30**	**0,27**	**3,00**		**28,00**	**2,70**	**123,00**	**28**	**t**
	COL SOPA CH	25,00	43	3,75	2,70	1,33	0,07	0,75		7,00	0,68	30,75	7	
	COL SERVIR CH	40,00	69	6,00	4,32	2,12	0,11	1,20		11,20	1,08	49,20	11	
	CONCHA M CH	170,00	294	25,50	18,36	9,01	0,46	5,10		47,60	4,59	209,10	48	
408	**ESTROGONOFE DE FRANGO**	**100,00**	**157**	**17,60**	**8,00**	**3,70**	**0,20**	**2,60**		**26,00**	**1,50**	**99,00**	**28**	**t**
	COL SOPA CH	25,00	39	4,40	2,00	0,93	0,05	0,65		6,50	0,38	24,75	7	
	COL SERVIR CH	40,00	63	7,04	3,20	1,48	0,08	1,04		10,40	0,60	39,60	11	
	CONCHA M CH	170,00	267	29,92	13,60	6,29	0,34	4,42		44,20	2,55	168,30	48	
409	**EXTRATO DE TOMATE**	**100,00**	**38**	**1,40**	**0,90**			**7,70**	**3,10**	**12,00**	**2,10**	**498,00**	**83**	**18,00**
	COL SOBREMESA CH	6,00	2	0,08	0,05			0,46	0,19	0,72	0,13	29,88	5	1,08
	COL SOPA CH	10,00	4	0,14	0,09			0,77	0,31	1,20	0,21	49,80	8	1,80
410	**FARELO DE AVEIA**	**100,00**	**246**	**17,30**	**7,03**	**1,33**		**66,20**	**15,40**	**58,00**	**5,41**	**4,00**	**0**	**0,00**
	COL SOBREMESA R	4,00	10	0,69	0,28	0,05		2,65	0,62	2,32	0,22	0,16	0	0,00
	COL SOBREMESA CH	6,00	15	1,04	0,42	0,08		3,97	0,92	3,48	0,32	0,24	0	0,00
	COL SOPA R	6,00	15	1,04	0,42	0,08		3,97	0,92	3,48	0,32	0,24	0	0,00
	COL SOPA CH	10,00	25	1,73	0,70	0,13		6,62	1,54	5,80	0,54	0,40	0	0,00
411	**FARELO DE TRIGO**	**100,00**	**216**	**15,60**	**4,25**	**0,63**		**64,50**	**42,80**	**73,00**	**10,60**	**2,00**	**0**	**0,00**
	COL CAFÉ R	0,50	1	0,08	0,02	0,00		0,32	0,21	0,37	0,05	0,01	0	0,00
	COL CAFÉ CH	1,00	2	0,16	0,04	0,01		0,65	0,43	0,73	0,11	0,02	0	0,00
	COL CHÁ R	1,00	2	0,16	0,04	0,01		0,65	0,43	0,73	0,11	0,02	0	0,00
	COL CHÁ CH	2,00	4	0,31	0,09	0,01		1,29	0,86	1,46	0,21	0,04	0	0,00
	COL SOBREMESA R	4,00	9	0,62	0,17	0,03		2,58	1,71	2,92	0,42	0,08	0	0,00
	COL SOBREMESA CH	7,00	15	1,09	0,30	0,04		4,52	3,00	5,11	0,74	0,14	0	0,00
	COL SOPA R	6,00	13	0,94	0,26	0,04		3,87	2,57	4,38	0,64	0,12	0	0,00
	COL SOPA CH	9,00	19	1,40	0,38	0,06		5,81	3,85	6,57	0,95	0,18	0	0,00
412	**FARINHA DE ARROZ**	**100,00**	**363**	**1,30**	**0,30**	**0,20**	**t**	**85,50**	**0,60**	**1,00**	**31,40**	**17,00**	**NA**	**173,60**
	COL CHÁ R	2,00	7	0,03	0,01	0,00		1,71	0,01	0,02	0,63	0,34		3,47
	COL CHÁ CH	4,00	15	0,05	0,01	0,01		3,42	0,02	0,04	1,26	0,68		6,94
	COL SOBREMESA R	7,00	25	0,09	0,02	0,01		5,99	0,04	0,07	2,20	1,19		12,15
	COL SOBREMESA CH	12,00	44	0,16	0,04	0,02		10,26	0,07	0,12	3,77	2,04		20,83
	COL SOPA R	10,00	36	0,13	0,03	0,02		8,55	0,06	0,10	3,14	1,70		17,36
	COL SOPA CH	17,00	62	0,22	0,05	0,03		14,54	0,10	0,17	5,34	2,89		29,51
413	**FARINHA DE CENTEIO INTEGRAL**	**100,00**	**336**	**12,50**	**1,80**	**0,30**	**t**	**73,30**	**15,50**	**34,00**	**4,70**	**41,00**	**NA**	**t**
	COL CHÁ R	2,50	8	0,31	0,05	0,01		1,83	0,39	0,85	0,12	1,03		
	COL CHÁ CH	5,00	17	0,63	0,09	0,02		3,67	0,78	1,70	0,24	2,05		
	COL SOBREMESA R	7,50	25	0,94	0,14	0,02		5,50	1,16	2,55	0,35	3,08		
	COL SOBREMESA CH	12,00	40	1,50	0,22	0,04		8,80	1,86	4,08	0,56	4,92		

(Continua)

Cód.	Alimentos e medidas caseiras	Quant.	Energia kcal	Ptn g	G.tot g	G.sat g	G.trans g	Carb. g	Fibra g	Ca mg	Fe mg	Na mg	Vit. A mcg RAE	Vit. C mg
(Cont.) 413	COL SOPA R	11,00	37	1,38	0,20	0,03		8,06	1,71	3,74	0,52	4,51		
	COL SOPA CH	17,00	57	2,13	0,31	0,05		12,46	2,64	5,78	0,80	6,97		
	POTE N	110,00	370	13,75	1,98	0,33		80,63	17,05	37,40	5,17	45,10		
414	**FARINHA DE MANDIOCA**	**100,00**	**365**	**1,20**	**0,30**	**0,10**		**89,20**	**6,50**	**76,00**	**1,20**	**10,00**	**NA**	**t**
	COL CHÁ CH	5,00	18	0,06	0,02	0,01		4,46	0,33	3,80	0,06	0,50		
	COL SOBREMESA R	8,00	29	0,10	0,02	0,01		7,14	0,52	6,08	0,10	0,80		
	COL SOBREMESA CH	10,00	37	0,12	0,03	0,01		8,92	0,65	7,60	0,12	1,00		
	COL SOPA R	12,00	44	0,14	0,04	0,01		10,70	0,78	9,12	0,14	1,20		
	COL SOPA CH	16,00	58	0,19	0,05	0,02		14,27	1,04	12,16	0,19	1,60		
	POTE N	152,00	555	1,82	0,46	0,15		135,58	9,88	115,52	1,82	15,20		
415	**FARINHA DE PUBA**	**100,00**	**360**	**1,60**	**0,50**	**0,20**		**87,30**	**4,20**	**41,00**	**1,40**	**4,00**	**NA**	**t**
	COL CHÁ R	3,00	11	0,05	0,02	0,01		2,62	0,13	1,23	0,04	0,12		
	COL CHÁ CH	4,00	14	0,06	0,02	0,01		3,49	0,17	1,64	0,06	0,16		
	COL SOBREMESA R	7,00	25	0,11	0,04	0,01		6,11	0,29	2,87	0,10	0,28		
	COL SOBREMESA CH	11,00	40	0,18	0,06	0,02		9,60	0,46	4,51	0,15	0,44		
	COL SOPA R	13,00	47	0,21	0,07	0,03		11,35	0,55	5,33	0,18	0,52		
	COL SOPA CH	17,00	61	0,27	0,09	0,03		14,84	0,71	6,97	0,24	0,68		
	COL SERVIR R	25,00	90	0,40	0,13	0,05		21,83	1,05	10,25	0,35	1,00		
	COL SERVIR CH	40,00	144	0,64	0,20	0,08		34,92	1,68	16,40	0,56	1,60		
	POTE N	132,00	475	2,11	0,66	0,26		115,24	5,54	54,12	1,85	5,28		
416	**FARINHA DE ROSCA**	**100,00**	**371**	**11,40**	**1,50**	**0,60**	**0,03**	**75,80**	**4,80**	**35,00**	**6,70**	**333,00**	**NA**	**t**
	COL SOBREMESA R	6,00	22	0,68	0,09	0,04	0,00	4,55	0,29	2,10	0,40	19,98		
	COL SOBREMESA CH	10,00	37	1,14	0,15	0,06	0,00	7,58	0,48	3,50	0,67	33,30		
	COL SOPA R	10,00	37	1,14	0,15	0,06	0,00	7,58	0,48	3,50	0,67	33,30		
	COL SOPA CH	15,00	56	1,71	0,23	0,09	0,00	11,37	0,72	5,25	1,01	49,95		
417	**FARINHA DE TRIGO**	**100,00**	**360**	**9,80**	**1,40**	**0,30**	**t**	**75,10**	**2,30**	**18,00**	**1,00**	**1,00**	**NA**	**t**
	COL SOPA CH	20,00	72	1,96	0,28	0,06		15,02	0,46	3,60	0,20	0,20		
	POTE N	160,00	576	15,68	2,24	0,48		120,16	3,68	28,80	1,60	1,60		
418	**FARINHA DE TRIGO FLOCADA PARA EMPANAR**	**100,00**	**318**	**7,00**	**0,00**	**0,00**	**0,00**	**72,00**	**2,80**			**504,00**		
	COL SOPA CH	7,00	22	0,49	0,00	0,00	0,00	5,04	0,20			35,28		
	POTE N	70,00	223	4,90	0,00	0,00	0,00	50,40	1,96			352,80		
419	**FARINHA LÁCTEA**	**100,00**	**415**	**11,90**	**5,80**	**3,30**	**0,15**	**77,80**	**1,90**	**196,00**	**8,70**	**125,00**	**492**	**24,30**
	COL CAFÉ N	1,50	6	0,18	0,09	0,05	0,00	1,17	0,03	2,94	0,13	1,88	7	0,36
	COL CAFÉ R	3,00	12	0,36	0,17	0,10	0,00	2,33	0,06	5,88	0,26	3,75	15	0,73
	COL CAFÉ CH	4,00	17	0,48	0,23	0,13	0,01	3,11	0,08	7,84	0,35	5,00	20	0,97
	COL CHÁ N	3,00	12	0,36	0,17	0,10	0,00	2,33	0,06	5,88	0,26	3,75	15	0,73
	COL CHÁ R	4,50	19	0,54	0,26	0,15	0,01	3,50	0,09	8,82	0,39	5,63	22	1,09
	COL CHÁ CH	6,00	25	0,71	0,35	0,20	0,01	4,67	0,11	11,76	0,52	7,50	30	1,46
	COL SOBREMESA N	4,00	17	0,48	0,23	0,13	0,01	3,11	0,08	7,84	0,35	5,00	20	0,97
	COL SOBREMESA R	8,00	33	0,95	0,46	0,26	0,01	6,22	0,15	15,68	0,70	10,00	39	1,94
	COL SOBREMESA CH	10,00	42	1,19	0,58	0,33	0,02	7,78	0,19	19,60	0,87	12,50	49	2,43
	COL SOPA N	6,00	25	0,71	0,35	0,20	0,01	4,67	0,11	11,76	0,52	7,50	30	1,46
	COL SOPA R	10,00	42	1,19	0,58	0,33	0,02	7,78	0,19	19,60	0,87	12,50	49	2,43
	COL SOPA CH	20,00	83	2,38	1,16	0,66	0,03	15,56	0,38	39,20	1,74	25,00	98	4,86
	POTE N	125,00	519	14,88	7,25	4,13	0,19	97,25	2,38	245,00	10,88	156,25	615	30,38

Cód.	Alimentos e medidas caseiras	Quant.	Energia kcal	Ptn g	G.tot g	G.sat g	G.trans g	Carb. g	Fibra g	Ca mg	Fe mg	Na mg	Vit. A mcg RAE	Vit. C mg
420	**FARINHA S/GLÚTEN**	**100,00**	**359**	**4,20**	**0,00**	**0,00**	**0,00**	**85,00**	**1,10**			**0,00**		
	COL SOPA R	7,00	25	0,29	0,00	0,00	0,00	5,95	0,08			0,00		
	COL SOPA CH	13,00	47	0,55	0,00	0,00	0,00	11,05	0,14			0,00		
	POTE N	104,00	373	4,37	0,00	0,00	0,00	88,40	1,14			0,00		
421	**FAROFA**	**100,00**	**406**	**2,10**	**9,10**	**1,90**	**0,63**	**80,30**	**7,80**	**66,00**	**1,40**	**575,00**	**NA**	**t**
	COL CHÁ CH	5,00	20	0,11	0,46	0,10	0,03	4,02	0,39	3,30	0,07	28,75		
	COL SOBREMESA R	6,00	24	0,13	0,55	0,11	0,04	4,82	0,47	3,96	0,08	34,50		
	COL SOBREMESA CH	10,00	41	0,21	0,91	0,19	0,06	8,03	0,78	6,60	0,14	57,50		
	COL SOPA R	10,00	41	0,21	0,91	0,19	0,06	8,03	0,78	6,60	0,14	57,50		
	COL SOPA CH	15,00	61	0,32	1,37	0,29	0,09	12,05	1,17	9,90	0,21	86,25		
	COL SERVIR R	22,00	89	0,46	2,00	0,42	0,14	17,67	1,72	14,52	0,31	126,50		
	COL SERVIR CH	35,00	142	0,74	3,19	0,67	0,22	28,11	2,73	23,10	0,49	201,25		
	ESC M R	40,00	162	0,84	3,64	0,76	0,25	32,12	3,12	26,40	0,56	230,00		
	ESC M CH	65,00	264	1,37	5,92	1,24	0,41	52,20	5,07	42,90	0,91	373,75		
	POTE N	133,00	540	2,79	12,10	2,53	0,84	106,80	10,37	87,78	1,86	764,75		
422	**FAROFA C/AMEIXA**	**100,00**	**347**	**1,32**	**14,14**	**6,60**	**0,51**	**55,75**	**4,20**	**42,16**	**0,71**	**269,81**	**115**	**1,76**
	COL SOPA R	10,00	35	0,13	1,41	0,66	0,05	5,58	0,42	4,22	0,07	26,98	12	0,18
	COL SOPA CH	15,00	52	0,20	2,12	0,99	0,08	8,36	0,63	6,32	0,11	40,47	17	0,26
	POTE N	135,00	469	1,79	19,09	8,92	0,68	75,27	5,67	56,91	0,96	364,24	156	2,38
423	**FAROFA C/LINGUIÇA**	**100,00**	**352**	**5,38**	**15,64**	**5,77**	**0,37**	**49,18**	**3,77**	**43,38**	**0,77**	**478,62**	**75**	**0,69**
	COL SOPA R	10,00	35	0,54	1,56	0,58	0,04	4,92	0,38	4,34	0,08	47,86	8	0,07
	COL SOPA CH	15,00	53	0,81	2,35	0,87	0,06	7,38	0,56	6,51	0,12	71,79	11	0,10
	POTE N	135,00	475	7,27	21,11	7,79	0,50	66,40	5,08	58,56	1,04	646,14	101	0,93
424	**FAROFA C/OVO**	**100,00**	**320**	**4,20**	**12,55**	**5,24**	**0,36**	**49,71**	**3,77**	**52,34**	**1,13**	**411,04**	**118**	**0,24**
	COL CHÁ CH	5,00	16	0,21	0,63	0,26	0,02	2,49	0,19	2,62	0,06	20,55	6	0,01
	COL SOBREMESA R	6,00	19	0,25	0,75	0,31	0,02	2,98	0,23	3,14	0,07	24,66	7	0,01
	COL SOBREMESA CH	10,00	32	0,42	1,25	0,52	0,04	4,97	0,38	5,23	0,11	41,10	12	0,02
	COL SOPA R	10,00	32	0,42	1,25	0,52	0,04	4,97	0,38	5,23	0,11	41,10	12	0,02
	COL SOPA CH	15,00	48	0,63	1,88	0,79	0,05	7,46	0,56	7,85	0,17	61,66	18	0,04
	COL SERVIR R	22,00	71	0,92	2,76	1,15	0,08	10,94	0,83	11,52	0,25	90,43	26	0,05
	COL SERVIR CH	35,00	112	1,47	4,39	1,84	0,13	17,40	1,32	18,32	0,40	143,86	41	0,09
	ESC M R	40,00	128	1,68	5,02	2,10	0,14	19,89	1,51	20,94	0,45	164,42	47	0,10
	ESC M CH	65,00	208	2,73	8,16	3,41	0,24	32,31	2,45	34,02	0,73	267,17	77	0,16
	POTE N	135,00	433	5,66	16,94	7,08	0,49	67,11	5,08	70,66	1,53	554,90	159	0,33
425	**FEIJÃO BRANCO COZIDO**	**100,00**	**139**	**9,73**	**0,35**	**0,09**		**25,10**	**6,30**	**90,00**	**3,70**	**242,00**	**0**	**0,00**
	COL SOPA CH	17,00	24	1,65	0,06	0,02		4,27	1,07	15,30	0,63	41,14	0	0,00
	COL SERVIR CH	35,00	49	3,41	0,12	0,03		8,79	2,21	31,50	1,30	84,70	0	0,00
	CONCHA P R	40,00	56	3,89	0,14	0,04		10,04	2,52	36,00	1,48	96,80	0	0,00
	CONCHA P CH	65,00	90	6,32	0,23	0,06		16,32	4,10	58,50	2,41	157,30	0	0,00
	CONCHA M R	80,00	111	7,78	0,28	0,07		20,08	5,04	72,00	2,96	193,60	0	0,00
	CONCHA M CH	140,00	195	13,62	0,49	0,13		35,14	8,82	126,00	5,18	338,80	0	0,00
426	**FEIJÃO CARIOCA COZIDO**	**100,00**	**76**	**4,80**	**0,50**	**0,10**		**13,60**	**8,50**	**27,00**	**1,30**	**2,00**	**NA**	**t**
	COL SOPA CH	17,00	13	0,82	0,09	0,02		2,31	1,45	4,59	0,22	0,34		
	COL SERVIR CH	35,00	27	1,68	0,18	0,04		4,76	2,98	9,45	0,46	0,70		
	CONCHA P R	40,00	30	1,92	0,20	0,04		5,44	3,40	10,80	0,52	0,80		
	CONCHA P CH	65,00	49	3,12	0,33	0,07		8,84	5,53	17,55	0,85	1,30		

(Continua)

Cód.	Alimentos e medidas caseiras	Quant.	Energia kcal	Ptn g	G.tot g	G.sat g	G.trans g	Carb. g	Fibra g	Ca mg	Fe mg	Na mg	Vit. A mcg RAE	Vit. C mg
(Cont.) 426	CONCHA M R	80,00	61	3,84	0,40	0,08		10,88	6,80	21,60	1,04	1,60		
	CONCHA M CH	140,00	106	6,72	0,70	0,14		19,04	11,90	37,80	1,82	2,80		
427	**FEIJÃO PRETO COZIDO**	**100,00**	**77**	**4,50**	**0,50**	**0,10**		**14,00**	**8,40**	**29,00**	**1,50**	**2,00**	**NA**	**t**
	COL SOPA CH	17,00	13	0,77	0,09	0,02		2,38	1,43	4,93	0,26	0,34		
	COL SERVIR CH	35,00	27	1,58	0,18	0,04		4,90	2,94	10,15	0,53	0,70		
	CONCHA P R	40,00	31	1,80	0,20	0,04		5,60	3,36	11,60	0,60	0,80		
	CONCHA P CH	65,00	50	2,93	0,33	0,07		9,10	5,46	18,85	0,98	1,30		
	CONCHA M R	80,00	62	3,60	0,40	0,08		11,20	6,72	23,20	1,20	1,60		
	CONCHA M CH	140,00	108	6,30	0,70	0,14		19,60	11,76	40,60	2,10	2,80		
428	**FEIJÃO TROPEIRO**	**100,00**	**152**	**10,20**	**6,80**	**2,20**		**19,60**	**3,60**	**41,00**	**2,20**	**365,00**	**9**	**t**
	COL SOPA CH	27,00	41	2,75	1,84	0,59		5,29	0,97	11,07	0,59	98,55	2	
	COL SERVIR CH	60,00	91	6,12	4,08	1,32		11,76	2,16	24,60	1,32	219,00	5	
	ESC M CH	120,00	182	12,24	8,16	2,64		23,52	4,32	49,20	2,64	438,00	11	
	ESC G CH	160,00	243	16,32	10,88	3,52		31,36	5,76	65,60	3,52	584,00	14	
429	**FEIJOADA**	**100,00**	**117**	**8,70**	**6,50**	**1,90**		**11,60**	**5,10**	**32,00**	**1,30**	**278,00**	**t**	**t**
	CONCHA M CH	225,00	263	19,58	14,63	4,28		26,10	11,48	72,00	2,93	625,50		
430	**FEIJOADA VEGANA**	**100,00**	**134**	**9,02**	**8,18**	**0,17**	**#**	**6,93**	**4,17**			**282,97**		
	CONCHA M CH	150,00	202	13,53	12,28	0,25	#	10,40	6,25			424,45		
431	**FERMENTO QUÍMICO EM PÓ**	**100,00**	**90**	**0,50**	**0,10**			**43,90**	**NA**			**10052,00**	**NA**	
	COL CHÁ CH	3,00	3	0,02	0,00			1,32				301,56		
	COL SOPA R	10,00	9	0,05	0,01			4,39				1005,20		
432	**FÍGADO DE FRANGO COZIDO**	**100,00**	**158**	**17,40**	**9,13**	**2,06**	**0,04**	**1,61**	**0,00**	**5,98**	**9,54**	**282,12**	**3863**	**18,50**
	UND P	25,00	40	4,35	2,28	0,52	0,01	0,40	0,00	1,49	2,39	70,53	966	4,63
	UND M	30,00	47	5,22	2,74	0,62	0,01	0,48	0,00	1,79	2,86	84,63	1159	5,55
	UND G	45,00	71	7,83	4,11	0,93	0,02	0,72	0,00	2,69	4,30	126,95	1738	8,33
433	**FIGO**	**100,00**	**41**	**1,00**	**0,20**			**10,20**	**1,80**	**27,00**	**0,20**	**t**	**NA**	**0,80**
	UND M	55,00	23	0,55	0,11			5,61	0,99	14,85	0,11			0,44
	UND G	70,00	29	0,70	0,14			7,14	1,26	18,90	0,14			0,56
434	**FLAN DE BAUNILHA CALDA CARAMELO**	**100,00**	**108**	**2,40**	**1,40**	**0,95**	**0,00**	**21,50**	**0,00**			**55,00**		
	COL SOPA CH	30,00	32	0,72	0,42	0,29	0,00	6,45	0,00			16,50		
	UND M	100,00	108	2,40	1,40	0,95	0,00	21,50	0,00			55,00		
435	**FOCACCIA**	**100,00**	**249**	**8,77**	**7,89**	**0,88**	**0,00**	**35,80**	**1,80**	**35,00**	**3,16**	**561,00**	**0**	**0,00**
	UND G	220,00	548	19,29	17,36	1,94	0,00	78,76	3,96	77,00	6,95	1234,20	0	0,00
436	**FÓRMULA INFANTIL APTAMIL PREMIUM 1 PÓ**	**100,00**	**472**	**8,50**	**24,00**	**6,20**		**55,00**	**5,80**	**455,00**	**6,40**	**173,00**	**433**	**88,00**
	MEDIDA	4,6	22	0,39	1,10	0,29		2,53	0,27	20,93	0,29	7,96	20	4,05
437	**FÓRMULA INFANTIL APTAMIL PREMIUM 1 RECONSTITUÍDO**	**100,00**	**66**	**1,20**	**3,30**	**0,86**		**7,70**	**0.8**	**63,00**	**0.89**	**24,00**	**60**	**12,00**
438	**FÓRMULA INFANTIL ENFAMIL 1 PÓ**	**100,00**	**486**	**9,70**	**26,00**	**10,00**		**52,00**	**3,00**	**450,00**	**4,90**	**146,00**	**530**	**97,00**
	MEDIDA	4,40	21	0,43	1,14	0,44		2,29	0,13	19,80	0,22	6,42	23	4,27
439	**FÓRMULA INFANTIL ENFAMIL 1 RECONSTITUÍDO**	**100,00**	**68**	**1,40**	**3,60**	**1,40**		**7,20**	**0,40**	**63,00**	**0,68**	**20,00**	**74**	**14,00**

Cód.	Alimentos e medidas caseiras	Quant.	Energia kcal	Ptn g	G.tot g	G.sat g	G.trans g	Carb. g	Fibra g	Ca mg	Fe mg	Na mg	Vit. A mcg RAE	Vit. C mg
440	**FÓRMULA INFANTIL MILUPA 1 PÓ**	**100,00**	**508**	**11,00**	**27,00**	**9,10**		**57,00**	**0,00**	**402,00**	**6,00**	**190,00**	**420**	**61,00**
	MEDIDA	4,40	22	0,48	1,19	0,40		2,51	0,00	17,69	0,26	8,36	18	2,68
441	**FÓRMULA INFANTIL MILUPA 1 RECONSTITUÍDO**	**100,00**	**67**	**1,40**	**3,50**	**1,20**		**7,50**	**0,00**	**53,00**	**0,80**	**25,00**	**55**	**8,10**
442	**FÓRMULA INFANTIL NAN 1 CONFOR PÓ**	**100,00**	**505**	**9,30**	**28,00**	**11,00**		**55,00**	**3,00**	**320,00**	**5,50**	**130,00**	**460**	**85,00**
	MEDIDA	4,40	22	0,41	1,23	0,48		2,42	0,13	14,08	0,24	5,72	20	3,74
443	**FÓRMULA INFANTIL NAN 1 CONFOR RECONSTITUÍDO**	**100,00**	**67**	**1,20**	**3,70**	**1,40**		**7,20**	**0,40**	**42,00**	**0,73**	**17,00**	**61**	**85,00**
444	**FÓRMULA INFANTIL NESTOGENO 1 PÓ**	**100,00**	**497**	**11,00**	**26,00**	**10,00**		**55,00**	**2,90**	**380,00**	**5,50**	**165,00**	**570**	**110,00**
	MEDIDA	4,40	22	0,48	1,14	0,44		2,42	0,13	16,72	0,24	7,26	25	4,84
445	**FÓRMULA INFANTIL NESTOGENO 1 RECONSTITUÍDO**	**100,00**	**67**	**1,40**	**3,50**	**1,40**		**7,40**	**0,40**	**51,00**	**0,74**	**22,00**	**77**	**15,00**
446	**FRAMBOESA**	**100,00**	**52**	**1,20**	**0,65**	**0,02**	**0,00**	**11,90**	**6,50**	**25,00**	**0,69**	**1,00**	**2**	**26,20**
	UND M	3,00	2	0,04	0,02	0,00	0,00	0,36	0,20	0,75	0,02	0,03	0	0,79
447	**FRANGO À MILANESA**	**100,00**	**221**	**28,50**	**7,80**	**1,60**	**0,04**	**7,50**	**1,10**	**9,00**	**1,10**	**122,00**	**7**	
	FILÉ P	100,00	221	28,50	7,80	1,60	0,04	7,50	1,10	9,00	1,10	122,00	7	
	FILÉ M	140,00	309	39,90	10,92	2,24	0,06	10,50	1,54	12,60	1,54	170,80	10	
	FILÉ G	190,00	420	54,15	14,82	3,04	0,08	14,25	2,09	17,10	2,09	231,80	13	
448	**FRANGO AO MOLHO PARDO**	**100,00**	**167**	**22,64**	**7,63**	**1,86**	**0,03**	**0,84**	**0,26**	**9,11**	**4,74**	**296,76**	**9**	**1,79**
	ASA P	30,00	50	6,79	2,29	0,56	0,01	0,25	0,08	2,73	1,42	89,03	3	0,54
	ASA M	40,00	67	9,06	3,05	0,75	0,01	0,34	0,10	3,65	1,90	118,70	4	0,72
	ASA G	55,00	92	12,45	4,20	1,02	0,01	0,46	0,14	5,01	2,61	163,22	5	0,99
	COSTELA P	50,00	84	11,32	3,82	0,93	0,01	0,42	0,13	4,56	2,37	148,38	5	0,90
	COSTELA M	60,00	100	13,59	4,58	1,12	0,02	0,51	0,16	5,47	2,85	178,06	5	1,07
	COSTELA G	90,00	151	20,38	6,87	1,68	0,02	0,76	0,24	8,20	4,27	267,08	8	1,61
	COXA P	30,00	50	6,79	2,29	0,56	0,01	0,25	0,08	2,73	1,42	89,03	3	0,54
	COXA M	40,00	67	9,06	3,05	0,75	0,01	0,34	0,10	3,65	1,90	118,70	4	0,72
	COXA G	55,00	92	12,45	4,20	1,02	0,01	0,46	0,14	5,01	2,61	163,22	5	0,99
	PEITO P	140,00	234	31,70	10,69	2,61	0,04	1,18	0,37	12,76	6,64	415,46	13	2,51
	PEITO M	180,00	301	40,76	13,74	3,35	0,05	1,52	0,47	16,41	8,54	534,17	16	3,22
	PEITO G	270,00	452	61,13	20,61	5,03	0,07	2,28	0,71	24,61	12,81	801,25	24	4,84
	PESCOÇO P	8,00	13	1,81	0,61	0,15	0,00	0,07	0,02	0,73	0,38	23,74	1	0,14
	PESCOÇO M	10,00	17	2,26	0,76	0,19	0,00	0,08	0,03	0,91	0,47	29,68	1	0,18
	PESCOÇO G	15,00	25	3,40	1,15	0,28	0,00	0,13	0,04	1,37	0,71	44,51	1	0,27
	SOBRECOXA P	50,00	84	11,32	3,82	0,93	0,01	0,42	0,13	4,56	2,37	148,38	5	0,90
	SOBRECOXA M	65,00	109	14,72	4,96	1,21	0,02	0,55	0,17	5,92	3,08	192,89	6	1,16
	SOBRECOXA G	95,00	159	21,51	7,25	1,77	0,02	0,80	0,25	8,66	4,51	281,92	9	1,70
449	**FRANGO ASSADO**	**100,00**	**187**	**28,00**	**7,50**			**0,00**	**NA**	**9,00**	**0,60**	**70,00**	**t**	
	ASA P	30,00	56	8,40	2,25			0,00		2,70	0,18	21,00		
	ASA M	40,00	75	11,20	3,00			0,00		3,60	0,24	28,00		
	ASA G	55,00	103	15,40	4,13			0,00		4,95	0,33	38,50		
	COL SOPA R (DESFIADO)	10,00	19	2,80	0,75			0,00		0,90	0,06	7,00		

(Continua)

Cód.	Alimentos e medidas caseiras	Quant.	Energia kcal	Ptn g	G.tot g	G.sat g	G.trans g	Carb. g	Fibra g	Ca mg	Fe mg	Na mg	Vit. A mcg RAE	Vit. C mg
(Cont.) 449	COL SOPA CH (DESFIADO)	20,00	37	5,60	1,50			0,00		1,80	0,12	14,00		
	COSTELA P	50,00	94	14,00	3,75			0,00		4,50	0,30	35,00		
	COSTELA M	60,00	112	16,80	4,50			0,00		5,40	0,36	42,00		
	COSTELA G	90,00	168	25,20	6,75			0,00		8,10	0,54	63,00		
	COXA P	30,00	56	8,40	2,25			0,00		2,70	0,18	21,00		
	COXA M	40,00	75	11,20	3,00			0,00		3,60	0,24	28,00		
	COXA G	55,00	103	15,40	4,13			0,00		4,95	0,33	38,50		
	PEITO P	140,00	262	39,20	10,50			0,00		12,60	0,84	98,00		
	PEITO M	180,00	337	50,40	13,50			0,00		16,20	1,08	126,00		
	PEITO G	270,00	505	75,60	20,25			0,00		24,30	1,62	189,00		
	PESCOÇO P	8,00	15	2,24	0,60			0,00		0,72	0,05	5,60		
	PESCOÇO M	10,00	19	2,80	0,75			0,00		0,90	0,06	7,00		
	PESCOÇO G	15,00	28	4,20	1,13			0,00		1,35	0,09	10,50		
	SOBRECOXA P	50,00	94	14,00	3,75			0,00		4,50	0,30	35,00		
	SOBRECOXA M	65,00	122	18,20	4,88			0,00		5,85	0,39	45,50		
	SOBRECOXA G	95,00	178	26,60	7,13			0,00		8,55	0,57	66,50		
	POTE N (DESFIADO)	128,00	239	35,84	9,60			0,00		11,52	0,77	89,60		
	UND M (CORTE PASSARINHO)	16,00	30	4,48	1,20			0,00		1,44	0,10	11,20		
450	**FRANGO COZIDO**	**100,00**	**170**	**25,00**	**7,10**	**2,20**	**0,11**	**0,00**	**NA**	**8,00**	**0,50**	**51,00**	**t**	
	ASA P	30,00	51	7,50	2,13	0,66	0,03	0,00		2,40	0,15	15,30		
	ASA M	40,00	68	10,00	2,84	0,88	0,04	0,00		3,20	0,20	20,40		
	ASA G	55,00	94	13,75	3,91	1,21	0,06	0,00		4,40	0,28	28,05		
	COL SOPA R (DESFIADO)	10,00	17	2,50	0,71	0,22	0,01	0,00		0,80	0,05	5,10		
	COL SOPA CH (DESFIADO)	20,00	34	5,00	1,42	0,44	0,02	0,00		1,60	0,10	10,20		
	COSTELA P	50,00	85	12,50	3,55	1,10	0,06	0,00		4,00	0,25	25,50		
	COSTELA M	60,00	102	15,00	4,26	1,32	0,07	0,00		4,80	0,30	30,60		
	COSTELA G	90,00	153	22,50	6,39	1,98	0,10	0,00		7,20	0,45	45,90		
	COXA P	30,00	51	7,50	2,13	0,66	0,03	0,00		2,40	0,15	15,30		
	COXA M	40,00	68	10,00	2,84	0,88	0,04	0,00		3,20	0,20	20,40		
	COXA G	55,00	94	13,75	3,91	1,21	0,06	0,00		4,40	0,28	28,05		
	PEITO P	140,00	238	35,00	9,94	3,08	0,15	0,00		11,20	0,70	71,40		
	PEITO M	180,00	306	45,00	12,78	3,96	0,20	0,00		14,40	0,90	91,80		
	PEITO G	270,00	459	67,50	19,17	5,94	0,30	0,00		21,60	1,35	137,70		
	PESCOÇO P	8,00	14	2,00	0,57	0,18	0,01	0,00		0,64	0,04	4,08		
	PESCOÇO M	10,00	17	2,50	0,71	0,22	0,01	0,00		0,80	0,05	5,10		
	PESCOÇO G	15,00	26	3,75	1,07	0,33	0,02	0,00		1,20	0,08	7,65		
	SOBRECOXA P	50,00	85	12,50	3,55	1,10	0,06	0,00		4,00	0,25	25,50		
	SOBRECOXA M	65,00	111	16,25	4,62	1,43	0,07	0,00		5,20	0,33	33,15		
	SOBRECOXA G	95,00	162	23,75	6,75	2,09	0,10	0,00		7,60	0,48	48,45		
	UND M (CORTE PASSARINHO)	16,00	27	4,00	1,14	0,35	0,02	0,00		1,28	0,08	8,16		
451	**FRANGO FRITO**	**100,00**	**219**	**30,60**	**9,12**	**2,46**		**1,69**	**0,10**	**17,00**	**1,35**	**91,00**	**18**	**0,00**
	ASA P	30,00	66	9,18	2,74	0,74		0,51	0,03	5,10	0,41	27,30	5	0,00
	ASA M	40,00	88	12,24	3,65	0,98		0,68	0,04	6,80	0,54	36,40	7	0,00
	ASA G	55,00	120	16,83	5,02	1,35		0,93	0,06	9,35	0,74	50,05	10	0,00

Cód.	Alimentos e medidas caseiras	Quant.	Energia kcal	Ptn g	G.tot g	G.sat g	G.trans g	Carb. g	Fibra g	Ca mg	Fe mg	Na mg	Vit. A mcg RAE	Vit. C mg
(Cont.) 451	COL SOPA R (DESFIADO)	10,00	22	3,06	0,91	0,25		0,17	0,01	1,70	0,14	9,10	2	0,00
	COL SOPA CH (DESFIADO)	20,00	44	6,12	1,82	0,49		0,34	0,02	3,40	0,27	18,20	4	0,00
	COSTELA P	50,00	110	15,30	4,56	1,23		0,85	0,05	8,50	0,68	45,50	9	0,00
	COSTELA M	60,00	131	18,36	5,47	1,48		1,01	0,06	10,20	0,81	54,60	11	0,00
	COSTELA G	90,00	197	27,54	8,21	2,21		1,52	0,09	15,30	1,22	81,90	16	0,00
	COXA P	30,00	66	9,18	2,74	0,74		0,51	0,03	5,10	0,41	27,30	5	0,00
	COXA M	40,00	88	12,24	3,65	0,98		0,68	0,04	6,80	0,54	36,40	7	0,00
	COXA G	55,00	120	16,83	5,02	1,35		0,93	0,06	9,35	0,74	50,05	10	0,00
	PEITO P	140,00	307	42,84	12,77	3,44		2,37	0,14	23,80	1,89	127,40	25	0,00
	PEITO M	180,00	394	55,08	16,42	4,43		3,04	0,18	30,60	2,43	163,80	32	0,00
	PEITO G	270,00	591	82,62	24,62	6,64		4,56	0,27	45,90	3,65	245,70	49	0,00
	PESCOÇO P	8,00	18	2,45	0,73	0,20		0,14	0,01	1,36	0,11	7,28	1	0,00
	PESCOÇO M	10,00	22	3,06	0,91	0,25		0,17	0,01	1,70	0,14	9,10	2	0,00
	PESCOÇO G	15,00	33	4,59	1,37	0,37		0,25	0,02	2,55	0,20	13,65	3	0,00
	SOBRECOXA P	50,00	110	15,30	4,56	1,23		0,85	0,05	8,50	0,68	45,50	9	0,00
	SOBRECOXA M	65,00	142	19,89	5,93	1,60		1,10	0,07	11,05	0,88	59,15	12	0,00
	SOBRECOXA G	95,00	208	29,07	8,66	2,34		1,61	0,10	16,15	1,28	86,45	17	0,00
	UND M (CORTE PASSARINHO)	16,00	35	4,90	1,46	0,39		0,27	0,02	2,72	0,22	14,56	3	0,00
452	**FRANGO PÉ ENSOPADO**	**100,00**	**127**	**9,58**	**9,04**	**2,19**	**0,01**	**1,45**	**0,28**	**45,08**	**0,64**	**179,62**	**21**	**1,72**
	UND M	15,00	19	1,44	1,36	0,33	0,00	0,22	0,04	6,76	0,10	26,94	3	0,26
453	**FRANGO RECHEADO PRESUNTO/QUEIJO CORDON BLEU**	**100,00**	**190**	**11,77**	**12,12**	**2,76**	**0,00**	**9,25**	**0,64**			**509,35**		
	UND M	80,00	152	9,42	9,69	2,21	0,00	7,40	0,51			407,48		
454	**FRUTA DO CONDE/ PINHA**	**100,00**	**88**	**1,50**	**0,30**	**0,10**		**22,40**	**3,40**	**21,00**	**0,20**	**1,00**	**NA**	**35,90**
	UND P	40,00	35	0,60	0,12	0,04		8,96	1,36	8,40	0,08	0,40		14,36
	UND M	60,00	53	0,90	0,18	0,06		13,44	2,04	12,60	0,12	0,60		21,54
	UND G	190,00	167	2,85	0,57	0,19		42,56	6,46	39,90	0,38	1,90		68,21
455	**FRUTA PÃO**	**100,00**	**67**	**1,10**	**0,20**	**0,10**		**17,20**	**5,50**	**34,00**	**0,20**	**1,00**	**NA**	**9,90**
	PED P	46,00	31	0,51	0,09	0,05		7,91	2,53	15,64	0,09	0,46		4,55
	PED M	63,00	42	0,69	0,13	0,06		10,84	3,47	21,42	0,13	0,63		6,24
	PED G	120,00	80	1,32	0,24	0,12		20,64	6,60	40,80	0,24	1,20		11,88
	UND P	180,00	121	1,98	0,36	0,18		30,96	9,90	61,20	0,36	1,80		17,82
	UND M	253,00	170	2,78	0,51	0,25		43,52	13,92	86,02	0,51	2,53		25,05
456	**FRUTA PÃO COZIDA C/SAL**	**100,00**	**59**	**1,00**	**0,18**	**0,09**	**0,00**	**15,95**	**5,15**	**31,37**	**0,21**	**200,46**	**0**	**9,15**
	PED P	50,00	30	0,50	0,09	0,05	0,00	7,98	2,57	15,69	0,11	100,23	0	4,58
	PED M	69,00	41	0,69	0,12	0,06	0,00	11,01	3,55	21,65	0,15	138,32	0	6,32
	PED G	130,00	77	1,30	0,23	0,12	0,00	20,74	6,69	40,78	0,28	260,59	0	11,90
	UND P	201,00	119	2,01	0,35	0,19	0,00	32,07	10,35	63,06	0,43	402,92	0	18,40
457	**FRUTAS SECAS MIX**	**100,00**	**472**	**13,67**	**28,40**	**4,93**	**#**	**42,67**	**4,93**			**158,93**		
	COL SOBREMESA R	6,50	31	0,89	1,85	0,32	0,00	2,77	0,32			10,33		
	COL SOBREMESA CH	11,00	52	1,50	3,12	0,54	0,00	4,69	0,54			17,48		
	COL SOPA R	11,00	52	1,50	3,12	0,54	0,00	4,69	0,54			17,48		
	COL SOPA CH	19,00	90	2,60	5,40	0,94	0,00	8,11	0,94			30,20		
	PUNHADO	32,00	151	4,37	9,09	1,58	#	13,65	1,58			50,86		

Cód.	Alimentos e medidas caseiras	Quant.	Energia kcal	Ptn g	G.tot g	G.sat g	G.trans g	Carb. g	Fibra g	Ca mg	Fe mg	Na mg	Vit. A mcg RAE	Vit. C mg
458	**FUBÁ**	**100,00**	**353**	**7,20**	**1,90**	**0,40**		**78,90**	**4,70**	**3,00**	**0,90**	**t**	**13**	**t**
	COL SOPA CH	20,00	71	1,44	0,38	0,08		15,78	0,94	0,60	0,18		3	
459	**GELATINA EM FOLHA**	**100,00**	**333**	**87,50**	**0,00**	**0,00**		**0,00**	**0,00**			**500,00**		
	UND M	2,00	7	1,75	0,00	0,00		0,00	0,00			10,00		
460	**GELATINA PREPARADA**	**100,00**	**372**	**17,16**				**74,08**				**791,54**		
	COL SOPA CH	25,00	93	4,29				18,52				197,88		
461	**GELEIA DE FRUTAS**	**100,00**	**278**	**0,37**	**0,07**	**0,01**		**68,90**	**1,10**	**20,00**	**0,49**	**32,00**	**0**	**8,80**
	COL CHÁ R	4,00	11	0,01	0,00	0,00		2,76	0,04	0,80	0,02	1,28	0	0,35
	COL CHÁ CH	9,50	26	0,04	0,01	0,00		6,55	0,10	1,90	0,05	3,04	0	0,84
	COL SOBREMESA R	11,00	31	0,04	0,01	0,00		7,58	0,12	2,20	0,05	3,52	0	0,97
	COL SOBREMESA CH	26,00	72	0,10	0,02	0,00		17,91	0,29	5,20	0,13	8,32	0	2,29
	COL SOPA R	22,00	61	0,08	0,02	0,00		15,16	0,24	4,40	0,11	7,04	0	1,94
	COL SOPA CH	34,00	95	0,13	0,02	0,00		23,43	0,37	6,80	0,17	10,88	0	2,99
	PQ/CREAM CRACKER	2,00	6	0,01	0,00	0,00		1,38	0,02	0,40	0,01	0,64	0	0,18
	MQ/CREAM CRACKER	5,00	14	0,02	0,00	0,00		3,45	0,06	1,00	0,02	1,60	0	0,44
	GQ/CREAM CRACKER	8,00	22	0,03	0,01	0,00		5,51	0,09	1,60	0,04	2,56	0	0,70
	PQ/PÃO DE FORMA	7,00	19	0,03	0,00	0,00		4,82	0,08	1,40	0,03	2,24	0	0,62
	MQ/PÃO DE FORMA	11,00	31	0,04	0,01	0,00		7,58	0,12	2,20	0,05	3,52	0	0,97
	GQ/PÃO DE FORMA	18,00	50	0,07	0,01	0,00		12,40	0,20	3,60	0,09	5,76	0	1,58
	PQ/PÃO FRANCÊS	5,00	14	0,02	0,00	0,00		3,45	0,06	1,00	0,02	1,60	0	0,44
	MQ/PÃO FRANCÊS	13,00	36	0,05	0,01	0,00		8,96	0,14	2,60	0,06	4,16	0	1,14
	GQ/PÃO FRANCÊS	22,00	61	0,08	0,02	0,00		15,16	0,24	4,40	0,11	7,04	0	1,94
	POTINHO (PORÇÃO INDIVIDUAL)	20,00	56	0,07	0,01	0,00		13,78	0,22	4,00	0,10	6,40	0	1,76
462	**GELEIA DE FRUTAS S/AÇ**	**100,00**	**132**	**0,30**	**0,30**	**0,02**		**53,40**	**2,50**	**9,00**	**0,40**	**0,00**	**0**	**0,00**
	COL CHÁ R	4,00	5	0,01	0,01	0,00		2,14	0,10	0,36	0,02	0,00	0	0,00
	COL CHÁ CH	9,50	13	0,03	0,03	0,00		5,07	0,24	0,86	0,04	0,00	0	0,00
	COL SOBREMESA R	11,00	15	0,03	0,03	0,00		5,87	0,28	0,99	0,04	0,00	0	0,00
	COL SOBREMESA CH	26,00	34	0,08	0,08	0,01		13,88	0,65	2,34	0,10	0,00	0	0,00
	COL SOPA R	22,00	29	0,07	0,07	0,00		11,75	0,55	1,98	0,09	0,00	0	0,00
	COL SOPA CH	34,00	45	0,10	0,10	0,01		18,16	0,85	3,06	0,14	0,00	0	0,00
	PQ/CREAM CRACKER	2,00	3	0,01	0,01	0,00		1,07	0,05	0,18	0,01	0,00	0	0,00
	MQ/CREAM CRACKER	5,00	7	0,02	0,02	0,00		2,67	0,13	0,45	0,02	0,00	0	0,00
	GQ/CREAM CRACKER	8,00	11	0,02	0,02	0,00		4,27	0,20	0,72	0,03	0,00	0	0,00
	PQ/PÃO DE FORMA	7,00	9	0,02	0,02	0,00		3,74	0,18	0,63	0,03	0,00	0	0,00
	MQ/PÃO DE FORMA	11,00	15	0,03	0,03	0,00		5,87	0,28	0,99	0,04	0,00	0	0,00
	GQ/PÃO DE FORMA	18,00	24	0,05	0,05	0,00		9,61	0,45	1,62	0,07	0,00	0	0,00
	PQ/PÃO FRANCÊS	5,00	7	0,02	0,02	0,00		2,67	0,13	0,45	0,02	0,00	0	0,00
	MQ/PÃO FRANCÊS	13,00	17	0,04	0,04	0,00		6,94	0,33	1,17	0,05	0,00	0	0,00
	GQ/PÃO FRANCÊS	22,00	29	0,07	0,07	0,00		11,75	0,55	1,98	0,09	0,00	0	0,00
463	**GELEIA DE MOCOTÓ**	**100,00**	**106**	**2,10**	**0,10**	**t**		**24,20**	**NA**	**4,00**	**0,10**	**43,00**	**t**	**t**
	COL CAFÉ CH	6,00	6	0,13	0,01			1,45		0,24	0,01	2,58		
	COL CHÁ CH	12,00	13	0,25	0,01			2,90		0,48	0,01	5,16		

Cód.	Alimentos e medidas caseiras	Quant.	Energia kcal	Ptn g	G.tot g	G.sat g	G.trans g	Carb. g	Fibra g	Ca mg	Fe mg	Na mg	Vit. A mcg RAE	Vit. C mg
(Cont.) 463	COL SOBREMESA CH	20,00	21	0,42	0,02			4,84		0,80	0,02	8,60		
	COL SOPA CH	32,00	34	0,67	0,03			7,74		1,28	0,03	13,76		
	COPO	200,00	212	4,20	0,20			48,40		8,00	0,20	86,00		
	CAIXA LONGA VIDA	220,00	233	4,62	0,22			53,24		8,80	0,22	94,60		
464	**GELEIA DE MOCOTÓ S/AÇ**	**100,00**	**25**	**3,25**	**0,00**		**0,00**	**2,50**	**0,00**			**0,00**		
	COPO	200,00	50	6,50	0,00		0,00	5,00	0,00			0,00		
465	**GENGIBRE**	**100,00**	**80**	**1,82**	**0,75**	**0,20**	**0,00**	**17,80**	**2,00**	**16,00**	**0,60**	**13,00**	**0**	**5,00**
	COL CHÁ (RALADO)	5,00	4	0,09	0,04	0,01	0,00	0,89	0,10	0,80	0,03	0,65	0	0,25
	COL SOBREMESA (RALADO)	9,00	7	0,16	0,07	0,02	0,00	1,60	0,18	1,44	0,05	1,17	0	0,45
466	**GERGELIM SEMENTE**	**100,00**	**584**	**21,20**	**50,40**	**7,80**		**21,60**	**11,90**	**825,00**	**5,40**	**3,00**	**NA**	**t**
	COL CHÁ	4,00	23	0,85	2,02	0,31		0,86	0,48	33,00	0,22	0,12		
	COL SOBREMESA	7,00	41	1,48	3,53	0,55		1,51	0,83	57,75	0,38	0,21		
	COL SOPA	11,00	64	2,33	5,54	0,86		2,38	1,31	90,75	0,59	0,33		
	POTE N	150,00	876	31,80	75,60	11,70		32,40	17,85	1237,50	8,10	4,50		
467	**GERME DE TRIGO**	**100,00**	**360**	**23,20**	**9,72**	**1,66**		**51,80**	**13,20**	**39,00**	**6,26**	**12,00**	**0**	**0,00**
	COL CHÁ R	1,00	4	0,23	0,10	0,02		0,52	0,13	0,39	0,06	0,12	0	0,00
	COL CHÁ CH	2,00	7	0,46	0,19	0,03		1,04	0,26	0,78	0,13	0,24	0	0,00
	COL SOBREMESA R	4,00	14	0,93	0,39	0,07		2,07	0,53	1,56	0,25	0,48	0	0,00
	COL SOBREMESA CH	7,00	25	1,62	0,68	0,12		3,63	0,92	2,73	0,44	0,84	0	0,00
	COL SOPA R	6,00	22	1,39	0,58	0,10		3,11	0,79	2,34	0,38	0,72	0	0,00
	COL SOPA CH	10,00	36	2,32	0,97	0,17		5,18	1,32	3,90	0,63	1,20	0	0,00
468	**GOIABA**	**100,00**	**54**	**1,10**	**0,40**	**0,10**		**13,00**	**6,20**	**4,00**	**0,20**	**t**	**19**	**80,60**
	UND M	170,00	92	1,87	0,68	0,17		22,10	10,54	6,80	0,34		32	137,02
	UND G	225,00	122	2,48	0,90	0,23		29,25	13,95	9,00	0,45		43	181,35
469	**GOIABADA EM PASTA**	**100,00**	**269**	**0,60**	**0,00**			**74,10**	**3,70**	**10,00**	**0,40**	**4,00**	**68**	**23,10**
	COL SOBREMESA R	20,00	54	0,12	0,00			14,82	0,74	2,00	0,08	0,80	14	4,62
	COL SOBREMESA CH	35,00	94	0,21	0,00			25,94	1,30	3,50	0,14	1,40	24	8,09
	COL SOPA R	30,00	81	0,18	0,00			22,23	1,11	3,00	0,12	1,20	20	6,93
	COL SOPA CH	50,00	135	0,30	0,00			37,05	1,85	5,00	0,20	2,00	34	11,55
470	**GOIABADA CASCÃO**	**100,00**	**286**	**0,40**	**0,10**			**78,70**	**4,40**	**15,00**	**0,40**	**11,00**	**25**	**34,30**
	FATIA P	40,00	114	0,16	0,04			31,48	1,76	6,00	0,16	4,40	10	13,72
	FATIA M	60,00	172	0,24	0,06			47,22	2,64	9,00	0,24	6,60	15	20,58
	FATIA G	100,00	286	0,40	0,10			78,70	4,40	15,00	0,40	11,00	25	34,30
471	**GOIABADA S/AÇ**	**100,00**	**188**					**50,00**	**9,25**			**54,50**		
	COL SOBREMESA R (EM PASTA)	20,00	38					10,00	1,85			10,90		
	COL SOBREMESA CH (EM PASTA)	35,00	66					17,50	3,24			19,08		
	COL SOPA R (EM PASTA)	30,00	56					15,00	2,78			16,35		
	COL SOPA CH (EM PASTA)	50,00	94					25,00	4,63			27,25		
	FATIA P (EM CORTE)	40,00	75					20,00	3,70			21,80		
	FATIA M (EM CORTE)	60,00	113					30,00	5,55			32,70		
	FATIA G (EM CORTE)	100,00	188					50,00	9,25			54,50		
472	**GOJI BERRY DESIDRATADO**	**100,00**	**349**	**14,30**	**0,39**	**0,00**	**0,00**	**77,10**	**13,00**	**190,00**	**6,80**	**298,00**	**8048**	**48,40**
	COL SOBREMESA R	5,00	17	0,72	0,02	0,00	0,00	3,86	0,65	9,50	0,34	14,90	402	2,42

(Continua)

Cód.	Alimentos e medidas caseiras	Quant.	Energia kcal	Ptn g	G.tot g	G.sat g	G.trans g	Carb. g	Fibra g	Ca mg	Fe mg	Na mg	Vit. A mcg RAE	Vit. C mg
(Cont.) 472	COL SOBREMESA CH	8,00	28	1,14	0,03	0,00	0,00	6,17	1,04	15,20	0,54	23,84	644	3,87
	COL SOPA R	8,00	28	1,14	0,03	0,00	0,00	6,17	1,04	15,20	0,54	23,84	644	3,87
	COL SOPA CH	12,00	42	1,72	0,05	0,00	0,00	9,25	1,56	22,80	0,82	35,76	966	5,81
	PUNHADO	30,00	105	4,29	0,12	0,00	0,00	23,13	3,90	57,00	2,04	89,40	2414	14,52
	UND M	0,20	1	0,03	0,00	0,00	0,00	0,15	0,03	0,38	0,01	0,60	16	0,10
473	**GOMA DE MASCAR C/AÇ**	**100,00**	**340**	**36,00**	**0,00**			**80,00**	**0,00**			**0,00**		
	UND M	5,00	17	1,80	0,00			4,00	0,00			0,00		
474	**GRANOLA C/AÇ**	**100,00**	**414**	**11,63**	**13,13**	**3,88**	**#**	**62,50**	**10,38**			**69,13**		
	COL SOPA CH	11,00	46	1,28	1,44	0,43	0,00	6,88	1,14			7,60		
	POTE N	125,00	517	14,53	16,41	4,84	0,00	78,13	12,97			86,41		
475	**GRANOLA S/AÇ**	**100,00**	**385**	**13,13**	**13,50**	**4,00**	**#**	**53,75**	**11,38**			**20,38**		
	COL SOPA CH	11,00	42	1,44	1,49	0,44	0,00	5,91	1,25			2,24		
	POTE N	125,00	481	16,41	16,88	5,00	0,00	67,19	14,22			25,47		
476	**GRÃO DE BICO COZIDO**	**100,00**	**164**	**8,86**	**2,59**	**0,27**	**0,00**	**27,40**	**7,60**	**49,00**	**2,89**	**243,00**	**1**	**1,30**
	COL SOPA CH	22,00	36	1,95	0,57	0,06	0,00	6,03	1,67	10,78	0,64	53,46	0	0,29
	COL SERVIR CH	45,00	74	3,99	1,17	0,12	0,00	12,33	3,42	22,05	1,30	109,35	0	0,59
	CONCHA M CH	120,00	197	10,63	3,11	0,32	0,00	32,88	9,12	58,80	3,47	291,60	1	1,56
477	**GRAVIOLA**	**100,00**	**62**	**0,80**	**0,20**	**t**		**15,80**	**1,90**	**40,00**	**0,20**	**4,00**	**NA**	**19,10**
	UND G	1200,00	744	9,60	2,40			189,60	22,80	480,00	2,40	48,00		229,20
478	**GUACAMOLE**	**100,00**	**145**	**1,87**	**13,10**	**1,90**		**8,09**	**6,10**	**12,00**	**0,52**	**317,00**	**10**	**10,50**
	COL SOPA CH	26,00	38	0,49	3,41	0,49		2,10	1,59	3,12	0,14	82,42	3	2,73
479	**GUARANÁ XAROPE RECONSTITUIDO C/AÇ**	**100,00**	**36**					**8,75**				**0,75**		
	COPO P	165,00	59					14,44				1,24		
	COPO D	240,00	86					21,00				1,80		
	COPO COMERCIAL	290,00	104					25,38				2,18		
480	**GUARANÁ XAROPE RECONSTITUIDO LIGHT**	**100,00**	**1**									**10,75**		
	COPO P	165,00	1									17,74		
	COPO D	240,00	2									25,80		
	COPO COMERCIAL	290,00	2									31,18		
481	**HAMBÚRGUER BOVINO FRITO**	**100,00**	**258**	**20,00**	**17,00**	**5,90**	**0,44**	**6,30**		**62,00**	**3,00**	**1252,00**	**t**	
	UND P	60,00	155	12,00	10,20	3,54	0,26	3,78		37,20	1,80	751,20		
	UND M	100,00	258	20,00	17,00	5,90	0,44	6,30		62,00	3,00	1252,00		
482	**HAMBÚRGUER BOVINO IND**	**100,00**	**226**	**15,63**	**16,88**	**8,25**	**0,25**	**2,06**	**0,50**			**556,88**		
	UND M	53,00	120	8,28	8,94	4,37	0,13	1,09	0,27			295,14		
483	**HAMBÚRGUER BOVINO IND GOURMET**	**100,00**	**299**	**21,88**	**23,13**	**7,56**	**#**	**0,00**	**0,00**			**68,75**		
	UND M	170,00	509	37,19	39,31	12,86	#	0,00	0,00			116,88		
484	**HAMBÚRGUER DE FRANGO IND**	**100,00**	**221**	**17,50**	**14,88**	**4,69**	**#**	**3,13**	**0,63**			**440,81**		
	UND M	53,00	117	9,28	7,88	2,48	0,00	1,66	0,33			233,63		
485	**HAMBÚRGUER DE GRÃO-DE-BICO**	**100,00**	**245**	**11,71**	**7,29**	**2,55**	**0,00**	**37,06**	**8,54**			**317,02**		
	UND M	67,00	164	7,85	4,89	1,71	0,00	24,83	5,72			212,40		
	UND G	125,00	306	14,64	9,12	3,19	0,00	46,32	10,67			396,28		

Cód.	Alimentos e medidas caseiras	Quant.	Energia kcal	Ptn g	G.tot g	G.sat g	G.trans g	Carb. g	Fibra g	Ca mg	Fe mg	Na mg	Vit. A mcg RAE	Vit. C mg
486	**HAMBÚRGUER DE PEIXE GRELHADO**	**100,00**	**121**	**15,45**	**4,33**	**0,77**	**0,01**	**5,27**	**0,01**	**16,90**	**0,19**	**273,26**	**3**	**0,00**
	UND M	100,00	121	15,45	4,33	0,77	0,01	5,27	0,01	16,90	0,19	273,26	3	0,00
487	**HAMBÚRGUER SANDUÍCHE**	**100,00**	**256**	**11,05**	**7,64**	**2,85**	**0,20**	**36,47**	**1,59**	**52,50**	**3,19**	**711,44**	**0**	**0,00**
	UND M	125,00	320	13,81	9,55	3,57	0,25	45,59	1,99	65,62	3,99	889,30	0	0,00
488	**INHAME COZIDO**	**100,00**	**88**	**2,27**	**0,14**	**0,05**	**0,00**	**20,30**	**1,59**	**15,62**	**0,03**	**199,72**	**3**	**4,99**
	COL SOPA R (PICADO)	22,00	19	0,50	0,03	0,01	0,00	4,47	0,35	3,44	0,01	43,94	1	1,10
	COL SOPA CH (PICADO)	35,00	31	0,79	0,05	0,02	0,00	7,11	0,56	5,47	0,01	69,90	1	1,75
	COL SERVIR R (PICADO)	35,00	31	0,79	0,05	0,02	0,00	7,11	0,56	5,47	0,01	69,90	1	1,75
	COL SERVIR CH (PICADO)	62,00	55	1,41	0,09	0,03	0,00	12,59	0,99	9,68	0,02	123,82	2	3,09
	ESC M R (PICADO)	72,00	63	1,63	0,10	0,04	0,00	14,62	1,14	11,24	0,02	143,79	2	3,59
	ESC M CH (PICADO)	110,00	97	2,50	0,15	0,06	0,00	22,33	1,75	17,18	0,03	219,69	3	5,49
	PED P	30,00	26	0,68	0,04	0,02	0,00	6,09	0,48	4,68	0,01	59,91	1	1,50
	PED M	60,00	53	1,36	0,08	0,03	0,00	12,18	0,95	9,37	0,02	119,83	2	2,99
	PED G	86,00	76	1,95	0,12	0,04	0,00	17,46	1,37	13,43	0,03	171,75	2	4,29
	UND P	85,00	75	1,93	0,12	0,04	0,00	17,26	1,35	13,27	0,03	169,76	2	4,24
	UND M	125,00	110	2,84	0,18	0,06	0,00	25,38	1,99	19,52	0,04	249,64	3	6,24
489	**INHAME FRITO**	**100,00**	**133**	**2,27**	**5,14**	**0,81**	**0,03**	**20,30**	**1,59**	**15,62**	**0,03**	**199,72**	**3**	**4,99**
	COL SOPA R (PICADO)	12,00	16	0,27	0,62	0,10	0,00	2,44	0,19	1,87	0,00	23,97	0	0,60
	COL SOPA CH (PICADO)	17,00	23	0,39	0,87	0,14	0,00	3,45	0,27	2,65	0,01	33,95	0	0,85
490	**IOGURTE C/MEL**	**100,00**	**104**	**3,29**	**3,06**	**2,00**	**0,00**	**15,88**	**0,00**	**109,12**		**43,24**		
	COL CAFÉ R	2,00	2	0,07	0,06	0,04	0,00	0,32	0,00	2,18		0,86		
	COL CAFÉ CH	5,00	5	0,16	0,15	0,10	0,00	0,79	0,00	5,46		2,16		
	COL CHÁ R	6,00	6	0,20	0,18	0,12	0,00	0,95	0,00	6,55		2,59		
	COL CHÁ CH	9,00	9	0,30	0,28	0,18	0,00	1,43	0,00	9,82		3,89		
	COL SOBREMESA R	9,00	9	0,30	0,28	0,18	0,00	1,43	0,00	9,82		3,89		
	COL SOBREMESA CH	17,00	18	0,56	0,52	0,34	0,00	2,70	0,00	18,55		7,35		
	COL SOPA R	18,00	19	0,59	0,55	0,36	0,00	2,86	0,00	19,64		7,78		
	COL SOPA CH	23,00	24	0,76	0,70	0,46	0,00	3,65	0,00	25,10		9,94		
	POTE N	250,00	260	8,24	7,65	5,00	#	39,71	0,00	272,79		108,09		
	UND	170,00	177	5,60	5,20	3,40	0,00	27,00	0,00	185,50		73,50		
491	**IOGURTE DE MORANGO**	**100,00**	**70**	**2,70**	**2,30**	**1,40**		**9,70**	**0,20**	**101,00**	**t**	**38,00**	**27**	**t**
	COL CAFÉ R	2,00	1	0,05	0,05	0,03		0,19	0,00	2,02		0,76	1	
	COL CAFÉ CH	5,00	4	0,14	0,12	0,07		0,49	0,01	5,05		1,90	1	
	COL CHÁ R	6,00	4	0,16	0,14	0,08		0,58	0,01	6,06		2,28	2	
	COL CHÁ CH	9,00	6	0,24	0,21	0,13		0,87	0,02	9,09		3,42	2	
	COL SOBREMESA R	9,00	6	0,24	0,21	0,13		0,87	0,02	9,09		3,42	2	
	COL SOBREMESA CH	17,00	12	0,46	0,39	0,24		1,65	0,03	17,17		6,46	5	
	COL SOPA R	18,00	13	0,49	0,41	0,25		1,75	0,04	18,18		6,84	5	
	COL SOPA CH	23,00	16	0,62	0,53	0,32		2,23	0,05	23,23		8,74	6	
	POTE N	250,00	175	6,75	5,75	3,50		24,25	0,50	252,50		95,00	68	
	UND	90,00	63	2,43	2,07	1,26		8,73	0,18	90,90		34,20	24	

Cód.	Alimentos e medidas caseiras	Quant.	Energia kcal	Ptn g	G.tot g	G.sat g	G.trans g	Carb. g	Fibra g	Ca mg	Fe mg	Na mg	Vit. A mcg RAE	Vit. C mg
492	**IOGURTE DE PÊSSEGO**	**100,00**	**68**	**2,50**	**2,30**	**1,40**	**0,06**	**9,40**	**0,70**	**95,00**	**0,10**	**37,00**	**21**	**t**
	COL CAFÉ R	2,00	1	0,05	0,05	0,03	0,00	0,19	0,01	1,90	0,00	0,74	0	
	COL CAFÉ CH	5,00	3	0,13	0,12	0,07	0,00	0,47	0,04	4,75	0,01	1,85	1	
	COL CHÁ R	6,00	4	0,15	0,14	0,08	0,00	0,56	0,04	5,70	0,01	2,22	1	
	COL CHÁ CH	9,00	6	0,23	0,21	0,13	0,01	0,85	0,06	8,55	0,01	3,33	2	
	COL SOBREMESA R	9,00	6	0,23	0,21	0,13	0,01	0,85	0,06	8,55	0,01	3,33	2	
	COL SOBREMESA CH	17,00	12	0,43	0,39	0,24	0,01	1,60	0,12	16,15	0,02	6,29	4	
	COL SOPA R	18,00	12	0,45	0,41	0,25	0,01	1,69	0,13	17,10	0,02	6,66	4	
	COL SOPA CH	23,00	16	0,58	0,53	0,32	0,01	2,16	0,16	21,85	0,02	8,51	5	
	POTE N	250,00	170	6,25	5,75	3,50	0,15	23,50	1,75	237,50	0,25	92,50	53	
	UND	90,00	61	2,25	2,07	1,26	0,05	8,46	0,63	85,50	0,09	33,30	19	
493	**IOGURTE DESNATADO**	**100,00**	**41**	**3,80**	**0,30**	**0,20**	**0,01**	**5,80**	**NA**	**157,00**	**t**	**60,00**		**0,30**
	COL CAFÉ R	2,00	1	0,08	0,01	0,00	0,00	0,12		3,14		1,20		0,01
	COL CAFÉ CH	5,00	2	0,19	0,02	0,01	0,00	0,29		7,85		3,00		0,02
	COL CHÁ R	6,00	2	0,23	0,02	0,01	0,00	0,35		9,42		3,60		0,02
	COL CHÁ CH	9,00	4	0,34	0,03	0,02	0,00	0,52		14,13		5,40		0,03
	COL SOBREMESA R	9,00	4	0,34	0,03	0,02	0,00	0,52		14,13		5,40		0,03
	COL SOBREMESA CH	17,00	7	0,65	0,05	0,03	0,00	0,99		26,69		10,20		0,05
	COL SOPA R	18,00	7	0,68	0,05	0,04	0,00	1,04		28,26		10,80		0,05
	COL SOPA CH	23,00	9	0,87	0,07	0,05	0,00	1,33		36,11		13,80		0,07
	POTE N	250,00	103	9,50	0,75	0,50	0,03	14,50		392,50		150,00		0,75
	UND	160,00	66	6,08	0,48	0,32	0,02	9,28		251,20		96,00		0,48
494	**IOGURTE DESNATADO SABORES**	**100,00**	**41**	**3,95**	**0,00**	**0,00**	**0,00**	**6,35**	**0,00**	**142,50**		**55,50**		
	COL CAFÉ R	2,00	1	0,08	0,00	0,00	0,00	0,13	0,00	2,85		1,11		
	COL CAFÉ CH	5,00	2	0,20	0,00	0,00	0,00	0,32	0,00	7,13		2,78		
	COL CHÁ R	6,00	2	0,24	0,00	0,00	0,00	0,38	0,00	8,55		3,33		
	COL CHÁ CH	9,00	4	0,36	0,00	0,00	0,00	0,57	0,00	12,83		5,00		
	COL SOBREMESA R	9,00	4	0,36	0,00	0,00	0,00	0,57	0,00	12,83		5,00		
	COL SOBREMESA CH	17,00	7	0,67	0,00	0,00	0,00	1,08	0,00	24,23		9,44		
	COL SOPA R	18,00	7	0,71	0,00	0,00	0,00	1,14	0,00	25,65		9,99		
	COL SOPA CH	23,00	9	0,91	0,00	0,00	0,00	1,46	0,00	32,78		12,77		
	POTE N	250,00	103	9,88	0,00	0,00	0,00	15,88	0,00	356,25		138,75		
	UND	90,00	37	3,56	0,00	0,00	0,00	5,72	0,00	128,25		49,95		
495	**IOGURTE GREGO C/FRUTAS**	**100,00**	**137**	**4,44**	**5,14**	**3,32**		**18,44**		**166,61**		**51,39**		
	COL CAFÉ R	2,00	3	0,09	0,10	0,07		0,37		3,33		1,03		
	COL CAFÉ CH	5,00	7	0,22	0,26	0,17		0,92		8,33		2,57		
	COL CHÁ R	6,00	8	0,27	0,31	0,20		1,11		10,00		3,08		
	COL CHÁ CH	9,00	12	0,40	0,46	0,30		1,66		15,00		4,63		
	COL SOBREMESA R	9,00	12	0,40	0,46	0,30		1,66		15,00		4,63		
	COL SOBREMESA CH	17,00	23	0,75	0,87	0,56		3,14		28,32		8,74		
	COL SOPA R	18,00	25	0,80	0,93	0,60		3,32		29,99		9,25		
	COL SOPA CH	23,00	32	1,02	1,18	0,76		4,24		38,32		11,82		
	POTE N	250,00	343	11,10	12,85	8,29		46,11		416,53		128,47		
	UND	90,00	124	4,00	4,63	2,99		16,60		149,95		46,25		
496	**IOGURTE GREGO S/SABOR**	**100,00**	**150**	**5,28**	**7,54**	**4,90**		**15,28**		**187,72**		**56,56**		
	COL CAFÉ R	2,00	3	0,11	0,15	0,10		0,31		3,75		1,13		

Cód.	Alimentos e medidas caseiras	Quant.	Energia kcal	Ptn g	G.tot g	G.sat g	G.trans g	Carb. g	Fibra g	Ca mg	Fe mg	Na mg	Vit. A mcg RAE	Vit. C mg
(Cont.) 496	COL CAFÉ CH	5,00	8	0,26	0,38	0,25		0,76		9,39		2,83		
	COL CHÁ R	6,00	9	0,32	0,45	0,29		0,92		11,26		3,39		
	COL CHÁ CH	9,00	14	0,48	0,68	0,44		1,38		16,90		5,09		
	COL SOBREMESA R	9,00	14	0,48	0,68	0,44		1,38		16,90		5,09		
	COL SOBREMESA CH	17,00	26	0,90	1,28	0,83		2,60		31,91		9,61		
	COL SOPA R	18,00	27	0,95	1,36	0,88		2,75		33,79		10,18		
	COL SOPA CH	23,00	35	1,21	1,73	1,13		3,51		43,18		13,01		
	POTE N	250,00	376	13,19	18,85	12,25		38,19		469,31		141,39		
	UND	90,00	135	4,75	6,79	4,41		13,75		168,95		50,90		
497	**IOGURTE NATURAL**	**100,00**	**51**	**4,10**	**3,00**	**1,80**		**1,90**	**NA**	**143,00**	**tr**	**52,00**	**23**	**0,90**
	COL CAFÉ R	2,00	1	0,08	0,06	0,04		0,04		2,86		1,04	0	0,02
	COL CAFÉ CH	5,00	3	0,21	0,15	0,09		0,10		7,15		2,60	1	0,05
	COL CHÁ R	6,00	3	0,25	0,18	0,11		0,11		8,58		3,12	1	0,05
	COL CHÁ CH	9,00	5	0,37	0,27	0,16		0,17		12,87		4,68	2	0,08
	COL SOBREMESA R	9,00	5	0,37	0,27	0,16		0,17		12,87		4,68	2	0,08
	COL SOBREMESA CH	17,00	9	0,70	0,51	0,31		0,32		24,31		8,84	4	0,15
	COL SOPA R	18,00	9	0,74	0,54	0,32		0,34		25,74		9,36	4	0,16
	COL SOPA CH	23,00	12	0,94	0,69	0,41		0,44		32,89		11,96	5	0,21
	POTE N	250,00	128	10,25	7,50	4,50		4,75		357,50		130,00	58	2,25
	UND	170,00	87	6,97	5,10	3,06		3,23		243,10		88,40	39	1,53
498	**ISCA DE CARNE DE PORCO**	**100,00**	**243**	**24,00**	**16,32**	**4,42**	**0,02**	**0,00**	**0,00**	**5,07**	**0,57**	**263,44**	**0**	**0,00**
	COL SOPA R	18,00	44	4,32	2,94	0,79	0,00	0,00	0,00	0,91	0,10	47,42	0	0,00
	COL SOPA CH	30,00	73	7,20	4,90	1,32	0,00	0,00	0,00	1,52	0,17	79,03	0	0,00
499	**ISCA DE FÍGADO BOVINO**	**100,00**	**249**	**24,60**	**13,03**	**4,95**	**0,34**	**8,31**	**0,00**	**7,21**	**8,45**	**313,57**	**11904**	**1,92**
	COL SOPA R	15,00	37	3,69	1,95	0,74	0,05	1,25	0,00	1,08	1,27	47,03	1786	0,29
	COL SOPA CH	22,00	55	5,41	2,87	1,09	0,07	1,83	0,00	1,59	1,86	68,98	2619	0,42
500	**JABUTICABA**	**100,00**	**58**	**0,60**	**0,10**			**15,30**	**2,30**	**8,00**	**0,10**	**t**	**NA**	**16,20**
	COPO P CH	120,00	70	0,72	0,12			18,36	2,76	9,60	0,12			19,44
	COPO D CH	160,00	93	0,96	0,16			24,48	3,68	12,80	0,16			25,92
	UND M	5,00	3	0,03	0,01			0,77	0,12	0,40	0,01			0,81
501	**JACA**	**100,00**	**88**	**1,40**	**0,30**	**0,10**		**22,50**	**2,40**	**11,00**	**0,40**	**2,00**	**NA**	**14,80**
	BAGO	12,00	11	0,17	0,04	0,01		2,70	0,29	1,32	0,05	0,24		1,78
	PRATO R	300,00	264	4,20	0,90	0,30		67,50	7,20	33,00	1,20	6,00		44,40
	PRATO FD	450,00	396	6,30	1,35	0,45		101,25	10,80	49,50	1,80	9,00		66,60
502	**JAMBO**	**100,00**	**27**	**0,90**	**0,10**			**6,50**	**5,10**	**14,00**	**0,10**	**22,00**	**NA**	**3,80**
	UND P	30,00	8	0,27	0,03			1,95	1,53	4,20	0,03	6,60		1,14
	UND M	40,00	11	0,36	0,04			2,60	2,04	5,60	0,04	8,80		1,52
	UND G	60,00	16	0,54	0,06			3,90	3,06	8,40	0,06	13,20		2,28
503	**JAMBU COZIDO**	**100,00**	**32**	**1,90**	**0,30**			**7,20**	**1,30**	**162,00**	**4,00**		**392**	**20,00**
	COL SOPA CH	30,00	10	0,57	0,09			2,16	0,39	48,60	1,20		118	6,00
	GARFADA	30,00	10	0,57	0,09			2,16	0,39	48,60	1,20		118	6,00
	PEGADOR	45,00	14	0,86	0,14			3,24	0,59	72,90	1,80		176	9,00
504	**JILÓ**	**100,00**	**27**	**1,40**	**0,20**	**0,10**		**6,20**	**4,80**	**20,00**	**0,30**		**6**	**6,80**
	UND P	36,00	10	0,50	0,07	0,04		2,23	1,73	7,20	0,11		2	2,45
	UND M	68,00	18	0,95	0,14	0,07		4,22	3,26	13,60	0,20		4	4,62
	UND G	92,00	25	1,29	0,18	0,09		5,70	4,42	18,40	0,28		6	6,26

Cód.	Alimentos e medidas caseiras	Quant.	Energia kcal	Ptn g	G.tot g	G.sat g	G.trans g	Carb. g	Fibra g	Ca mg	Fe mg	Na mg	Vit. A mcg RAE	Vit. C mg
505	**JILÓ COZIDO C/SAL**	**100,00**	**28**	**1,68**	**0,26**	**0,05**	**0,00**	**7,43**	**5,80**	**24,12**	**0,41**	**199,72**	**8**	**8,15**
	COL SOPA R (PICADO)	30,00	8	0,50	0,08	0,01	0,00	2,23	1,74	7,23	0,12	59,91	2	2,44
	COL SOPA CH (PICADO)	60,00	17	1,01	0,16	0,03	0,00	4,46	3,48	14,47	0,25	119,83	5	4,89
	COL SERVIR R (PICADO)	60,00	17	1,01	0,16	0,03	0,00	4,46	3,48	14,47	0,25	119,83	5	4,89
	COL SERVIR CH (PICADO)	95,00	26	1,60	0,25	0,05	0,00	7,06	5,51	22,91	0,39	189,73	7	7,74
	ESC M R (PICADO)	80,00	22	1,34	0,21	0,04	0,00	5,94	4,64	19,29	0,33	159,77	6	6,52
	ESC M CH (PICADO)	110,00	30	1,85	0,29	0,05	0,00	8,17	6,38	26,53	0,45	219,69	8	8,96
506	**JILÓ FRITO**	**100,00**	**263**	**1,75**	**26,28**	**4,00**	**0,13**	**7,74**	**6,04**	**25,12**	**0,44**	**199,72**	**8**	**8,49**
	COL SOPA CH (PICADO)	11,00	29	0,19	2,89	0,44	0,01	0,85	0,66	2,76	0,05	21,97	1	0,93
	COL SERVIR R (PICADO)	18,00	47	0,32	4,73	0,72	0,02	1,39	1,09	4,52	0,08	35,95	1	1,53
	COL SERVIR CH (PICADO)	29,00	76	0,51	7,62	1,16	0,04	2,24	1,75	7,28	0,13	57,92	2	2,46
	UND P	24,00	63	0,42	6,31	0,96	0,03	1,86	1,45	6,03	0,11	47,93	2	2,04
	UND M	55,00	145	0,96	14,45	2,20	0,07	4,26	3,32	13,81	0,24	109,84	4	4,67
	UND G	73,00	192	1,28	19,18	2,92	0,09	5,65	4,41	18,33	0,32	145,79	6	6,20
507	**JILÓ REFOGADO**	**100,00**	**76**	**1,84**	**5,28**	**0,81**	**0,03**	**8,20**	**6,14**	**25,82**	**0,44**	**199,75**	**8**	**8,73**
	COL SOPA R (PICADO)	30,00	23	0,55	1,58	0,24	0,01	2,46	1,84	7,75	0,13	59,92	2	2,62
	COL SOPA CH (PICADO)	60,00	45	1,10	3,17	0,49	0,02	4,92	3,68	15,49	0,26	119,85	5	5,24
	COL SERVIR R (PICADO)	60,00	45	1,10	3,17	0,49	0,02	4,92	3,68	15,49	0,26	119,85	5	5,24
	COL SERVIR CH (PICADO)	95,00	72	1,75	5,02	0,77	0,02	7,79	5,83	24,53	0,42	189,76	8	8,29
	ESC M R (PICADO)	80,00	61	1,47	4,23	0,65	0,02	6,56	4,91	20,66	0,35	159,80	6	6,98
	ESC M CH (PICADO)	110,00	83	2,02	5,81	0,89	0,03	9,02	6,75	28,40	0,48	219,72	9	9,60
	UND P	22,00	17	0,40	1,16	0,18	0,01	1,80	1,35	5,68	0,10	43,94	2	1,92
	UND M	50,00	38	0,92	2,64	0,41	0,01	4,10	3,07	12,91	0,22	99,87	4	4,37
	UND G	70,00	53	1,29	3,70	0,57	0,02	5,74	4,30	18,07	0,31	139,82	6	6,11
508	**KANI**	**100,00**	**131**	**7,83**	**3,33**	**0,00**	**#**	**14,67**	**0,00**			**602,50**		
	PACOTE	200,00	262	15,67	6,67	0,00	#	29,33	0,00			1205,00		
	UND M	17,50	23	1,37	0,58	0,00	0,00	2,57	0,00			105,44		
509	**KEFIR DE LEITE**	**100,00**	**52**	**3,59**	**0,96**	**0,60**		**7,48**	**0,00**	**124,00**	**0,04**	**38,00**	**174**	**0,80**
	COPO P	165,00	86	5,92	1,58	0,99		12,34	0,00	204,60	0,07	62,70	287	1,32
	COPO D	240,00	125	8,62	2,30	1,44		17,95	0,00	297,60	0,10	91,20	418	1,92
510	**KETCHUP**	**100,00**	**101**	**1,04**	**0,10**	**0,01**		**27,40**	**0,30**	**15,00**	**0,35**	**907,00**	**26**	**4,10**
	COL SOBREMESA R	9,00	9	0,09	0,01	0,00		2,47	0,03	1,35	0,03	81,63	2	0,37
	COL SOBREMESA CH	15,00	15	0,16	0,02	0,00		4,11	0,05	2,25	0,05	136,05	4	0,62
	COL SOPA R	11,00	11	0,11	0,01	0,00		3,01	0,03	1,65	0,04	99,77	3	0,45
	COL SOPA CH	20,00	20	0,21	0,02	0,00		5,48	0,06	3,00	0,07	181,40	5	0,82
511	**KIWI**	**100,00**	**51**	**1,30**	**0,60**	**0,10**		**11,50**	**2,70**	**24,00**	**0,30**	**t**	**3**	**70,80**
	UND M	76,00	39	0,99	0,46	0,08		8,74	2,05	18,24	0,23		2	53,81
512	**KOMBUCHA**	**100,00**	**12**	**0,00**	**0,00**	**0,00**	**0,00**	**3,00**	**0,00**	**0,00**	**0,00**	**2,00**		**0,00**
	COPO P	165,00	20	0,00	0,00	0,00	0,00	4,95	0,00	0,00	0,00	3,30		0,00
	COPO D	240,00	29	0,00	0,00	0,00	0,00	7,20	0,00	0,00	0,00	4,80		0,00

Cód.	Alimentos e medidas caseiras	Quant.	Energia kcal	Ptn g	G.tot g	G.sat g	G.trans g	Carb. g	Fibra g	Ca mg	Fe mg	Na mg	Vit. A mcg RAE	Vit. C mg
513	**LARANJA-BAHIA**	**100,00**	**45**	**1,00**	**0,10**			**11,50**	**1,10**	**35,00**	**0,10**	**t**	**2**	**56,90**
	POTE N (PICADA)	145,00	65	1,45	0,15			16,68	1,60	50,75	0,15		3	82,51
	UND M	146,00	66	1,46	0,15			16,79	1,61	51,10	0,15		3	83,07
514	**LARANJA-LIMA**	**100,00**	**46**	**1,10**	**0,10**			**11,50**	**1,80**	**31,00**	**0,10**	**1,00**	**NA**	**43,50**
	POTE N (PICADA)	145,00	67	1,60	0,15			16,68	2,61	44,95	0,15	1,45		63,08
	UND M	160,00	74	1,76	0,16			18,40	2,88	49,60	0,16	1,60		69,60
515	**LARANJA-PERA**	**100,00**	**37**	**1,00**	**0,10**			**8,90**	**0,80**	**22,00**	**0,10**	**t**	**0**	**53,70**
	FATIA P	20,00	7	0,20	0,02			1,78	0,16	4,40	0,02		0	10,74
	FATIA M	30,00	11	0,30	0,03			2,67	0,24	6,60	0,03		0	16,11
	FATIA G	40,00	15	0,40	0,04			3,56	0,32	8,80	0,04		0	21,48
	POTE N (PICADA)	145,00	54	1,45	0,15			12,91	1,16	31,90	0,15		0	77,87
	UND P	120,00	44	1,20	0,12			10,68	0,96	26,40	0,12		0	64,44
	UND M	170,00	63	1,70	0,17			15,13	1,36	37,40	0,17		0	91,29
	UND G	190,00	70	1,90	0,19			16,91	1,52	41,80	0,19		0	102,03
516	**LASANHA À BOLONHESA**	**100,00**	**176**	**15,34**	**8,96**	**3,93**	**0,21**	**9,33**	**1,29**	**122,85**	**1,65**	**344,57**	**28**	**0,95**
	COL SOPA CH	50,00	88	7,67	4,48	1,96	0,10	4,67	0,65	61,42	0,83	172,28	14	0,48
	COL SERVIR CH	100,00	176	15,34	8,96	3,93	0,21	9,33	1,29	122,85	1,65	344,57	28	0,95
	ESC M CH	170,00	300	26,08	15,23	6,68	0,35	15,86	2,19	208,84	2,81	585,76	47	1,62
	PED P	120,00	212	18,41	10,75	4,71	0,25	11,20	1,55	147,42	1,98	413,48	33	1,14
	PED M	190,00	335	29,15	17,02	7,46	0,39	17,73	2,45	233,41	3,14	654,68	53	1,81
	PED G	250,00	441	38,35	22,39	9,82	0,52	23,33	3,23	307,12	4,13	861,42	70	2,39
517	**LASANHA À BOLONHESA IND**	**100,00**	**122**	**7,00**	**5,50**	**2,13**	**0,18**	**11,67**	**1,38**			**321,50**		
	COL SOPA CH	50,00	61	3,50	2,75	1,07	0,09	5,83	0,69			160,75		
	COL SERVIR CH	100,00	122	7,00	5,50	2,13	0,18	11,67	1,38			321,50		
	ESC M CH	170,00	208	11,90	9,35	3,63	0,31	19,83	2,35			546,55		
	PED P	120,00	147	8,40	6,60	2,56	0,22	14,00	1,66			385,80		
	PED M	190,00	232	13,30	10,45	4,05	0,35	22,17	2,63			610,85		
	PED G	250,00	306	17,50	13,75	5,33	0,46	29,17	3,46			803,75		
	CAIXA	600,00	734	42,00	33,00	12,80	1,10	70,00	8,30			1929,00		
518	**LASANHA DE BERINJELA**	**100,00**	**134**	**9,06**	**8,81**	**4,82**	**0,29**	**5,42**	**1,67**	**279,20**	**0,57**	**300,22**	**52**	**0,79**
	COL SOPA CH	50,00	67	4,53	4,40	2,41	0,14	2,71	0,84	139,60	0,28	150,11	26	0,40
	COL SERVIR CH	100,00	134	9,06	8,81	4,82	0,29	5,42	1,67	279,20	0,57	300,22	52	0,79
	ESC M CH	170,00	227	15,41	14,97	8,20	0,49	9,22	2,85	474,65	0,97	510,38	89	1,34
	PED P	120,00	160	10,88	10,57	5,79	0,34	6,51	2,01	335,04	0,68	360,27	63	0,95
	PED M	190,00	254	17,22	16,73	9,17	0,55	10,30	3,18	530,49	1,08	570,42	100	1,50
	PED G	250,00	334	22,66	22,02	12,06	0,72	13,56	4,19	698,01	1,42	750,55	131	1,98
519	**LASANHA DE PALMITO**	**100,00**	**179**	**15,44**	**11,99**	**4,83**	**0,25**	**3,09**	**1,24**	**183,11**	**1,04**	**380,70**	**32**	**4,22**
	COL SOPA CH	50,00	90	7,72	5,99	2,42	0,12	1,55	0,62	91,56	0,52	190,35	16	2,11
	COL SERVIR CH	100,00	179	15,44	11,99	4,83	0,25	3,09	1,24	183,11	1,04	380,70	32	4,22
	ESC M CH	170,00	305	26,25	20,38	8,21	0,42	5,26	2,11	311,29	1,77	647,19	54	7,18
	PED P	120,00	215	18,53	14,38	5,80	0,30	3,71	1,49	219,74	1,25	456,84	38	5,07
	PED M	190,00	340	29,34	22,77	9,18	0,47	5,88	2,36	347,92	1,98	723,33	60	8,03
	PED G	250,00	448	38,60	29,96	12,08	0,62	7,73	3,10	457,79	2,60	951,75	79	10,56
520	**LASANHA DE QUEIJO E PRESUNTO**	**100,00**	**173**	**13,17**	**9,39**	**4,66**	**0,25**	**9,59**	**1,06**	**241,01**	**0,96**	**651,25**	**41**	**1,61**
	COL SOPA CH	50,00	87	6,58	4,70	2,33	0,12	4,79	0,53	120,51	0,48	325,62	21	0,81

(Continua)

Cód.	Alimentos e medidas caseiras	Quant.	Energia kcal	Ptn g	G.tot g	G.sat g	G.trans g	Carb. g	Fibra g	Ca mg	Fe mg	Na mg	Vit. A mcg RAE	Vit. C mg
(Cont.) 520	COL SERVIR CH	100,00	173	13,17	9,39	4,66	0,25	9,59	1,06	241,01	0,96	651,25	41	1,61
	ESC M CH	170,00	295	22,38	15,97	7,92	0,42	16,30	1,80	409,72	1,64	1107,12	70	2,74
	PED P	120,00	208	15,80	11,27	5,59	0,30	11,51	1,27	289,21	1,16	781,49	49	1,93
	PED M	190,00	329	25,02	17,85	8,85	0,47	18,22	2,01	457,92	1,83	1237,37	78	3,06
	PED G	250,00	433	32,92	23,48	11,64	0,62	23,97	2,64	602,53	2,41	1628,11	103	4,03
521	**LEITE CONDENSADO DESNATADO/LIGHT**	**100,00**	**265**	**8,50**	**2,25**	**0,00**		**57,50**						
	COL CAFÉ	1,00	3	0,09	0,02	0,00		0,58						
	COL CHÁ	2,00	5	0,17	0,05	0,00		1,15						
	COL SOBREMESA	10,00	27	0,85	0,23	0,00		5,75						
	COL SOPA	15,00	40	1,28	0,34	0,00		8,63						
	COL SERVIR	20,00	53	1,70	0,45	0,00		11,50						
	LATA	395,00	1047	33,58	8,89	0,00		227,13						
522	**LEITE CONDENSADO INTEGRAL**	**100,00**	**313**	**7,70**	**6,70**	**4,20**	**0,23**	**57,00**	**NA**	**246,00**	**0,10**	**94,00**	**53**	**2,10**
	COL CAFÉ	1,00	3	0,08	0,07	0,04	0,00	0,57		2,46	0,00	0,94	1	0,02
	COL CHÁ	2,00	6	0,15	0,13	0,08	0,00	1,14		4,92	0,00	1,88	1	0,04
	COL SOBREMESA	10,00	31	0,77	0,67	0,42	0,02	5,70		24,60	0,01	9,40	5	0,21
	COL SOPA	15,00	47	1,16	1,01	0,63	0,03	8,55		36,90	0,02	14,10	8	0,32
	COL SERVIR	20,00	63	1,54	1,34	0,84	0,05	11,40		49,20	0,02	18,80	11	0,42
	LATA	395,00	1236	30,42	26,47	16,59	0,91	225,15		971,70	0,40	371,30	209	8,30
523	**LEITE CONDENSADO S/LACTOSE**	**100,00**	**325**	**7,45**	**8,00**	**5,00**	**0,00**	**56,00**	**0,00**			**126,00**		
	COL CAFÉ	1,00	3	0,07	0,08	0,05	0,00	0,56	0,00			1,26		
	COL CHÁ	2,00	6	0,15	0,16	0,10	0,00	1,12	0,00			2,52		
	COL SOBREMESA	10,00	32	0,75	0,80	0,50	0,00	5,60	0,00			12,60		
	COL SOPA	15,00	49	1,12	1,20	0,75	0,00	8,40	0,00			18,90		
	COL SERVIR	20,00	65	1,49	1,60	1,00	0,00	11,20	0,00			25,20		
	LATA	395,00	1282	29,43	31,60	19,75	0,00	221,20	0,00			497,70		
524	**LEITE DE CABRA INTEGRAL**	**100,00**	**66**	**3,10**	**3,80**	**2,40**	**0,12**	**5,20**	**NA**	**112,00**	**0,10**	**74,00**	**35**	**t**
	COPO P	165,00	109	5,12	6,27	3,96	0,20	8,58		184,80	0,17	122,10	58	
	COPO D	240,00	158	7,44	9,12	5,76	0,29	12,48		268,80	0,24	177,60	84	
525	**LEITE DE CABRA INTEGRAL PÓ**	**100,00**	**537**	**25,96**	**30,44**	**20,71**	**#**	**33,24**	**0,00**	**883,79**		**322,12**		
	COL SOBREMESA R	5,00	27	1,30	1,52	1,04	0,00	1,66	0,00	44,19		16,11		
	COL SOBREMESA CH	8,00	43	2,08	2,44	1,66	0,00	2,66	0,00	70,70		25,77		
	COL SOPA R	9,00	48	2,34	2,74	1,86	0,00	2,99	0,00	79,54		28,99		
	COL SOPA CH	14,00	75	3,63	4,26	2,90	0,00	4,65	0,00	123,73		45,10		
526	**LEITE DE COCO**	**100,00**	**166**	**1,00**	**18,40**	**15,60**		**2,20**	**0,70**	**6,00**	**0,50**	**44,00**	**NA**	**t**
	COL SOPA	15,00	25	0,15	2,76	2,34		0,33	0,11	0,90	0,08	6,60		
527	**LEITE DE COCO LIGHT**	**100,00**	**100**	**0,00**	**9,33**	**8,67**	**#**	**0,00**	**0,00**			**48,00**		
	COL SOPA	15,00	15	0,00	1,40	1,30	0,00	0,00	0,00			7,20		
528	**LEITE DE VACA C/ABACATE C/AÇ**	**100,00**	**88**	**2,37**	**4,36**	**1,98**	**0,00**	**10,62**	**1,58**	**77,28**	**0,10**	**45,23**	**34**	**2,18**
	COPO P	165,00	145	3,90	7,20	3,27	0,00	17,52	2,60	127,52	0,17	74,63	56	3,59
	COPO D	240,00	212	5,68	10,47	4,76	0,00	25,49	3,78	185,48	0,25	108,56	82	5,22

Cód.	Alimentos e medidas caseiras	Quant.	Energia kcal	Ptn g	G.tot g	G.sat g	G.trans g	Carb. g	Fibra g	Ca mg	Fe mg	Na mg	Vit. A mcg RAE	Vit. C mg
529	**LEITE DE VACA C/ ACHOCOLATADO**	**100,00**	**98**	**3,06**	**3,13**	**1,92**	**0,00**	**14,45**	**0,39**	**100,93**	**0,60**	**63,88**	**124**	**0,00**
	COPO P	165,00	161	5,04	5,16	3,17	0,00	23,84	0,64	166,54	0,99	105,41	204	0,00
	COPO D	240,00	234	7,34	7,50	4,61	0,00	34,68	0,94	242,24	1,45	153,32	296	0,00
530	**LEITE DE VACA C/ BANANA C/AÇ**	**100,00**	**91**	**2,34**	**2,33**	**1,43**	**0,00**	**15,59**	**0,49**	**76,83**	**0,15**	**45,23**	**38**	**5,40**
	COPO P	165,00	150	3,87	3,85	2,36	0,00	25,73	0,80	126,76	0,25	74,63	63	8,91
	COPO D	240,00	218	5,62	5,59	3,43	0,00	37,43	1,17	184,38	0,36	108,56	92	12,96
531	**LEITE DE VACA C/BANANA E AVEIA C/AÇ**	**100,00**	**112**	**3,27**	**2,77**	**1,44**	**0,00**	**19,30**	**1,11**	**74,67**	**0,45**	**42,37**	**35**	**5,06**
	COPO P	165,00	185	5,39	4,56	2,37	0,00	31,84	1,84	123,20	0,74	69,90	58	8,35
	COPO D	240,00	269	7,84	6,64	3,45	0,00	46,31	2,67	179,20	1,07	101,68	85	12,15
532	**LEITE DE VACA C/BANANA E MAÇÃ C/AÇ**	**100,00**	**87**	**2,13**	**2,22**	**1,35**	**0,00**	**15,06**	**0,60**	**71,90**	**0,12**	**42,14**	**35**	**3,53**
	COPO P	165,00	143	3,51	3,65	2,23	0,00	24,84	0,99	118,64	0,19	69,54	57	5,83
	COPO D	240,00	208	5,11	5,32	3,24	0,00	36,13	1,45	172,57	0,28	101,14	83	8,48
533	**LEITE DE VACA C/ MAMÃO C/AÇ**	**100,00**	**74**	**2,09**	**2,17**	**1,33**	**0,00**	**12,04**	**0,55**	**75,41**	**0,11**	**42,78**	**49**	**24,11**
	COPO P	165,00	122	3,45	3,59	2,20	0,00	19,86	0,91	124,42	0,19	70,58	81	39,78
	COPO D	240,00	178	5,02	5,22	3,19	0,00	28,89	1,32	180,98	0,27	102,66	118	57,87
534	**LEITE DE VACA C/ MORANGO C/AÇ**	**100,00**	**70**	**2,17**	**2,22**	**1,31**	**0,00**	**10,79**	**0,50**	**74,54**	**0,13**	**45,34**	**33**	**20,94**
	COPO P	165,00	115	3,57	3,66	2,17	0,00	17,80	0,83	122,99	0,22	74,82	55	34,55
	COPO D	240,00	168	5,20	5,33	3,15	0,00	25,88	1,20	178,89	0,32	108,83	79	50,26
535	**LEITE DE VACA DESNATADO**	**100,00**	**33**	**3,10**	**0,15**	**0,10**	**0,00**	**4,83**	**0,00**			**65,00**		**54,20**
	COPO P	165,00	54	5,12	0,25	0,17	0,00	7,96	0,00			107,25		89,43
	COPO D	240,00	79	7,44	0,36	0,24	0,00	11,58	0,00			156,00		130,08
536	**LEITE DE VACA DESNATADO EM PÓ**	**100,00**	**362**	**34,70**	**0,90**	**0,60**	**0,02**	**53,00**	**NA**	**1363,00**	**0,90**	**432,00**	**299**	
	COL SOBREMESA R	4,00	14	1,39	0,04	0,02	0,00	2,12		54,52	0,04	17,28	12	
	COL SOBREMESA CH	7,00	25	2,43	0,06	0,04	0,00	3,71		95,41	0,06	30,24	21	
	COL SOPA R	6,00	22	2,08	0,05	0,04	0,00	3,18		81,78	0,05	25,92	18	
	COL SOPA CH	10,00	36	3,47	0,09	0,06	0,00	5,30		136,30	0,09	43,20	30	
	COL MEDIDA (9 mL)	3,80	14	1,32	0,03	0,02	0,00	2,01		51,79	0,03	16,42	11	
537	**LEITE DE VACA DESNATADO EM PÓ ADICIONADO CÁLCIO**	**100,00**	**340**	**32,50**	**0,00**	**0,00**		**50,00**	**0,00**	**2500,00**	**13,50**	**510,00**	**565**	**43,00**
	COL SOBREMESA R	4,00	14	1,30	0,00	0,00		2,00	0,00	100,00	0,54	20,40	23	1,72
	COL SOBREMESA CH	7,00	24	2,28	0,00	0,00		3,50	0,00	175,00	0,95	35,70	40	3,01
	COL SOPA R	6,00	20	1,95	0,00	0,00		3,00	0,00	150,00	0,81	30,60	34	2,58
	COL SOPA CH	10,00	34	3,25	0,00	0,00		5,00	0,00	250,00	1,35	51,00	57	4,30
538	**LEITE DE VACA INTEGRAL**	**100,00**	**57**	**3,03**	**3,00**	**1,85**	**0,00**	**4,53**	**0,00**	**112,50**		**63,00**		
	COPO P	165,00	94	4,99	4,95	3,05	0,00	7,47	0,00	185,63		103,95		
	COPO D	240,00	137	7,26	7,20	4,44	0,00	10,86	0,00	270,00		151,20		
539	**LEITE DE VACA INTEGRAL EM PÓ**	**100,00**	**497**	**25,40**	**26,90**	**16,30**	**0,94**	**39,20**	**NA**	**890,00**	**0,50**	**323,00**	**361**	
	COL SOBREMESA R	5,00	25	1,27	1,35	0,82	0,05	1,96		44,50	0,03	16,15	18	

(Continua)

Cód.	Alimentos e medidas caseiras	Quant.	Energia kcal	Ptn g	G.tot g	G.sat g	G.trans g	Carb. g	Fibra g	Ca mg	Fe mg	Na mg	Vit. A mcg RAE	Vit. C mg
(Cont.) 539	COL SOBREMESA CH	9,00	45	2,29	2,42	1,47	0,08	3,53		80,10	0,05	29,07	32	
	COL SOPA R	8,00	40	2,03	2,15	1,30	0,08	3,14		71,20	0,04	25,84	29	
	COL SOPA CH	16,00	80	4,06	4,30	2,61	0,15	6,27		142,40	0,08	51,68	58	
	COL MEDIDA (9 mL)	4,30	21	1,09	1,16	0,70	0,04	1,69		38,27	0,02	13,89	16	
540	**LEITE DE VACA SEMIDESNATADO**	**100,00**	**40**	**3,05**	**1,10**	**0,65**	**0,00**	**4,55**	**0,00**	**113,25**		**62,50**		
	COPO P	165,00	66	5,03	1,82	1,07	0,00	7,51	0,00	186,86		103,13		
	COPO D	240,00	97	7,32	2,64	1,56	0,00	10,92	0,00	271,80		150,00		
541	**LEITE DE VACA SEMIDESNATADO EM PÓ**	**100,00**	**425**	**28,86**	**13,86**	**9,55**	**#**	**45,45**	**0,00**	**1395,45**	**17,05**	**390,91**	**614**	**54,09**
	COL SOBREMESA R	5,00	21	1,44	0,69	0,48	0,00	2,27	0,00	69,77	0,85	19,55	31	2,70
	COL SOBREMESA CH	9,00	38	2,60	1,25	0,86	0,00	4,09	0,00	125,59	1,53	35,18	55	4,87
	COL SOPA R	8,00	34	2,31	1,11	0,76	0,00	3,64	0,00	111,64	1,36	31,27	49	4,33
	COL SOPA CH	16,00	68	4,62	2,22	1,53	0,00	7,27	0,00	223,27	2,73	62,55	98	8,65
542	**LEITE FERMENTADO**	**100,00**	**70**	**1,90**	**0,10**			**15,70**	**NA**	**72,00**	**t**	**33,00**	**t**	**0,50**
	COPO P	165,00	116	3,14	0,17			25,91		118,80		54,45		0,83
	COPO D	240,00	168	4,56	0,24			37,68		172,80		79,20		1,20
	GFA P	80,00	56	1,52	0,08			12,56		57,60		26,40		0,40
543	**LEITE FERMENTADO LIGHT**	**100,00**	**39**	**2,50**				**7,00**		**107,50**		**39,38**		
	UND	80,00	31	2,00				5,60		86,00		31,50		
544	**LEITE HUMANO**	**100,00**	**70**	**1,03**	**4,38**	**2,01**		**6,89**	**0,00**	**32,00**	**0,03**	**17,00**	**61**	**5,00**
545	**LENTILHA COZIDA**	**100,00**	**93**	**6,30**	**0,50**	**0,10**		**16,30**	**7,90**	**16,00**	**1,50**	**1,00**	**NA**	**t**
	COL SOPA	18,00	17	1,13	0,09	0,02		2,93	1,42	2,88	0,27	0,18		
	COL SERVIR	32,00	30	2,02	0,16	0,03		5,22	2,53	5,12	0,48	0,32		
	CONCHA M R	100,00	93	6,30	0,50	0,10		16,30	7,90	16,00	1,50	1,00		
	CONCHA M CH	160,00	149	10,08	0,80	0,16		26,08	12,64	25,60	2,40	1,60		
546	**LEVEDO DE CERVEJA**	**100,00**	**325**	**40,40**	**7,61**	**1,00**		**41,20**	**26,90**	**30,00**	**2,17**	**51,00**	**0**	**0,30**
	COL CHÁ R	3,00	10	1,21	0,23	0,03		1,24	0,81	0,90	0,07	1,53	0	0,01
	COL CHÁ CH	6,00	20	2,42	0,46	0,06		2,47	1,61	1,80	0,13	3,06	0	0,02
	COL SOBREMESA R	8,00	26	3,23	0,61	0,08		3,30	2,15	2,40	0,17	4,08	0	0,02
	COL SOBREMESA CH	17,00	55	6,87	1,29	0,17		7,00	4,57	5,10	0,37	8,67	0	0,05
	COL SOPA R	18,00	59	7,27	1,37	0,18		7,42	4,84	5,40	0,39	9,18	0	0,05
	COL SOPA CH	27,00	88	10,91	2,05	0,27		11,12	7,26	8,10	0,59	13,77	0	0,08
547	**LICHIA**	**100,00**	**66**	**0,83**	**0,44**	**0,10**	**0,00**	**16,50**	**1,30**	**5,00**	**0,31**	**1,00**	**0**	**71,50**
	UND M	12,00	8	0,10	0,05	0,01	0,00	1,98	0,16	0,60	0,04	0,12	0	8,58
548	**LICOR**	**100,00**	**371**	**0,00**	**0,30**	**0,01**		**41,60**	**0,00**	**0,00**	**0,07**	**5,00**	**0**	**0,00**
	CÁLICE	40,00	148	0,00	0,12	0,00		16,64	0,00	0,00	0,03	2,00	0	0,00
549	**LIMÃO-GALEGO**	**100,00**	**32**	**0,90**	**0,10**			**11,10**	**1,20**	**51,00**	**0,20**	**1,00**	**NA**	**38,20**
	UND P	32,00	10	0,29	0,03			3,55	0,38	16,32	0,06	0,32		12,22
	UND M	43,00	14	0,39	0,04			4,77	0,52	21,93	0,09	0,43		16,43
550	**LIMÃO-TAITI**	**100,00**	**32**	**0,90**	**0,10**			**11,10**	**1,20**	**51,00**	**0,20**	**1,00**	**NA**	**38,20**
	FATIA P	5,00	2	0,05	0,01			0,56	0,06	2,55	0,01	0,05		1,91
	FATIA M	9,00	3	0,08	0,01			1,00	0,11	4,59	0,02	0,09		3,44
	FATIA G	12,00	4	0,11	0,01			1,33	0,14	6,12	0,02	0,12		4,58
	UND M	68,00	22	0,61	0,07			7,55	0,82	34,68	0,14	0,68		25,98
	UND G	84,00	27	0,76	0,08			9,32	1,01	42,84	0,17	0,84		32,09

Cód.	Alimentos e medidas caseiras	Quant.	Energia kcal	Ptn g	G.tot g	G.sat g	G.trans g	Carb. g	Fibra g	Ca mg	Fe mg	Na mg	Vit. A mcg RAE	Vit. C mg
551	**LIMONADA C/AÇ**	**100,00**	**24**	**0,11**	**0,01**	**0,00**	**0,00**	**6,09**	**0,12**	**5,30**	**0,02**	**0,73**	**0**	**3,82**
	COPO P	165,00	40	0,18	0,02	0,00	0,00	10,04	0,19	8,75	0,04	1,20	0	6,30
	COPO D	240,00	58	0,26	0,03	0,00	0,00	14,60	0,28	12,72	0,06	1,74	0	9,17
552	**LÍNGUA BOVINA ENSOPADA**	**100,00**	**45**	**2,43**	**2,41**	**0,32**	**0,01**	**3,73**	**0,54**	**769,37**	**9,46**	**231,29**	**7**	**72,01**
	FATIA M	30,00	14	0,73	0,72	0,09	0,00	1,12	0,16	230,81	2,84	69,39	2	21,60
553	**LINGUIÇA DE FRANGO GRELHADA**	**100,00**	**244**	**18,20**	**18,40**	**4,70**	**0,04**	**0,00**	**NA**	**14,00**	**0,70**	**1351,00**	**t**	
	FATIA M	10,00	24	1,82	1,84	0,47	0,00	0,00		1,40	0,07	135,10		
	UND M	60,00	146	10,92	11,04	2,82	0,02	0,00		8,40	0,42	810,60		
554	**LINGUIÇA DE PORCO GRELHADA**	**100,00**	**296**	**23,20**	**21,90**	**7,00**	**0,03**	**0,00**	**NA**	**8,00**	**1,00**	**1456,00**	**t**	
	COL SOBREMESA CH (PICADA)	15,00	44	3,48	3,29	1,05	0,00	0,00		1,20	0,15	218,40		
	COL SOPA CH (PICADA)	22,00	65	5,10	4,82	1,54	0,01	0,00		1,76	0,22	320,32		
	COL SERVIR CH (PICADA)	36,00	107	8,35	7,88	2,52	0,01	0,00		2,88	0,36	524,16		
	ESC M R (PICADA)	80,00	237	18,56	17,52	5,60	0,02	0,00		6,40	0,80	1164,80		
	FATIA M	60,00	178	13,92	13,14	4,20	0,02	0,00		4,80	0,60	873,60		
	GOMO	60,00	178	13,92	13,14	4,20	0,02	0,00		4,80	0,60	873,60		
	GUANABARA FATIA	5,00	15	1,16	1,10	0,35	0,00	0,00		0,40	0,05	72,80		
	GUANABARA 20 CM	100,00	296	23,20	21,90	7,00	0,03	0,00		8,00	1,00	1456,00		
	UND CALABRESA	40,00	118	9,28	8,76	2,80	0,01	0,00		3,20	0,40	582,40		
555	**LINGUIÇA VEGANA GRELHADA**	**100,00**	**334**	**13,68**	**22,80**	**9,36**	**0,00**	**18,48**	**0,48**	**0,00**		**960,00**		
	UND M	41,50	138	5,68	9,46	3,88	0,00	7,67	0,20	0,00		398,40		
556	**LINHAÇA**	**100,00**	**495**	**14,10**	**32,30**	**4,20**		**43,30**	**33,50**	**211,00**	**4,70**	**9,00**	**NA**	**t**
	COL CAFÉ CH	1,60	8	0,23	0,52	0,07		0,69	0,54	3,38	0,08	0,14		
	COL CHÁ CH	2,00	10	0,28	0,65	0,08		0,87	0,67	4,22	0,09	0,18		
	COL SOBREMESA CH	7,00	35	0,99	2,26	0,29		3,03	2,35	14,77	0,33	0,63		
	COL SOPA CH	10,00	50	1,41	3,23	0,42		4,33	3,35	21,10	0,47	0,90		
557	**LINHAÇA TRITURADA**	**100,00**	**495**	**14,10**	**32,30**	**4,20**		**43,30**	**33,50**	**211,00**	**4,70**	**9,00**	**NA**	**t**
	COL CAFÉ N	0,70	3	0,10	0,23	0,03		0,30	0,23	1,48	0,03	0,06		
	COL CAFÉ R	1,00	5	0,14	0,32	0,04		0,43	0,34	2,11	0,05	0,09		
	COL CAFÉ CH	2,00	10	0,28	0,65	0,08		0,87	0,67	4,22	0,09	0,18		
	COL CHÁ N	1,20	6	0,17	0,39	0,05		0,52	0,40	2,53	0,06	0,11		
	COL CHÁ R	2,30	11	0,32	0,74	0,10		1,00	0,77	4,85	0,11	0,21		
	COL CHÁ CH	4,00	20	0,56	1,29	0,17		1,73	1,34	8,44	0,19	0,36		
	COL SOBREMESA N	4,00	20	0,56	1,29	0,17		1,73	1,34	8,44	0,19	0,36		
	COL SOBREMESA R	6,00	30	0,85	1,94	0,25		2,60	2,01	12,66	0,28	0,54		
	COL SOBREMESA CH	9,00	45	1,27	2,91	0,38		3,90	3,02	18,99	0,42	0,81		
	COL SOPA N	6,00	30	0,85	1,94	0,25		2,60	2,01	12,66	0,28	0,54		
	COL SOPA R	10,00	50	1,41	3,23	0,42		4,33	3,35	21,10	0,47	0,90		
	COL SOPA CH	16,00	79	2,26	5,17	0,67		6,93	5,36	33,76	0,75	1,44		
	POTE N	122,00	604	17,20	39,41	5,12		52,83	40,87	257,42	5,73	10,98		
558	**LOMBO DE PORCO ASSADO**	**100,00**	**210**	**35,70**	**6,40**	**2,60**	**0,02**	**0,00**	**NA**	**20,00**	**0,50**	**39,00**	**t**	
	FATIA P	50,00	105	17,85	3,20	1,30	0,01	0,00		10,00	0,25	19,50		

(Continua)

Cód.	Alimentos e medidas caseiras	Quant.	Energia kcal	Ptn g	G.tot g	G.sat g	G.trans g	Carb. g	Fibra g	Ca mg	Fe mg	Na mg	Vit. A mcg RAE	Vit. C mg
(Cont.) 558	FATIA M	100,00	210	35,70	6,40	2,60	0,02	0,00		20,00	0,50	39,00		
	FATIA G	131,00	275	46,77	8,38	3,41	0,03	0,00		26,20	0,66	51,09		
559	**LULA GRELHADA**	**100,00**	**175**	**17,90**	**7,48**	**1,88**		**7,79**	**0,00**	**39,00**	**1,01**	**306,00**	**11**	**4,20**
	COL SOPA CH	18,00	32	3,22	1,35	0,34		1,40	0,00	7,02	0,18	55,08	2	0,76
	COL SERVIR CH	34,00	60	6,09	2,54	0,64		2,65	0,00	13,26	0,34	104,04	4	1,43
560	**MAÇÃ ARGENTINA**	**100,00**	**63**	**0,20**	**0,20**	**0,10**		**16,60**	**2,00**	**3,00**	**0,10**	**1,00**	**NA**	**1,50**
	COL CAFÉ CH (PICADA)	2,50	2	0,01	0,01	0,00		0,42	0,05	0,08	0,00	0,03		0,04
	COL CAFÉ CH (RASPADA)	3,00	2	0,01	0,01	0,00		0,50	0,06	0,09	0,00	0,03		0,05
	COL CHÁ CH (PICADA)	5,00	3	0,01	0,01	0,01		0,83	0,10	0,15	0,01	0,05		0,08
	COL CHÁ CH (RASPADA)	6,00	4	0,01	0,01	0,01		1,00	0,12	0,18	0,01	0,06		0,09
	COL SOBREMESA CH (PICADA)	10,00	6	0,02	0,02	0,01		1,66	0,20	0,30	0,01	0,10		0,15
	COL SOBREMESA CH (RASPADA)	12,00	8	0,02	0,02	0,01		1,99	0,24	0,36	0,01	0,12		0,18
	COL SOPA CH (PICADA)	14,00	9	0,03	0,03	0,01		2,32	0,28	0,42	0,01	0,14		0,21
	COL SOPA CH (RASPADA)	19,00	12	0,04	0,04	0,02		3,15	0,38	0,57	0,02	0,19		0,29
	UND P	170,00	107	0,34	0,34	0,17		28,22	3,40	5,10	0,17	1,70		2,55
	UND M	190,00	120	0,38	0,38	0,19		31,54	3,80	5,70	0,19	1,90		2,85
	UND G	230,00	145	0,46	0,46	0,23		38,18	4,60	6,90	0,23	2,30		3,45
	POTE N (PICADA)	100,00	63	0,20	0,20	0,10		16,60	2,00	3,00	0,10	1,00		1,50
561	**MAÇÃ DESIDRATADA**	**100,00**	**243**	**0,93**	**0,32**	**0,05**		**65,90**	**8,70**	**14,00**	**1,40**	**87,00**	**0**	**3,90**
	UND M	40,00	97	0,37	0,13	0,02		26,36	3,48	5,60	0,56	34,80	0	1,56
562	**MAÇÃ FUJI**	**100,00**	**56**	**0,30**	**t**			**15,20**	**1,30**	**2,00**	**0,10**	**t**	**2**	**2,40**
	COL CAFÉ CH (PICADA)	2,50	1	0,01				0,38	0,03	0,05	0,00		0	0,06
	COL CAFÉ CH (RASPADA)	3,00	2	0,01				0,46	0,04	0,06	0,00		0	0,07
	COL CHÁ CH (PICADA)	5,00	3	0,02				0,76	0,07	0,10	0,01		0	0,12
	COL CHÁ CH (RASPADA)	6,00	3	0,02				0,91	0,08	0,12	0,01		0	0,14
	COL SOBREMESA CH (PICADA)	10,00	6	0,03				1,52	0,13	0,20	0,01		0	0,24
	COL SOBREMESA CH (RASPADA)	12,00	7	0,04				1,82	0,16	0,24	0,01		0	0,29
	COL SOPA CH (PICADA)	14,00	8	0,04				2,13	0,18	0,28	0,01		0	0,34
	COL SOPA CH (RASPADA)	19,00	11	0,06				2,89	0,25	0,38	0,02		0	0,46
	UND P	145,00	81	0,44				22,04	1,89	2,90	0,15		3	3,48
	UND M	160,00	90	0,48				24,32	2,08	3,20	0,16		3	3,84
	UND G	190,00	106	0,57				28,88	2,47	3,80	0,19		4	4,56
	POTE N (PICADA)	100,00	56	0,30				15,20	1,30	2,00	0,10		2	2,40
563	**MAÇÃ GALA**	**100,00**	**61**	**0,13**	**0,15**			**14,80**	**2,10**	**7,00**	**0,06**			
	UND PP	52,00	32	0,07	0,08			7,70	1,09	3,64	0,03			
	UND P	100,00	61	0,13	0,15			14,80	2,10	7,00	0,06			

Cód.	Alimentos e medidas caseiras	Quant.	Energia kcal	Ptn g	G.tot g	G.sat g	G.trans g	Carb. g	Fibra g	Ca mg	Fe mg	Na mg	Vit. A mcg RAE	Vit. C mg
(Cont.) 563	UND M	140,00	85	0,18	0,21			20,72	2,94	9,80	0,08			
	UND G	180,00	110	0,23	0,27			26,64	3,78	12,60	0,11			
564	**MAÇÃ VERDE**	**100,00**	**58**	**0,44**	**0,19**		**0,00**	**13,60**	**2,80**	**5,00**	**0,15**		**5**	
	UND P	156,00	90	0,69	0,30		0,00	21,22	4,37	7,80	0,23		8	
	UND M	227,00	132	1,00	0,43		0,00	30,87	6,36	11,35	0,34		11	
	UND G	271,00	157	1,19	0,51		0,00	36,86	7,59	13,55	0,41		14	
565	**MACARRÃO À BOLONHESA (ESPAGUETE)**	**100,00**	**120**	**4,90**	**0,90**	**0,30**	**t**	**22,50**	**0,80**	**11,00**	**1,40**	**9,00**	**t**	**t**
	COL SOPA CH	25,00	30	1,23	0,23	0,08		5,63	0,20	2,75	0,35	2,25		
	COL SERVIR CH	50,00	60	2,45	0,45	0,15		11,25	0,40	5,50	0,70	4,50		
	ESC M R	75,00	90	3,68	0,68	0,23		16,88	0,60	8,25	1,05	6,75		
	ESC M CH	110,00	132	5,39	0,99	0,33		24,75	0,88	12,10	1,54	9,90		
	GARFADA	30,00	36	1,47	0,27	0,09		6,75	0,24	3,30	0,42	2,70		
	PEGADOR	110,00	132	5,39	0,99	0,33		24,75	0,88	12,10	1,54	9,90		
	PRATO RASO R	200,00	240	9,80	1,80	0,60		45,00	1,60	22,00	2,80	18,00		
	PRATO RASO CH	320,00	384	15,68	2,88	0,96		72,00	2,56	35,20	4,48	28,80		
	PRATO FD R	280,00	336	13,72	2,52	0,84		63,00	2,24	30,80	3,92	25,20		
	PRATO FD CH	400,00	480	19,60	3,60	1,20		90,00	3,20	44,00	5,60	36,00		
566	**MACARRÃO AO ALHO E ÓLEO (ESPAGUETE)**	**100,00**	**239**	**3,45**	**14,98**	**4,18**	**0,24**	**23,25**	**1,01**	**7,26**	**0,94**	**387,09**	**47**	**2,97**
	COL SOPA CH	25,00	60	0,86	3,75	1,04	0,06	5,81	0,25	1,81	0,24	96,77	12	0,74
	COL SERVIR CH	50,00	120	1,72	7,49	2,09	0,12	11,63	0,51	3,63	0,47	193,54	23	1,49
	ESC M R	75,00	179	2,58	11,24	3,13	0,18	17,44	0,76	5,44	0,71	290,31	35	2,23
	ESC M CH	110,00	263	3,79	16,48	4,60	0,26	25,58	1,11	7,98	1,03	425,80	52	3,27
	GARFADA	30,00	72	1,03	4,49	1,25	0,07	6,98	0,30	2,18	0,28	116,13	14	0,89
	PEGADOR	110,00	263	3,79	16,48	4,60	0,26	25,58	1,11	7,98	1,03	425,80	52	3,27
	PRATO RASO R	200,00	478	6,89	29,97	8,35	0,48	46,51	2,02	14,51	1,88	774,17	94	5,95
	PRATO RASO CH	320,00	765	11,03	47,94	13,37	0,77	74,41	3,24	23,22	3,01	1238,68	150	9,51
	PRATO FD R	280,00	670	9,65	41,95	11,70	0,67	65,11	2,83	20,32	2,63	1083,84	131	8,32
	PRATO FD CH	400,00	957	13,78	59,93	16,71	0,96	93,01	4,05	29,02	3,76	1548,35	187	11,89
	POTE N	103,00	246	3,55	15,43	4,30	0,25	23,95	1,04	7,47	0,97	398,70	48	3,06
567	**MACARRÃO AO SUGO (ESPAGUETE)**	**100,00**	**166**	**3,44**	**6,45**	**1,05**	**0,05**	**24,16**	**1,22**	**7,13**	**1,09**	**220,25**	**4**	**1,66**
	COL SOPA CH	25,00	41	0,86	1,61	0,26	0,01	6,04	0,30	1,78	0,27	55,06	1	0,41
	COL SERVIR CH	50,00	83	1,72	3,23	0,52	0,03	12,08	0,61	3,57	0,54	110,13	2	0,83
	ESC M R	75,00	124	2,58	4,84	0,79	0,04	18,12	0,91	5,35	0,82	165,19	3	1,24
	ESC M CH	110,00	182	3,78	7,10	1,15	0,06	26,57	1,34	7,85	1,20	242,28	4	1,82
	GARFADA	30,00	50	1,03	1,94	0,31	0,02	7,25	0,37	2,14	0,33	66,08	1	0,50
	PEGADOR	110,00	182	3,78	7,10	1,15	0,06	26,57	1,34	7,85	1,20	242,28	4	1,82
	PRATO RASO R	200,00	331	6,87	12,90	2,09	0,11	48,31	2,44	14,27	2,18	440,50	8	3,31
	PRATO RASO CH	320,00	530	11,00	20,64	3,35	0,17	77,30	3,90	22,83	3,48	704,80	12	5,30
	PRATO FD R	280,00	464	9,62	18,06	2,93	0,15	67,64	3,41	19,98	3,05	616,70	11	4,64
	PRATO FD CH	400,00	662	13,75	25,80	4,19	0,22	96,63	4,88	28,54	4,35	881,00	15	6,63
	POTE N	180,00	298	6,19	11,61	1,88	0,10	43,48	2,19	12,84	1,96	396,45	7	2,98
568	**MACARRÃO COZIDO C/SAL**	**100,00**	**131**	**3,72**	**0,60**	**0,16**	**0,03**	**28,21**	**0,95**	**6,72**	**0,33**	**4,02**	**0**	**0,00**
	COL SOPA CH (ESPAGUETE)	25,00	33	0,93	0,15	0,04	0,01	7,05	0,24	1,68	0,08	1,00	0	0,00

(Continua)

Cód.	Alimentos e medidas caseiras	Quant.	Energia kcal	Ptn g	G.tot g	G.sat g	G.trans g	Carb. g	Fibra g	Ca mg	Fe mg	Na mg	Vit. A mcg RAE	Vit. C mg
(Cont.) 568	COL SOPA CH (GOELA DE PATO)	27,00	35	1,01	0,16	0,04	0,01	7,62	0,26	1,81	0,09	1,08	0	0,00
	COL SOPA CH (PARAFUSO/ PENNE)	20,00	26	0,74	0,12	0,03	0,01	5,64	0,19	1,34	0,07	0,80	0	0,00
	COL SERVIR CH (ESPAGUETE)	50,00	66	1,86	0,30	0,08	0,01	14,11	0,48	3,36	0,16	2,01	0	0,00
	COL SERVIR CH (PENNE)	35,00	46	1,30	0,21	0,06	0,01	9,88	0,33	2,35	0,11	1,41	0	0,00
	ESC M R (ESPAGUETE)	75,00	98	2,79	0,45	0,12	0,02	21,16	0,71	5,04	0,25	3,01	0	0,00
	ESC M CH (ESPAGUETE)	110,00	144	4,10	0,66	0,18	0,03	31,04	1,05	7,39	0,36	4,42	0	0,00
	GARFADA (ESPAGUETE)	30,00	39	1,12	0,18	0,05	0,01	8,46	0,29	2,01	0,10	1,20	0	0,00
	PEGADOR (ESPAGUETE)	110,00	144	4,10	0,66	0,18	0,03	31,04	1,05	7,39	0,36	4,42	0	0,00
	POTE N (ESPAGUETE)	103,00	135	3,83	0,62	0,17	0,03	29,06	0,98	6,92	0,34	4,14	0	0,00
	PRATO RASO R (ESPAGUETE)	200,00	262	7,45	1,20	0,32	0,06	56,43	1,91	13,43	0,66	8,03	0	0,00
	PRATO RASO CH (ESPAGUETE)	320,00	419	11,91	1,92	0,51	0,09	90,29	3,05	21,49	1,05	12,85	0	0,00
	PRATO FD R (ESPAGUETE)	280,00	367	10,42	1,68	0,45	0,08	79,00	2,67	18,80	0,92	11,24	0	0,00
	PRATO FD R (PENNE)	150,00	197	5,58	0,90	0,24	0,04	42,32	1,43	10,07	0,49	6,02	0	0,00
	PRATO FD CH (ESPAGUETE)	400,00	524	14,89	2,39	0,64	0,12	112,86	3,81	26,86	1,31	16,06	0	0,00
	PRATO FD CH (PENNE)	320,00	419	11,91	1,92	0,51	0,09	90,29	3,05	21,49	1,05	12,85	0	0,00
	UND (PENNE)	2,50	3	0,09	0,01	0,00	0,00	0,71	0,02	0,17	0,01	0,10	0	0,00
569	**MACARRÃO DE ARROZ (BIFUM) COZIDO**	**100,00**	**82**	**5,52**	**0,06**	**0,00**	**0,00**	**0,00**	**0,00**	**0,00**	**0,00**	**0,00**	**0**	**0,00**
	COL SOPA CH	29,00	24	1,60	0,02	0,00	0,00	0,00	0,00	0,00	0,00	0,00	0	0,00
	COL SERVIR CH	59,00	48	3,26	0,03	0,00	0,00	0,00	0,00	0,00	0,00	0,00	0	0,00
	GARFADA	27,00	22	1,49	0,01	0,00	0,00	0,00	0,00	0,00	0,00	0,00	0	0,00
	POTE N	188,00	154	10,39	0,10	0,00	0,00	0,00	0,00	0,00	0,00	0,00	0	0,00
570	**MACARRÃO DE FARINHA DE ARROZ COZIDO**	**100,00**	**189**	**3,92**	**0,54**	**0,14**	**0,00**	**41,85**	**0,48**			**2,70**		
	PRATO RASO R	200,00	378	7,83	1,08	0,27	0,00	83,70	0,95			5,40		
571	**MACARRÃO INSTANTÂNEO COZIDO C/TEMPERO**	**100,00**	**174**	**3,52**	**6,88**	**1,67**	**0,00**	**24,96**	**2,24**	**7,20**	**0,32**	**606,40**	**0**	**0,00**
	COL SOPA CH	25,00	44	0,88	1,72	0,42	0,00	6,24	0,56	1,80	0,08	151,60	0	0,00
	COL SERVIR CH	50,00	87	1,76	3,44	0,83	0,00	12,48	1,12	3,60	0,16	303,20	0	0,00
	ESC M R	75,00	131	2,64	5,16	1,25	0,00	18,72	1,68	5,40	0,24	454,80	0	0,00
	ESC M CH	110,00	192	3,87	7,57	1,83	0,00	27,46	2,46	7,92	0,35	667,04	0	0,00
	PEGADOR	110,00	192	3,87	7,57	1,83	0,00	27,46	2,46	7,92	0,35	667,04	0	0,00
	PRATO RASO R	200,00	349	7,04	13,76	3,34	0,00	49,92	4,48	14,40	0,64	1212,80	0	0,00
	PRATO RASO CH	320,00	558	11,26	22,02	5,34	0,00	79,87	7,17	23,04	1,02	1940,48	0	0,00
	PRATO FD R	280,00	488	9,86	19,26	4,67	0,00	69,89	6,27	20,16	0,90	1697,92	0	0,00
	PRATO FD CH	400,00	698	14,08	27,52	6,67	0,00	99,84	8,96	28,80	1,28	2425,60	0	0,00

Cód.	Alimentos e medidas caseiras	Quant.	Energia kcal	Ptn g	G.tot g	G.sat g	G.trans g	Carb. g	Fibra g	Ca mg	Fe mg	Na mg	Vit. A mcg RAE	Vit. C mg
572	**MACARRÃO INTEGRAL COZIDO**	**100,00**	**148**	**5,95**	**1,70**	**0,24**		**29,90**	**3,90**	**13,00**	**1,71**	**235,00**	**0**	**0,00**
	COL SOPA CH	25,00	37	1,49	0,43	0,06		7,48	0,98	3,25	0,43	58,75	0	0,00
	COL SERVIR CH	50,00	74	2,98	0,85	0,12		14,95	1,95	6,50	0,86	117,50	0	0,00
	ESC M R	75,00	111	4,46	1,28	0,18		22,43	2,93	9,75	1,28	176,25	0	0,00
	ESC M CH	110,00	163	6,55	1,87	0,27		32,89	4,29	14,30	1,88	258,50	0	0,00
	GARFADA	30,00	44	1,79	0,51	0,07		8,97	1,17	3,90	0,51	70,50	0	0,00
	PEGADOR	110,00	163	6,55	1,87	0,27		32,89	4,29	14,30	1,88	258,50	0	0,00
	PRATO RASO R	200,00	296	11,90	3,40	0,48		59,80	7,80	26,00	3,42	470,00	0	0,00
	PRATO RASO CH	320,00	474	19,04	5,44	0,77		95,68	12,48	41,60	5,47	752,00	0	0,00
	PRATO FD R	280,00	414	16,66	4,76	0,68		83,72	10,92	36,40	4,79	658,00	0	0,00
	PRATO FD CH	400,00	592	23,80	6,80	0,97		119,60	15,60	52,00	6,84	940,00	0	0,00
573	**MACARON DE CHOCOLATE**	**100,00**	**457**	**6,28**	**17,85**	**9,08**	**0,22**	**69,80**	**1,24**	**104,22**	**2,39**	**62,34**	**28**	**0,00**
	UND M	13,00	59	0,82	2,32	1,18	0,03	9,07	0,16	13,55	0,31	8,10	4	0,00
574	**MAIONESE CASEIRA**	**100,00**	**664**	**2,33**	**72,27**	**11,20**	**0,35**	**1,29**	**0,25**	**10,25**	**0,48**	**274,88**	**25**	**0,22**
	COL CHÁ R	3,00	20	0,07	2,17	0,34	0,01	0,04	0,01	0,31	0,01	8,25	1	0,01
	COL CHÁ CH	6,00	40	0,14	4,34	0,67	0,02	0,08	0,02	0,62	0,03	16,49	2	0,01
	COL SOBREMESA R	12,00	80	0,28	8,67	1,34	0,04	0,16	0,03	1,23	0,06	32,99	3	0,03
	COL SOBREMESA CH	17,00	113	0,40	12,29	1,90	0,06	0,22	0,04	1,74	0,08	46,73	4	0,04
	COL SOPA R	17,00	113	0,40	12,29	1,90	0,06	0,22	0,04	1,74	0,08	46,73	4	0,04
	COL SOPA CH	27,00	179	0,63	19,51	3,02	0,10	0,35	0,07	2,77	0,13	74,22	7	0,06
	COL SERVIR R	35,00	232	0,81	25,30	3,92	0,12	0,45	0,09	3,59	0,17	96,21	9	0,08
	COL SERVIR CH	50,00	332	1,16	36,14	5,60	0,18	0,65	0,13	5,13	0,24	137,44	13	0,11
	PQ/CREAM CRACKER	1,00	7	0,02	0,72	0,11	0,00	0,01	0,00	0,10	0,00	2,75	0	0,00
	MQ/CREAM CRACKER	2,00	13	0,05	1,45	0,22	0,01	0,03	0,01	0,21	0,01	5,50	1	0,00
	GQ/CREAM CRACKER	3,00	20	0,07	2,17	0,34	0,01	0,04	0,01	0,31	0,01	8,25	1	0,01
	PQ/PÃO DE FORMA	4,00	27	0,09	2,89	0,45	0,01	0,05	0,01	0,41	0,02	11,00	1	0,01
	MQ/PÃO DE FORMA	8,00	53	0,19	5,78	0,90	0,03	0,10	0,02	0,82	0,04	21,99	2	0,02
	GQ/PÃO DE FORMA	12,00	80	0,28	8,67	1,34	0,04	0,16	0,03	1,23	0,06	32,99	3	0,03
	PQ/PÃO FRANCÊS	10,00	66	0,23	7,23	1,12	0,04	0,13	0,03	1,03	0,05	27,49	3	0,02
	MQ/PÃO FRANCÊS	14,00	93	0,33	10,12	1,57	0,05	0,18	0,04	1,44	0,07	38,48	4	0,03
	GQ/PÃO FRANCÊS	24,00	159	0,56	17,35	2,69	0,08	0,31	0,06	2,46	0,11	65,97	6	0,05
575	**MAIONESE LIGHT**	**100,00**	**200**	**0,00**	**17,50**	**2,92**	**#**	**10,00**	**0,00**			**795,83**		
	COL CHÁ R	3,00	6	0,00	0,53	0,09	0,00	0,30	0,00			23,88		
	COL CHÁ CH	6,00	12	0,00	1,05	0,18	0,00	0,60	0,00			47,75		
	COL SOBREMESA R	12,00	24	0,00	2,10	0,35	0,00	1,20	0,00			95,50		
	COL SOBREMESA CH	17,00	34	0,00	2,98	0,50	#	1,70	0,00			135,29		
	COL SOPA R	17,00	34	0,00	2,98	0,50	#	1,70	0,00			135,29		
	COL SOPA CH	27,00	54	0,00	4,73	0,79	#	2,70	0,00			214,88		
	COL SERVIR R	35,00	70	0,00	6,13	1,02	#	3,50	0,00			278,54		
	COL SERVIR CH	50,00	100	0,00	8,75	1,46	#	5,00	0,00			397,92		
	PQ/CREAM CRACKER	1,00	2	0,00	0,18	0,03	0,00	0,10	0,00			7,96		
	MQ/CREAM CRACKER	2,00	4	0,00	0,35	0,06	0,00	0,20	0,00			15,92		

(Continua)

Cód.	Alimentos e medidas caseiras	Quant.	Energia kcal	Ptn g	G.tot g	G.sat g	G.trans g	Carb. g	Fibra g	Ca mg	Fe mg	Na mg	Vit. A mcg RAE	Vit. C mg
(Cont.) 575	GQ/CREAM CRACKER	3,00	6	0,00	0,53	0,09	0,00	0,30	0,00			23,88		
	PQ/PÃO DE FORMA	4,00	8	0,00	0,70	0,12	0,00	0,40	0,00			31,83		
	MQ/PÃO DE FORMA	8,00	16	0,00	1,40	0,23	0,00	0,80	0,00			63,67		
	GQ/PÃO DE FORMA	12,00	24	0,00	2,10	0,35	0,00	1,20	0,00			95,50		
	PQ/PÃO FRANCÊS	10,00	20	0,00	1,75	0,29	0,00	1,00	0,00			79,58		
	MQ/PÃO FRANCÊS	14,00	28	0,00	2,45	0,41	#	1,40	0,00			111,42		
	GQ/PÃO FRANCÊS	24,00	48	0,00	4,20	0,70	#	2,40	0,00			191,00		
576	**MAIONESE TRADICIONAL**	**100,00**	**302**	**0,60**	**30,50**	**4,10**	**0,17**	**7,90**	**NA**	**3,00**	**0,10**	**787,00**	**8**	**t**
	COL CHÁ R	3,00	9	0,02	0,92	0,12	0,01	0,24		0,09	0,00	23,61	0	
	COL CHÁ CH	6,00	18,	0,04	1,83	0,25	0,01	0,47		0,18	0,01	47,22	0	
	COL SOBREMESA R	12,00	36	0,07	3,66	0,49	0,02	0,95		0,36	0,01	94,44	1	
	COL SOBREMESA CH	17,00	51	0,10	5,19	0,70	0,03	1,34		0,51	0,02	133,79	1	
	COL SOPA R	17,00	51	0,10	5,19	0,70	0,03	1,34		0,51	0,02	133,79	1	
	COL SOPA CH	27,00	82	0,16	8,24	1,11	0,05	2,13		0,81	0,03	212,49	2	
	COL SERVIR R	35,00	106	0,21	10,68	1,44	0,06	2,77		1,05	0,04	275,45	3	
	COL SERVIR CH	50,00	151	0,30	15,25	2,05	0,09	3,95		1,50	0,05	393,50	4	
	PQ/CREAM CRACKER	1,00	3	0,01	0,31	0,04	0,00	0,08		0,03	0,00	7,87	0	
	MQ/CREAM CRACKER	2,00	6	0,01	0,61	0,08	0,00	0,16		0,06	0,00	15,74	0	
	GQ/CREAM CRACKER	3,00	9	0,02	0,92	0,12	0,01	0,24		0,09	0,00	23,61	0	
	PQ/PÃO DE FORMA	4,00	12	0,02	1,22	0,16	0,01	0,32		0,12	0,00	31,48	0	
	MQ/PÃO DE FORMA	8,00	24	0,05	2,44	0,33	0,01	0,63		0,24	0,01	62,96	1	
	GQ/PÃO DE FORMA	12,00	36	0,07	3,66	0,49	0,02	0,95		0,36	0,01	94,44	1	
	PQ/PÃO FRANCÊS	10,00	30	0,06	3,05	0,41	0,02	0,79		0,30	0,01	78,70	1	
	MQ/PÃO FRANCÊS	14,00	42	0,08	4,27	0,57	0,02	1,11		0,42	0,01	110,18	1	
	GQ/PÃO FRANCÊS	24,00	72	0,14	7,32	0,98	0,04	1,90		0,72	0,02	188,88	2	
577	**MAIONESE VEGANA**	**100,00**	**233**	**0,00**	**23,75**	**2,50**	**#**	**0,00**	**0,00**			**762,50**		
	COL CHÁ R	3,00	7	0,00	0,71	0,08	0,00	0,00	0,00			22,88		
	COL CHÁ CH	6,00	14	0,00	1,43	0,15	0,00	0,00	0,00			45,75		
	COL SOBREMESA R	12,00	28	0,00	2,85	0,30	0,00	0,00	0,00			91,50		
	COL SOBREMESA CH	17,00	40	0,00	4,04	0,43	#	0,00	0,00			129,63		
	COL SOPA R	17,00	40	0,00	4,04	0,43	#	0,00	0,00			129,63		
	COL SOPA CH	27,00	63	0,00	6,41	0,68	#	0,00	0,00			205,88		
	COL SERVIR R	35,00	82	0,00	8,31	0,88	#	0,00	0,00			266,88		
	COL SERVIR CH	50,00	117	0,00	11,88	1,25	#	0,00	0,00			381,25		
	PQ/CREAM CRACKER	1,00	2	0,00	0,24	0,03	0,00	0,00	0,00			7,63		
	MQ/CREAM CRACKER	2,00	5	0,00	0,48	0,05	0,00	0,00	0,00			15,25		
	GQ/CREAM CRACKER	3,00	7	0,00	0,71	0,08	0,00	0,00	0,00			22,88		
	PQ/PÃO DE FORMA	4,00	9	0,00	0,95	0,10	0,00	0,00	0,00			30,50		
	MQ/PÃO DE FORMA	8,00	19	0,00	1,90	0,20	0,00	0,00	0,00			61,00		
	GQ/PÃO DE FORMA	12,00	28	0,00	2,85	0,30	0,00	0,00	0,00			91,50		
	PQ/PÃO FRANCÊS	10,00	23	0,00	2,38	0,25	0,00	0,00	0,00			76,25		

Cód.	Alimentos e medidas caseiras	Quant.	Energia kcal	Ptn g	G.tot g	G.sat g	G.trans g	Carb. g	Fibra g	Ca mg	Fe mg	Na mg	Vit. A mcg RAE	Vit. C mg
(Cont.) 577	MQ/PÃO FRANCÊS	14,00	33	0,00	3,33	0,35	#	0,00	0,00			106,75		
	GQ/PÃO FRANCÊS	24,00	56	0,00	5,70	0,60	#	0,00	0,00			183,00		
578	**MALTODEXTRINA PÓ**	**100,00**	**375**	**0,00**	**0,00**	**0,00**	**0,00**	**87,50**	**0,00**	**0,00**	**0,00**	**0,00**		
	COL CHÁ R	4,00	15	0,00	0,00	0,00	0,00	3,50	0,00	0,00	0,00	0,00		
	COL CHÁ CH	7,00	26	0,00	0,00	0,00	0,00	6,13	0,00	0,00	0,00	0,00		
	COL SOBREMESA R	7,00	26	0,00	0,00	0,00	0,00	6,13	0,00	0,00	0,00	0,00		
	COL SOBREMESA CH	13,00	49	0,00	0,00	0,00	0,00	11,38	0,00	0,00	0,00	0,00		
	COL SOPA R	12,00	45	0,00	0,00	0,00	0,00	10,50	0,00	0,00	0,00	0,00		
	COL SOPA CH	20,00	75	0,00	0,00	0,00	0,00	17,50	0,00	0,00	0,00	0,00		
579	**MAMÃO FORMOSA**	**100,00**	**45**	**0,80**	**0,10**			**11,60**	**1,80**	**25,00**	**0,20**	**3,00**	**74**	**78,50**
	FATIA M	170,00	77	1,36	0,17			19,72	3,06	42,50	0,34	5,10	126	133,45
	FATIA G	290,00	131	2,32	0,29			33,64	5,22	72,50	0,58	8,70	215	227,65
	POTE N (PICADO)	143,00	64	1,14	0,14			6,59	2,57	35,75	0,29	4,29	106	112,26
580	**MAMÃO PAPAYA**	**100,00**	**40**	**0,50**	**0,10**			**10,40**	**1,00**	**22,00**	**0,20**	**2,00**	**59**	**82,20**
	COL SOPA CH (PICADO)	40,00	16	0,20	0,04			4,16	0,40	8,80	0,08	0,80	24	32,88
	COL SERVIR CH (PICADO)	70,00	28	0,35	0,07			7,28	0,70	15,40	0,14	1,40	41	57,54
	COPO P (PICADO)	165,00	66	0,83	0,17			17,16	1,65	36,30	0,33	3,30	97	135,63
	UND P	270,00	108	1,35	0,27			28,08	2,70	59,40	0,54	5,40	159	221,94
	UND M	310,00	124	1,55	0,31			32,24	3,10	68,20	0,62	6,20	183	254,82
	UND G	530,00	212	2,65	0,53			55,12	5,30	116,60	1,06	10,60	313	435,66
	POTE N (PICADO)	143,00	57	0,72	0,14			14,87	1,43	31,46	0,29	2,86	84	117,55
581	**MANGA ESPADA**	**100,00**	**87**	**0,87**	**0,15**			**20,53**						
	UND P	60,00	52	0,52	0,09			12,32						
	UND M	140,00	122	1,22	0,21			28,74						
	UND G	220,00	191	1,91	0,33			45,17						
582	**MANGA PALMER**	**100,00**	**72**	**0,40**	**0,20**			**19,40**	**1,60**	**12,00**	**0,10**	**2,00**	**393**	**65,50**
	UND P	240,00	173	0,96	0,48			46,56	3,84	28,80	0,24	4,80	943	157,20
	UND M	310,00	223	1,24	0,62			60,14	4,96	37,20	0,31	6,20	1218	203,05
	UND G	440,00	317	1,76	0,88			85,36	7,04	52,80	0,44	8,80	1729	288,20
583	**MANGA TOMMY**	**100,00**	**51**	**0,90**	**0,20**	**0,10**	**t**	**12,80**	**2,10**	**8,00**	**0,10**	**t**	**59**	**7,90**
	COL SOPA (PICADA)	23,00	12	0,21	0,05	0,02		2,94	0,48	1,84	0,02		14	1,82
	PED M	70,00	36	0,63	0,14	0,07		8,96	1,47	5,60	0,07		41	5,53
	UND G	430,00	219	3,87	0,86	0,43		55,04	9,03	34,40	0,43		254	33,97
584	**MANJAR DE COCO**	**100,00**	**172**	**2,69**	**8,44**	**6,93**	**0,00**	**22,13**	**0,98**	**72,04**	**0,13**	**54,02**	**32**	**0,00**
	COL SOBREMESA CH	20,00	34	0,54	1,69	1,39	0,00	4,43	0,20	14,41	0,03	10,80	6	0,00
	COL SOPA CH	35,00	60	0,94	2,95	2,43	0,00	7,75	0,34	25,21	0,04	18,91	11	0,00
	FATIA P	60,00	103	1,61	5,07	4,16	0,00	13,28	0,59	43,22	0,08	32,41	19	0,00
	FATIA M	110,00	189	2,95	9,29	7,63	0,00	24,34	1,08	79,24	0,14	59,42	35	0,00
	FATIA G	160,00	275	4,30	13,51	11,09	0,00	35,41	1,57	115,26	0,20	86,43	52	0,00
585	**MANJERICÃO**	**100,00**	**21**	**2,00**	**0,40**	**0,10**		**3,60**	**3,30**	**211,00**	**1,00**	**4,00**	**517**	**2,30**
	COL SOBREMESA CH	3,00	1	0,06	0,01	0,00		0,11	0,10	6,33	0,03	0,12	16	0,07
	COL SOPA R	3,00	1	0,06	0,01	0,00		0,11	0,10	6,33	0,03	0,12	16	0,07
	COL SOPA CH	4,00	1	0,08	0,02	0,00		0,14	0,13	8,44	0,04	0,16	21	0,09
586	**MANTEIGA C/SAL**	**100,00**	**726**	**0,40**	**82,40**	**49,20**	**3,30**	**0,10**	**NA**	**9,00**	**0,20**	**579,00**	**924**	**t**
	COL CHÁ N	2,00	15	0,01	1,65	0,98	0,07	0,00		0,18	0,00	11,58	18	
	COL CHÁ R	4,00	29	0,02	3,30	1,97	0,13	0,00		0,36	0,01	23,16	37	

(Continua)

Cód.	Alimentos e medidas caseiras	Quant.	Energia kcal	Ptn g	G.tot g	G.sat g	G.trans g	Carb. g	Fibra g	Ca mg	Fe mg	Na mg	Vit. A mcg RAE	Vit. C mg
(Cont.) 586	COL CHÁ CH	8,00	58	0,03	6,59	3,94	0,26	0,01		0,72	0,02	46,32	74	
	COL SOBREMESA N	4,00	29	0,02	3,30	1,97	0,13	0,00		0,36	0,01	23,16	37	
	COL SOBREMESA R	13,00	94	0,05	10,71	6,40	0,43	0,01		1,17	0,03	75,27	120	
	COL SOBREMESA CH	23,00	167	0,09	18,95	11,32	0,76	0,02		2,07	0,05	133,17	213	
	COL SOPA N	7,00	51	0,03	5,77	3,44	0,23	0,01		0,63	0,01	40,53	65	
	COL SOPA R	19,00	138	0,08	15,66	9,35	0,63	0,02		1,71	0,04	110,01	176	
	COL SOPA CH	32,00	232	0,13	26,37	15,74	1,06	0,03		2,88	0,06	185,28	296	
	PQ/CREAM CRACKER	1,00	7	0,00	0,82	0,49	0,03	0,00		0,09	0,00	5,79	9	
	MQ/CREAM CRACKER	2,00	15	0,01	1,65	0,98	0,07	0,00		0,18	0,00	11,58	18	
	GQ/CREAM CRACKER	4,00	29	0,02	3,30	1,97	0,13	0,00		0,36	0,01	23,16	37	
	PQ/PÃO DE FORMA	5,00	36	0,02	4,12	2,46	0,17	0,01		0,45	0,01	28,95	46	
	MQ/PÃO DE FORMA	6,00	44	0,02	4,94	2,95	0,20	0,01		0,54	0,01	34,74	55	
	GQ/PÃO DE FORMA	10,00	73	0,04	8,24	4,92	0,33	0,01		0,90	0,02	57,90	92	
	PQ/PÃO FRANCÊS	6,00	44	0,02	4,94	2,95	0,20	0,01		0,54	0,01	34,74	55	
	MQ/PÃO FRANCÊS	10,00	73	0,04	8,24	4,92	0,33	0,01		0,90	0,02	57,90	92	
	GQ/PÃO FRANCÊS	22,00	160	0,09	18,13	10,82	0,73	0,02		1,98	0,04	127,38	203	
587	**MANTEIGA S/SAL**	**100,00**	**758**	**0,40**	**86,00**	**51,50**	**2,82**	**0,00**	**NA**	**4,00**	**t**	**4,00**	**1013**	**t**
	COL CHÁ N	2,00	15	0,01	1,72	1,03	0,06	0,00		0,08		0,08	20	
	COL CHÁ R	4,00	30	0,02	3,44	2,06	0,11	0,00		0,16		0,16	401	
	COL CHÁ CH	8,00	61	0,03	6,88	4,12	0,23	0,00		0,32		0,32	81	
	COL SOBREMESA N	4,00	30	0,02	3,44	2,06	0,11	0,00		0,16		0,16	41	
	COL SOBREMESA R	13,00	99	0,05	11,18	6,70	0,37	0,00		0,52		0,52	132	
	COL SOBREMESA CH	23,00	174	0,09	19,78	11,85	0,65	0,00		0,92		0,92	233	
	COL SOPA N	7,00	53	0,03	6,02	3,61	0,20	0,00		0,28		0,28	71	
	COL SOPA R	19,00	144	0,08	16,34	9,79	0,54	0,00		0,76		0,76	192	
	COL SOPA CH	32,00	243	0,13	27,52	16,48	0,90	0,00		1,28		1,28	324	
	PQ/CREAM CRACKER	1,00	8	0,00	0,86	0,52	0,03	0,00		0,04		0,04	10	
	MQ/CREAM CRACKER	2,00	15	0,01	1,72	1,03	0,06	0,00		0,08		0,08	20	
	GQ/CREAM CRACKER	4,00	30	0,02	3,44	2,06	0,11	0,00		0,16		0,16	41	
	PQ/PÃO DE FORMA	5,00	38	0,02	4,30	2,58	0,14	0,00		0,20		0,20	51	
	MQ/PÃO DE FORMA	6,00	45	0,02	5,16	3,09	0,17	0,00		0,24		0,24	61	
	GQ/PÃO DE FORMA	10,00	76	0,04	8,60	5,15	0,28	0,00		0,40		0,40	101	
	PQ/PÃO FRANCÊS	6,00	45	0,02	5,16	3,09	0,17	0,00		0,24		0,24	61	
	MQ/PÃO FRANCÊS	10,00	76	0,04	8,60	5,15	0,28	0,00		0,40		0,40	101	
	GQ/PÃO FRANCÊS	22,00	167	0,09	18,92	11,33	0,62	0,00		0,88		0,88	223	
588	**MARACUJÁ**	**100,00**	**68**	**2,00**	**2,10**	**0,20**		**12,30**	**1,10**	**5,00**	**0,60**	**2,00**	**57**	**19,80**
	UND P	10,00	7	0,20	0,21	0,02		1,23	0,11	0,50	0,06	0,20	6	1,98
	UND M	45,00	31	0,90	0,95	0,09		5,54	0,50	2,25	0,27	0,90	26	8,91
	UND G	100,00	68	2,00	2,10	0,20		12,30	1,10	5,00	0,60	2,00	57	19,80
589	**MARGARINA C/SAL (HIDROGENADA)**	**100,00**	**596**	**t**	**67,40**	**14,90**	**9,99**	**0,00**	**NA**	**6,00**	**0,10**	**894,00**	**462**	**t**
	COL CHÁ N	2,00	12		1,35	0,30	0,20	0,00		0,12	0,00	17,88	9	
	COL CHÁ R	4,00	24		2,70	0,60	0,40	0,00		0,24	0,00	35,76	18	
	COL CHÁ CH	8,00	48		5,39	1,19	0,80	0,00		0,48	0,01	71,52	37	
	COL SOBREMESA N	4,00	24		2,70	0,60	0,40	0,00		0,24	0,00	35,76	18	

Cód.	Alimentos e medidas caseiras	Quant.	Energia kcal	Ptn g	G.tot g	G.sat g	G.trans g	Carb. g	Fibra g	Ca mg	Fe mg	Na mg	Vit. A mcg RAE	Vit. C mg
(Cont.) 589	COL SOBREMESA R	13,00	77		8,76	1,94	1,30	0,00		0,78	0,01	116,22	60	
	COL SOBREMESA CH	23,00	137		15,50	3,43	2,30	0,00		1,38	0,02	205,62	106	
	COL SOPA N	7,00	42		4,72	1,04	0,70	0,00		0,42	0,01	62,58	32	
	COL SOPA R	19,00	113		12,81	2,83	1,90	0,00		1,14	0,02	169,86	88	
	COL SOPA CH	32,00	191		21,57	4,77	3,20	0,00		1,92	0,03	286,08	148	
	PQ/CREAM CRACKER	1,00	6		0,67	0,15	0,10	0,00		0,06	0,00	8,94	5	
	MQ/CREAM CRACKER	2,00	12		1,35	0,30	0,20	0,00		0,12	0,00	17,88	9	
	GQ/CREAM CRACKER	4,00	24		2,70	0,60	0,40	0,00		0,24	0,00	35,76	18	
	PQ/PÃO DE FORMA	5,00	30		3,37	0,75	0,50	0,00		0,30	0,01	44,70	23	
	MQ/PÃO DE FORMA	6,00	36		4,04	0,89	0,60	0,00		0,36	0,01	53,64	28	
	GQ/PÃO DE FORMA	10,00	60		6,74	1,49	1,00	0,00		0,60	0,01	89,40	46	
	PQ/PÃO FRANCÊS	6,00	36		4,04	0,89	0,60	0,00		0,36	0,01	53,64	28	
	MQ/PÃO FRANCÊS	10,00	60		6,74	1,49	1,00	0,00		0,60	0,01	89,40	46	
	GQ/PÃO FRANCÊS	22,00	131		14,83	3,28	2,20	0,00		1,32	0,02	196,68	102	
590	**MARGARINA C/SAL (INTERESTERIFICADA)**	**100,00**	**594**	**t**	**67,20**	**21,90**	**0,33**	**0,00**	**NA**	**5,00**	**t**	**561,00**	**385**	**t**
	COL CHÁ N	2,00	12		1,34	0,44	0,01	0,00		0,10		11,22	8	
	COL CHÁ R	4,00	24		2,69	0,88	0,01	0,00		0,20		22,44	15	
	COL CHÁ CH	8,00	48		5,38	1,75	0,03	0,00		0,40		44,88	31	
	COL SOBREMESA N	4,00	24		2,69	0,88	0,01	0,00		0,20		22,44	15	
	COL SOBREMESA R	13,00	77		8,74	2,85	0,04	0,00		0,65		72,93	50	
	COL SOBREMESA CH	23,00	137		15,46	5,04	0,08	0,00		1,15		129,03	89	
	COL SOPA N	7,00	42		4,70	1,53	0,02	0,00		0,35		39,27	27	
	COL SOPA R	19,00	113		12,77	4,16	0,06	0,00		0,95		106,59	73	
	COL SOPA CH	32,00	190		21,50	7,01	0,11	0,00		1,60		179,52	123	
	PQ/CREAM CRACKER	1,00	6		0,67	0,22	0,00	0,00		0,05		5,61	4	
	MQ/CREAM CRACKER	2,00	12		1,34	0,44	0,01	0,00		0,10		11,22	8	
	GQ/CREAM CRACKER	4,00	24		2,69	0,88	0,01	0,00		0,20		22,44	15	
	PQ/PÃO DE FORMA	5,00	30		3,36	1,10	0,02	0,00		0,25		28,05	19	
	MQ/PÃO DE FORMA	6,00	36		4,03	1,31	0,02	0,00		0,30		33,66	23	
	GQ/PÃO DE FORMA	10,00	59		6,72	2,19	0,03	0,00		0,50		56,10	39	
	PQ/PÃO FRANCÊS	6,00	36		4,03	1,31	0,02	0,00		0,30		33,66	23	
	MQ/PÃO FRANCÊS	10,00	59		6,72	2,19	0,03	0,00		0,50		56,10	39	
	GQ/PÃO FRANCÊS	22,00	131		14,78	4,82	0,07	0,00		1,10		123,42	85	
591	**MARMELADA**	**100,00**	**257**	**0,40**	**0,10**			**70,80**	**4,10**	**11,00**	**0,70**	**11,00**	**NA**	**t**
	FATIA P	40,00	103	0,16	0,04			28,32	1,64	4,40	0,28	4,40		
	FATIA M	60,00	154	0,24	0,06			42,48	2,46	6,60	0,42	6,60		
	FATIA G	100,00	257	0,40	0,10			70,80	4,10	11,00	0,70	11,00		
592	**MARSHMALLOW**	**100,00**	**293**	**3,38**	**0,08**	**0,00**	**0,00**	**72,02**	**0,00**	**13,46**	**0,52**	**26,00**	**0**	**0,00**
	COL SOBREMESA CH	11,00	32	0,37	0,01	0,00	0,00	7,92	0,00	1,48	0,06	2,86	0	0,00
	COL SOPA CH	19,00	56	0,64	0,02	0,00	0,00	13,68	0,00	2,56	0,10	4,94	0	0,00
593	**MARSHMALLOW COBERTO C/ CHOCOLATE**	**100,00**	**445**	**5,33**	**23,33**	**14,50**	**0,00**	**55,00**	**2,00**	**0,00**	**0,00**	**90,00**		
	UND M	30,00	134	1,60	7,00	4,35	0,00	16,50	0,60	0,00	0,00	27,00		

Cód.	Alimentos e medidas caseiras	Quant.	Energia kcal	Ptn g	G.tot g	G.sat g	G.trans g	Carb. g	Fibra g	Ca mg	Fe mg	Na mg	Vit. A mcg RAE	Vit. C mg
594	**MASSA DE PASTEL FRITA**	**100,00**	**570**	**6,00**	**40,90**	**6,90**		**49,30**	**1,30**	**11,00**	**1,40**	**1175,00**	**NA**	
	UND M	17,00	97	1,02	6,95	1,17		8,38	0,22	1,87	0,24	199,75		
595	**MATE C/AÇ**	**100,00**	**35**					**8,75**						
	COPO P	165,00	58					14,44						
	COPO D	240,00	84					21,00						
	COPO COMERCIAL	300,00	105					26,25						
596	**MATE CASEIRO C/ LIMÃO C/AÇ**	**100,00**	**31**	**0,20**	**0,07**	**0,00**	**0,00**	**7,68**	**0,24**	**10,88**	**0,04**	**0,85**	**0**	**7,64**
	COPO P	165,00	51	0,33	0,11	0,01	0,00	12,66	0,39	17,95	0,07	1,40	1	12,61
	COPO D	240,00	74	0,49	0,16	0,01	0,00	18,42	0,57	26,11	0,10	2,04	1	18,34
597	**MAXIXE**	**100,00**	**14**	**1,40**	**0,10**			**2,70**	**2,20**	**21,00**	**0,40**	**11,00**	**3**	**9,60**
	FATIA	6,00	1	0,08	0,01			0,16	0,13	1,26	0,02	0,66	0	0,58
	UND P (CASCA RASPADA)	28,00	4	0,39	0,03			0,76	0,62	5,88	0,11	3,08	1	2,69
	UND M (CASCA RASPADA)	54,00	8	0,76	0,05			1,46	1,19	11,34	0,22	5,94	2	5,18
	UND G (CASCA RASPADA)	98,00	14	1,37	0,10			2,65	2,16	20,58	0,39	10,78	3	9,41
598	**MAXIXE COZIDO**	**100,00**	**20**	**2,00**	**0,10**	**0,03**	**0,00**	**4,29**	**3,15**	**44,28**	**0,68**	**226,05**	**3**	**13,80**
	COL SOPA R (PICADO)	25,00	5	0,50	0,03	0,01	0,00	1,07	0,79	11,07	0,17	56,51	1	3,45
	COL SOPA CH (PICADO)	40,00	8	0,80	0,04	0,01	0,00	1,72	1,26	17,71	0,27	90,42	1	5,52
	COL SERVIR R (PICADO)	55,00	11	1,10	0,06	0,02	0,00	2,36	1,73	24,35	0,37	124,33	2	7,59
	COL SERVIR CH (PICADO)	75,00	15	1,50	0,08	0,03	0,00	3,22	2,36	33,21	0,51	169,54	2	10,35
	ESC M R	80,00	16	1,60	0,08	0,03	0,00	3,43	2,52	35,42	0,54	180,84	3	11,04
	ESC M CH	130,00	25	2,60	0,13	0,04	0,00	5,58	4,10	57,56	0,88	293,87	4	17,94
599	**MAXIXE REFOGADO**	**100,00**	**67**	**2,09**	**5,11**	**0,80**	**0,03**	**4,75**	**3,25**	**44,98**	**0,69**	**226,08**	**3**	**14,04**
	COL SOPA R (PICADO)	25,00	17	0,52	1,28	0,20	0,01	1,19	0,81	11,25	0,17	56,52	1	3,51
	COL SOPA CH (PICADO)	40,00	27	0,84	2,04	0,32	0,01	1,90	1,30	17,99	0,28	90,43	1	5,62
	COL SERVIR R (PICADO)	55,00	37	1,15	2,81	0,44	0,01	2,61	1,79	24,74	0,38	124,34	2	7,72
	COL SERVIR CH (PICADO)	75,00	50	1,57	3,83	0,60	0,02	3,56	2,44	33,74	0,52	169,56	2	10,53
	ESC M R (PICADO)	80,00	53	1,67	4,09	0,64	0,02	3,80	2,60	35,98	0,55	180,86	3	11,23
	ESC M CH (PICADO)	130,00	87	2,72	6,64	1,04	0,03	6,18	4,23	58,47	0,90	293,91	4	18,26
600	**MEL DE ABELHA**	**100,00**	**309**	**0,00**	**0,00**			**84,00**	**NA**	**10,00**	**0,30**	**6,00**	**NA**	**0,70**
	COL CAFÉ	2,00	6	0,00	0,00			1,68		0,20	0,01	0,12		0,01
	COL CHÁ	3,00	9	0,00	0,00			2,52		0,30	0,01	0,18		0,02
	COL SOBREMESA	9,00	28	0,00	0,00			7,56		0,90	0,03	0,54		0,06
	COL SOPA	15,00	46	0,00	0,00			12,60		1,50	0,05	0,90		0,11
601	**MELADO**	**100,00**	**297**	**0,00**	**0,00**			**76,60**	**NA**	**102,00**	**5,40**	**4,00**	**NA**	**t**
	COL CAFÉ	2,00	6	0,00	0,00			1,53		2,04	0,11	0,08		
	COL CHÁ	4,00	12	0,00	0,00			3,06		4,08	0,22	0,16		
	COL SOBREMESA	10,00	30	0,00	0,00			7,66		10,20	0,54	0,40		
	COL SOPA	16,00	48	0,00	0,00			12,26		16,32	0,86	0,64		

Cód.	Alimentos e medidas caseiras	Quant.	Energia kcal	Ptn g	G.tot g	G.sat g	G.trans g	Carb. g	Fibra g	Ca mg	Fe mg	Na mg	Vit. A mcg RAE	Vit. C mg
602	**MELANCIA**	**100,00**	**33**	**0,90**	**t**			**8,10**	**0,10**	**8,00**	**0,20**	**t**	**31**	**6,10**
	FATIA P	100,00	33	0,90				8,10	0,10	8,00	0,20		31	6,10
	FATIA M	200,00	66	1,80				16,20	0,20	16,00	0,40		62	12,20
	FATIA G	370,00	122	3,33				29,97	0,37	29,60	0,74		115	22,57
603	**MELÃO**	**100,00**	**29**	**0,70**	**t**			**7,50**	**0,30**	**3,00**	**0,20**	**11,00**	**1**	**8,70**
	FATIA P	70,00	20	0,49				5,25	0,21	2,10	0,14	7,70	1	6,09
	FATIA M	90,00	26	0,63				6,75	0,27	2,70	0,18	9,90	1	7,83
	FATIA G	115,00	33	0,81				8,63	0,35	3,45	0,23	12,65	1	10,01
	UND M (AMARELO)	660,00	191	4,62				49,50	1,98	19,80	1,32	72,60	7	57,42
604	**MEXILHÃO AO LEITE DE COCO**	**100,00**	**124**	**7,28**	**9,14**	**5,26**	**0,00**	**3,18**	**0,30**	**18,15**	**23,11**	**758,76**	**13**	**7,66**
	COL SOPA R	18,00	22	1,31	1,65	0,95	0,00	0,57	0,05	3,27	4,16	136,58	2	1,38
	COL SOPA CH	25,00	31	1,82	2,29	1,32	0,00	0,80	0,08	4,54	5,78	189,69	3	1,92
	COL SERVIR R	40,00	50	2,91	3,66	2,10	0,00	1,27	0,12	7,26	9,24	303,50	5	3,07
	COL SERVIR CH	68,00	84	4,95	6,22	3,58	0,00	2,16	0,21	12,34	15,71	515,96	9	5,21
	CONCHA M R	87,00	108	6,33	7,95	4,58	0,00	2,77	0,26	15,79	20,10	660,12	12	6,67
	CONCHA M CH	100,00	124	7,28	9,14	5,26	0,00	3,18	0,30	18,15	23,11	758,76	13	7,66
605	**MEXILHÃO COZIDO**	**100,00**	**172**	**23,80**	**4,48**	**0,85**		**7,39**	**0,00**	**33,00**	**6,72**	**369,00**	**91**	**13,60**
	COL SOPA CH	16,00	28	3,81	0,72	0,14		1,18	0,00	5,28	1,08	59,04	15	2,18
	COL SERVIR CH	30,00	52	7,14	1,34	0,26		2,22	0,00	9,90	2,02	110,70	27	4,08
	CONCHA M CH	60,00	103	14,28	2,69	0,51		4,43	0,00	19,80	4,03	221,40	55	8,16
	UND P	2,30	4	0,55	0,10	0,02		0,17	0,00	0,76	0,15	8,49	2	0,31
	UND M	5,30	9	1,26	0,24	0,05		0,39	0,00	1,75	0,36	19,56	5	0,72
	UND G	10,00	17	2,38	0,45	0,09		0,74	0,00	3,30	0,67	36,90	9	1,36
606	**MILHO EM FLOCOS (FLOCÃO)**	**100,00**	**370**	**7,30**	**1,60**	**0,50**		**80,80**	**5,30**	**2,00**	**0,50**	**272,00**	**NA**	**t**
	COL CAFÉ R	1,00	4	0,07	0,02	0,01		0,81	0,05	0,02	0,01	2,72		
	COL CAFÉ CH	2,00	7	0,15	0,03	0,01		1,62	0,11	0,04	0,01	5,44		
	COL CHÁ R	3,00	11	0,22	0,05	0,02		2,42	0,16	0,06	0,02	8,16		
	COL CHÁ CH	4,00	15	0,29	0,06	0,02		3,23	0,21	0,08	0,02	10,88		
	COL SOBREMESA R	5,00	19	0,37	0,08	0,03		4,04	0,27	0,10	0,03	13,60		
	COL SOBREMESA CH	7,00	26	0,51	0,11	0,04		5,66	0,37	0,14	0,04	19,04		
	COL SOPA R	8,00	30	0,58	0,13	0,04		6,46	0,42	0,16	0,04	21,76		
	COL SOPA CH	12,00	44	0,88	0,19	0,06		9,70	0,64	0,24	0,06	32,64		
	POTE N	118,00	437	8,61	1,89	0,59		95,34	6,25	2,36	0,59	320,96		
607	**MILHO EM FLOCOS PRÉ-COZIDO**	**100,00**	**336**	**6,96**	**1,60**	**0,00**	**0,00**	**73,67**	**5,08**		**4,99**	**0,00**		
	COL CHÁ R	3,00	10	0,21	0,05	0,00	0,00	2,21	0,15		0,15	0,00		
	COL CHÁ CH	4,00	13	0,28	0,06	0,00	0,00	2,95	0,20		0,20	0,00		
	COL SOBREMESA R	5,00	17	0,35	0,08	0,00	0,00	3,68	0,25		0,25	0,00		
	COL SOBREMESA CH	8,00	27	0,56	0,13	0,00	0,00	5,89	0,41		0,40	0,00		
	COL SOPA R	8,00	27	0,56	0,13	0,00	0,00	5,89	0,41		0,40	0,00		
	COL SOPA CH	13,00	44	0,90	0,21	0,00	0,00	9,58	0,66		0,65	0,00		
	COL SERVIR R	18,00	60	1,25	0,29	0,00	0,00	13,26	0,91		0,90	0,00		
	COL SERVIR CH	26,00	87	1,81	0,42	0,00	0,00	19,15	1,32		1,30	0,00		
	POTE N	144,00	484	10,02	2,30	0,00	0,00	106,08	7,31		7,18	0,00		
608	**MILHO TORRADO C/SAL**	**100,00**	**446**	**8,50**	**15,60**	**2,43**		**71,90**	**6,90**	**9,00**	**1,67**	**564,00**	**0**	**0,00**
	COL SOPA CH	12,00	54	1,02	1,87	0,29		8,63	0,83	1,08	0,20	67,68	0	0,00
	POTE N	77,50	346	6,59	12,09	1,88		55,72	5,35	6,98	1,29	437,10	0	0,00

Cód.	Alimentos e medidas caseiras	Quant.	Energia kcal	Ptn g	G.tot g	G.sat g	G.trans g	Carb. g	Fibra g	Ca mg	Fe mg	Na mg	Vit. A mcg RAE	Vit. C mg
609	**MILHO VERDE**	**100,00**	**138**	**6,60**	**0,60**	**0,20**		**28,60**	**3,90**	**2,00**	**0,40**	**1,00**	**16**	**t**
	ESPIGA G	100,00	138	6,60	0,60	0,20		28,60	3,90	2,00	0,40	1,00	16	
610	**MILHO VERDE EM CONSERVA**	**100,00**	**98**	**3,20**	**2,40**	**0,60**		**17,10**	**4,60**	**2,00**	**0,60**	**260,00**	**24**	**1,70**
	COL SOBREMESA R	11,00	11	0,35	0,26	0,07		1,88	0,51	0,22	0,07	28,60	3	0,19
	COL SOBREMESA CH	17,00	17	0,54	0,41	0,10		2,91	0,78	0,34	0,10	44,20	4	0,29
	COL SOPA R	14,00	14	0,45	0,34	0,08		2,39	0,64	0,28	0,08	36,40	3	0,24
	COL SOPA CH	24,00	24	0,77	0,58	0,14		4,10	1,10	0,48	0,14	62,40	6	0,41
	LATA	200,00	196	6,40	4,80	1,20		34,20	9,20	4,00	1,20	520,00	48	3,40
611	**MILKSHAKE DE CHOCOLATE**	**100,00**	**153**	**3,59**	**6,14**	**3,80**	**0,00**	**20,92**	**0,39**	**114,43**	**1,26**	**58,79**	**71**	**3,23**
	COPO P	165,00	252	5,93	10,13	6,27	0,00	34,51	0,64	188,81	2,08	97,01	116	5,34
	COPO D	240,00	366	8,62	14,73	9,12	0,00	50,20	0,94	274,63	3,02	141,10	169	7,76
612	**MINGAU DE AMIDO DE MILHO C/AÇ**	**100,00**	**113**	**2,89**	**3,14**	**1,94**	**0,00**	**18,48**	**0,07**	**103,47**	**0,08**	**62,66**	**47**	**0,00**
	COL CAFÉ	4,00	5	0,12	0,13	0,08	0,00	0,74	0,00	4,14	0,00	2,51	2	0,00
	COL CHÁ	7,00	8	0,20	0,22	0,14	0,00	1,29	0,00	7,24	0,01	4,39	3	0,00
	COL SOBREMESA	12,00	14	0,35	0,38	0,23	0,00	2,22	0,01	12,42	0,01	7,52	6	0,00
	COL SOPA	23,00	26	0,67	0,72	0,45	0,00	4,25	0,02	23,80	0,02	14,41	11	0,00
613	**MINGAU DE CEREAL INSTANTÂNEO DE ARROZ C/AÇ**	**100,00**	**139**	**3,90**	**8,68**	**2,27**	**0,00**	**11,84**	**0,73**	**101,90**	**0,27**	**55,25**	**42**	**0,00**
	COL SOBREMESA	27,00	37	1,05	2,34	0,61	0,00	3,20	0,20	27,51	0,07	14,92	11	0,00
	COL SOPA	37,00	51	1,44	3,21	0,84	0,00	4,38	0,27	37,70	0,10	20,44	6	0,00
	COL SERVIR	55,00	76	2,15	4,77	1,25	0,00	6,51	0,40	56,05	0,15	30,39	23	0,00
	COPO D	230,00	319	8,98	19,97	5,22	0,00	27,24	1,67	234,37	0,62	127,08	97	0,00
	PRATO SOBREMESA	105,00	146	4,10	9,12	2,38	0,00	12,44	0,76	107,00	0,28	58,02	44	0,00
	PRATO RASO	195,00	270	7,61	16,93	4,42	0,00	23,09	1,41	198,71	0,52	107,74	82	0,00
	PRATO FD R	200,00	277	7,81	17,36	4,54	0,00	23,69	1,45	203,80	0,54	110,51	84	0,00
	PRATO FD CH	375,00	520	14,63	32,56	8,51	0,00	44,41	2,72	382,13	1,01	207,20	158	0,00
614	**MINGAU DE PUBA**	**100,00**	**176**	**3,99**	**4,10**	**2,54**	**0,00**	**31,64**	**0,89**	**141,94**	**0,39**	**80,54**	**61**	**0,00**
	COL SOBREMESA	27,00	48	1,08	1,11	0,69	0,00	8,54	0,24	38,32	0,11	21,75	16	0,00
	COL SOPA	37,00	65	1,48	1,52	0,94	0,00	11,71	0,33	52,52	0,15	29,80	22	0,00
	COL SERVIR	55,00	97	2,20	2,26	1,40	0,00	17,40	0,49	78,07	0,22	44,30	33	0,00
	COPO D	230,00	405	9,18	9,44	5,84	0,00	72,78	2,05	326,45	0,90	185,24	139	0,00
	PRATO SOBREMESA	105,00	185	4,19	4,31	2,67	0,00	33,23	0,93	149,03	0,41	84,57	64	0,00
	PRATO RASO CH	195,00	344	7,78	8,00	4,95	0,00	61,71	1,74	276,78	0,77	157,05	118	0,00
	PRATO FD R	200,00	353	7,98	8,21	5,08	0,00	63,29	1,78	283,87	0,79	161,08	121	0,00
	PRATO FD CH	375,00	661	14,97	15,39	9,53	0,00	118,66	3,34	532,26	1,47	302,03	227	0,00
615	**MIRTILO (BLUEBERRY)**	**100,00**	**57**	**0,74**	**0,33**	**0,03**	**0,00**	**14,50**	**2,40**	**6,00**	**0,28**	**1,00**	**3**	**9,70**
	UND M	1,90	1	0,01	0,01	0,00	0,00	0,28	0,05	0,11	0,01	0,02	0	0,18
616	**MIRTILO (BLUEBERRY) DESIDRATADO**	**100,00**	**317**	**2,50**	**2,50**	**0,20**		**80,00**	**7,50**	**19,00**	**0,90**	**3,00**	**7**	**23,80**
	UND M	0,70	2	0,02	0,02	0,00		0,56	0,05	0,13	0,01	0,02	0	0,17
617	**MISSÔ**	**100,00**	**198**	**12,80**	**6,01**	**1,02**	**0,00**	**25,40**	**5,40**	**57,00**	**2,49**	**3730,00**	**4**	**0,00**
	COL SOPA R	25,00	50	3,20	1,50	0,26	0,00	6,35	1,35	14,25	0,62	932,50	1	0,00
	COL SOPA CH	36,00	71	4,61	2,16	0,37	0,00	9,14	1,94	20,52	0,90	1342,80	1	0,00
618	**MISSOSHIRO**	**100,00**	**21**	**1,77**	**0,95**	**0,12**	**0,00**	**1,62**	**0,53**	**18,03**	**0,33**	**187,20**	**6**	**0,96**
	CONCHA P	60,00	12	1,06	0,57	0,07	0,00	0,97	0,32	10,82	0,20	112,32	4	0,57

Cód.	Alimentos e medidas caseiras	Quant.	Energia kcal	Ptn g	G.tot g	G.sat g	G.trans g	Carb. g	Fibra g	Ca mg	Fe mg	Na mg	Vit. A mcg RAE	Vit. C mg
(Cont.) 618	CONCHA M	130,00	27	2,31	1,23	0,15	0,00	2,11	0,69	23,43	0,43	243,36	8	1,24
	PRATO RASO	325,00	67	5,77	3,08	0,38	0,00	5,27	1,72	58,59	1,07	608,40	21	3,11
	PRATO FD	520,00	107	9,22	4,93	0,61	0,00	8,44	2,75	93,74	1,70	973,45	33	4,97
619	**MISTO QUENTE**	**100,00**	**285**	**12,34**	**12,85**	**6,72**	**0,49**	**30,80**	**1,58**	**198,73**	**2,19**	**845,61**	**86**	**0,55**
	UND M	85,00	242	10,48	10,92	5,71	0,41	26,18	1,34	168,92	1,86	718,76	73	0,47
620	**MOELA DE GALINHA COZIDA**	**100,00**	**153**	**30,10**	**2,66**	**0,66**		**0,00**	**0,00**	**17,00**	**3,16**	**378,00**	**0**	**0,00**
	UND P	14,00	21	4,21	0,37	0,09		0,00	0,00	2,38	0,44	52,92	0	0,00
	UND M	18,00	28	5,42	0,48	0,12		0,00	0,00	3,06	0,57	68,04	0	0,00
	UND G	27,00	41	8,13	0,72	0,18		0,00	0,00	4,59	0,85	102,06	0	0,00
621	**MOLHO À BOLONHESA**	**100,00**	**104**	**9,97**	**4,92**	**1,59**	**0,07**	**6,11**	**2,41**	**8,15**	**1,68**	**409,66**	**26**	**2,20**
	COL SOBREMESA	14,00	15	1,40	0,69	0,22	0,01	0,85	0,34	1,14	0,24	57,35	4	0,31
	COL SOPA	22,00	23	2,19	1,08	0,35	0,02	1,34	0,53	1,79	0,37	90,13	6	0,48
	COL SERVIR	35,00	36	3,49	1,72	0,56	0,03	2,14	0,84	2,85	0,59	143,38	9	0,77
	CONCHA P	63,00	65	6,28	3,10	1,00	0,05	3,85	1,52	5,13	1,06	258,09	16	1,38
622	**MOLHO À CAMPANHA**	**100,00**	**154**	**0,81**	**15,12**	**2,25**	**0,00**	**4,31**	**1,17**	**6,93**	**0,24**	**202,10**	**27**	**19,82**
	COL SOBREMESA R	12,00	19	0,10	1,81	0,27	0,00	0,52	0,14	0,83	0,03	24,25	3	2,38
	COL SOBREMESA CH	18,00	28	0,15	2,72	0,41	0,00	0,78	0,21	1,25	0,04	36,38	5	3,57
	COL SOPA R	16,00	25	0,13	2,42	0,36	0,00	0,69	0,19	1,11	0,04	32,34	4	3,17
	COL SOPA CH	30,00	46	0,24	4,54	0,68	0,00	1,29	0,35	2,08	0,07	60,63	8	5,95
	COL SERVIR R	40,00	62	0,33	6,05	0,90	0,00	1,72	0,47	2,77	0,10	80,84	11	7,93
	COL SERVIR CH	65,00	100	0,53	9,83	1,47	0,00	2,80	0,76	4,50	0,15	131,37	17	12,88
	CONCHA P R	45,00	69	0,37	6,80	1,01	0,00	1,94	0,53	3,12	0,11	90,95	12	8,92
	CONCHA P N	80,00	123	0,65	12,10	1,80	0,00	3,45	0,94	5,54	0,19	161,68	21	15,86
623	**MOLHO BARBECUE (FAST FOOD)**	**100,00**	**141**	**0,00**	**0,00**	**0,00**	**0,00**	**30,36**				**882,14**		
	PORÇÃO	28,00	40	0,00	0,00	0,00	0,00	8,50				247,00		
624	**MOLHO BRANCO**	**100,00**	**206**	**5,52**	**13,22**	**7,97**	**0,34**	**16,43**	**0,26**	**163,55**	**0,69**	**353,30**	**167**	**0,00**
	COL SOBREMESA	25,00	51	1,38	3,30	1,99	0,09	4,11	0,06	40,89	0,17	88,32	42	0,00
	COL SOPA	35,00	72	1,93	4,63	2,79	0,12	5,75	0,09	57,24	0,24	123,65	58	0,00
	COL SERVIR	55,00	113	3,03	7,27	4,38	0,19	9,04	0,14	89,95	0,38	194,31	92	0,00
625	**MOLHO DE TOMATE**	**100,00**	**38**	**1,40**	**0,90**	**0,10**	**t**	**7,70**	**3,10**	**12,00**	**1,60**	**418,00**	**38**	**2,70**
	COL SOBREMESA	17,00	6	0,24	0,15	0,02		1,31	0,53	2,04	0,27	71,06	6	0,46
	COL SOPA	20,00	8	0,28	0,18	0,02		1,54	0,62	2,40	0,32	83,60	8	0,54
	COL SERVIR	45,00	17	0,63	0,41	0,05		3,47	1,40	5,40	0,72	188,10	17	1,22
626	**MOLHO INGLÊS**	**100,00**	**77**	**0,00**	**0,00**	**0,00**		**19,20**	**0,00**	**107,00**	**5,30**	**1300,00**	**5**	**13,00**
	COL CHÁ	1,00	1	0,00	0,00	0,00		0,19	0,00	1,07	0,05	13,00	0	0,13
	COL SOBREMESA	3,00	2	0,00	0,00	0,00		0,58	0,00	3,21	0,16	39,00	0	0,39
	COL SOPA	6,00	5	0,00	0,00	0,00		1,15	0,00	6,42	0,32	78,00	0	0,78
627	**MOLHO PESTO**	**100,00**	**684**	**8,59**	**70,33**	**12,73**	**0,23**	**5,02**	**2,12**	**227,13**	**0,78**	**267,68**	**61**	**0,71**
	COL CHÁ	3,00	21	0,26	2,11	0,38	0,01	0,15	0,06	6,81	0,02	8,03	2	0,02
	COL SOBREMESA	8,00	55	0,69	5,63	1,02	0,02	0,40	0,17	18,17	0,06	21,41	5	0,06
	COL SOPA	14,00	96	1,20	9,85	1,78	0,03	0,70	0,30	31,80	0,11	37,48	9	0,10
628	**MOLHO SHOYU**	**100,00**	**61**	**3,30**	**0,30**	**t**		**11,60**	**NA**	**15,00**	**0,50**	**5024,00**	**NA**	**t**
	COL CHÁ	1,00	1	0,03	0,00			0,12		0,15	0,01	50,24		
	COL SOBREMESA	3,00	2	0,10	0,01			0,35		0,45	0,02	150,72		
	COL SOPA	6,00	4	0,20	0,02			0,70		0,90	0,03	301,44		
629	**MOLHO TERIYAKI**	**100,00**	**175**	**2,02**	**0,14**	**0,02**	**0,00**	**52,65**	**0,99**	**10,22**	**0,34**	**2717,99**	**0**	**0,10**
	COL SOPA	14,00	24	0,28	0,02	0,00	0,00	7,37	0,14	1,43	0,05	380,52	0	0,01

Cód.	Alimentos e medidas caseiras	Quant.	Energia kcal	Ptn g	G.tot g	G.sat g	G.trans g	Carb. g	Fibra g	Ca mg	Fe mg	Na mg	Vit. A mcg RAE	Vit. C mg
630	**MORANGO**	**100,00**	**30**	**0,90**	**0,30**			**6,80**	**1,70**	**11,00**	**0,30**	**t**	**NA**	**63,60**
	UND P	7,00	2	0,06	0,02			0,48	0,12	0,77	0,02			4,45
	UND M	12,00	4	0,11	0,04			0,82	0,20	1,32	0,04			7,63
	UND G	20,00	6	0,18	0,06			1,36	0,34	2,20	0,06			12,72
631	**MORTADELA**	**100,00**	**269**	**12,00**	**21,60**	**6,10**		**5,80**	**NA**	**67,00**	**1,50**	**1212,00**	**25**	
	FATIA P	8,00	22	0,96	1,73	0,49		0,46		5,36	0,12	96,96	2	
	FATIA M	20,00	54	2,40	4,32	1,22		1,16		13,40	0,30	242,40	5	
	FATIA G	38,00	102	4,56	8,21	2,32		2,20		25,46	0,57	460,56	10	
632	**MORTADELA DE FRANGO**	**100,00**	**250**	**13,25**	**19,25**	**5,75**	**#**	**5,75**	**0,75**			**1115,00**		
	FATIA P	5,00	13	0,66	0,96	0,29	0,00	0,29	0,04			55,75		
	FATIA M	10,00	25	1,33	1,93	0,58	0,00	0,58	0,08			111,50		
	FATIA G	15,00	38	1,99	2,89	0,86	0,00	0,86	0,11			167,25		
633	**MOSTARDA COZIDA**	**100,00**	**34**	**2,76**	**0,65**	**0,01**	**0,00**	**5,75**	**2,83**	**102,43**	**1,65**	**204,03**	**589**	**57,85**
	COL SOBREMESA CH	20,00	7	0,55	0,13	0,00	0,00	1,15	0,57	20,49	0,33	40,81	118	11,57
	COL SOPA CH	45,00	15	1,24	0,29	0,01	0,00	2,59	1,28	46,09	0,74	91,81	265	26,03
	COL SERVIR CH	75,00	25	2,07	0,49	0,01	0,00	4,31	2,13	76,82	1,24	153,02	442	43,39
634	**MOSTARDA MOLHO**	**100,00**	**61**	**4,25**	**3,38**	**0,25**	**0,00**	**5,30**	**4,30**	**63,00**	**1,59**	**1100,00**	**4**	**0,40**
	COL SOBREMESA R	9,00	5	0,38	0,30	0,02	0,00	0,48	0,39	5,67	0,14	99,00	0	0,04
	COL SOBREMESA CH	15,00	9	0,64	0,51	0,04	0,00	0,80	0,65	9,45	0,24	165,00	1	0,06
	COL SOPA R	11,00	7	0,47	0,37	0,03	0,00	0,58	0,47	6,93	0,17	121,00	0	0,04
	COL SOPA CH	20,00	12	0,85	0,68	0,05	0,00	1,06	0,86	12,60	0,32	220,00	1	0,08
635	**MOUSSE DE CHOCOLATE**	**100,00**	**301**	**8,23**	**16,33**	**6,40**	**0,06**	**30,94**	**1,85**	**39,83**	**2,37**	**94,45**	**89**	**0,79**
	COL SOBREMESA CH	18,00	54	1,48	2,94	1,15	0,01	5,57	0,33	7,17	0,43	17,00	16	0,14
	COL SOPA CH	25,00	75	2,06	4,08	1,60	0,02	7,73	0,46	9,96	0,59	23,61	22	0,20
	POTE N	168,00	506	13,82	27,43	10,76	0,11	51,97	3,11	66,91	3,98	158,67	150	1,32
636	**MOUSSE DE MARACUJÁ**	**100,00**	**198**	**3,44**	**10,12**	**5,29**	**0,28**	**23,46**	**0,12**	**109,98**	**0,26**	**55,40**	**82**	**5,36**
	COL SOBREMESA CH	25,00	50	0,86	2,53	1,32	0,07	5,86	0,03	27,50	0,06	13,85	21	1,34
	COL SOPA CH	35,00	69	1,20	3,54	1,85	0,10	8,21	0,04	38,49	0,09	19,39	29	1,88
	COL SERVIR CH	75,00	149	2,58	7,59	3,97	0,21	17,59	0,09	82,49	0,19	41,55	61	4,02
637	**MUFFIN DE CHOCOLATE**	**100,00**	**515**	**6,18**	**25,65**	**14,60**	**0,96**	**66,13**	**1,44**	**24,52**	**2,99**	**209,95**	**445**	**0,00**
	UND P	30,00	154	1,85	7,70	4,38	0,29	19,84	0,43	7,36	0,90	62,98	134	0,00
	UND M	40,00	206	2,47	10,26	5,84	0,38	26,45	0,58	9,81	1,20	83,98	178	0,00
638	**MURICI/MURUCI**	**100,00**	**91**	**0,88**	**2,47**	**0,02**	**0,03**	**12,57**	**6,80**	**40,00**	**0,29**	**9,00**	**9**	**38,50**
	UND M	2,50	2	0,02	0,06	0,00	0,00	0,31	0,17	1,00	0,01	0,23	0	0,96
639	**NABO**	**100,00**	**18**	**1,20**	**0,10**			**4,10**	**2,60**	**42,00**	**0,20**	**2,00**	**NA**	**9,60**
	COL SOPA R (RALADO)	11,00	2	0,13	0,01			0,45	0,29	4,62	0,02	0,22		1,06
	COL SOPA CH (RALADO)	15,00	3	0,18	0,02			0,62	0,39	6,30	0,03	0,30		1,44
	COL SERVIR R (RALADO)	25,00	5	0,30	0,03			1,03	0,65	10,50	0,05	0,50		2,40
	COL SERVIR CH (RALADO)	40,00	7	0,48	0,04			1,64	1,04	16,80	0,08	0,80		3,84
	UND M	128,00	23	1,54	0,13			5,25	3,33	53,76	0,26	2,56		12,29
640	**NABO COZIDO**	**100,00**	**21**	**1,07**	**0,07**	**0,01**	**0,00**	**5,26**	**2,22**	**48,44**	**0,26**	**102,67**	**0**	**10,89**
	COL SOPA R (PICADO)	15,00	3	0,16	0,01	0,00	0,00	0,79	0,33	7,27	0,04	15,40	0	1,63

Cód.	Alimentos e medidas caseiras	Quant.	Energia kcal	Ptn g	G.tot g	G.sat g	G.trans g	Carb. g	Fibra g	Ca mg	Fe mg	Na mg	Vit. A mcg RAE	Vit. C mg
(Cont.) 640	COL SOPA CH (PICADO)	18,00	4	0,19	0,01	0,00	0,00	0,95	0,40	8,72	0,05	18,48	0	1,96
	COL SERVIR R (PICADO)	25,00	5	0,27	0,02	0,00	0,00	1,32	0,55	12,11	0,07	25,67	0	2,72
	COL SERVIR CH (PICADO)	35,00	7	0,38	0,02	0,00	0,00	1,84	0,78	16,95	0,09	35,93	0	3,81
	FATIA M	13,00	3	0,14	0,01	0,00	0,00	0,68	0,29	6,30	0,03	13,35	0	1,42
	UND P	30,00	6	0,32	0,02	0,00	0,00	1,58	0,67	14,53	0,08	30,80	0	3,27
	UND M	50,00	11	0,54	0,04	0,01	0,00	2,63	1,11	24,22	0,13	51,33	0	5,45
	UND G	80,00	17	0,86	0,06	0,01	0,00	4,21	1,77	38,75	0,21	82,13	0	8,71
641	**NÉCTAR DE ABACAXI**	**100,00**	**44**					**10,75**				**4,18**		
	COPO P	165,00	73					17,74				6,89		
	COPO D	240,00	106					25,80				10,02		
	CAIXA LONGA VIDA P	200,00	88					21,50				8,35		
	LATA	335,00	147					36,01				13,99		
	LATA FINA	290,00	128					31,18				12,11		
642	**NÉCTAR DE GOIABA**	**100,00**	**36**					**8,75**	**0,58**			**5,25**		**20,25**
	COPO P	165,00	59					14,44	0,95			8,66		33,41
	COPO D	240,00	86					21,00	1,38			12,60		48,60
	CAIXA LONGA VIDA P	200,00	72					17,50	1,15			10,50		40,50
	LATA	335,00	121					29,31	1,93			17,59		67,84
	LATA FINA	290,00	104					25,38	1,67			15,23		58,73
643	**NÉCTAR DE GOIABA S/AÇ**	**100,00**	**23**					**5,38**	**1,98**					
	COPO P	165,00	38					8,87	3,26					
	COPO D	240,00	56					12,90	4,74					
	CAIXA LONGA VIDA P	200,00	47					10,75	3,95					
	LATA	335,00	78					18,01	6,62					
	LATA FINA	290,00	67					15,59	5,73					
644	**NÉCTAR DE LARANJA**	**100,00**	**38**					**9,50**	**0,00**					**12,00**
	COPO P	165,00	63					15,68	0,00					19,80
	COPO D	240,00	91					22,80	0,00					28,80
	CAIXA LONGA VIDA P	200,00	76					19,00	0,00					24,00
	LATA	335,00	127					31,83	0,00					40,20
	LATA FINA	290,00	110					27,55	0,00					34,80
645	**NÉCTAR DE MAÇÃ**	**100,00**	**45**					**11,25**						
	COPO P	165,00	74					18,56						
	COPO D	240,00	107					27,00						
	CAIXA LONGA VIDA P	200,00	90					22,50						
	LATA	335,00	150					37,69						
	LATA FINA	290,00	130					32,63						
646	**NÉCTAR DE MAÇÃ S/AÇ**	**100,00**	**34**					**8,50**						
	COPO P	165,00	56					14,03						
	COPO D	240,00	82					20,40						

(Continua)

Cód.	Alimentos e medidas caseiras	Quant.	Energia kcal	Ptn g	G.tot g	G.sat g	G.trans g	Carb. g	Fibra g	Ca mg	Fe mg	Na mg	Vit. A mcg RAE	Vit. C mg
(Cont.) 646	CAIXA LONGA VIDA P	200,00	68					17,00						
	LATA	335,00	114					28,48						
	LATA FINA	290,00	99					24,65						
647	**NÉCTAR DE MANGA LIGHT**	**100,00**	**15**					**3,65**	**0,40**			**6,00**		**20,75**
	COPO P	165,00	25					6,02	0,66			9,90		34,24
	COPO D	240,00	37					8,76	0,96			14,40		49,80
	CAIXA LONGA VIDA P	200,00	31					7,30	0,80			12,00		41,50
	LATA	335,00	51					12,23	1,34			20,10		69,51
	LATA FINA	290,00	44					10,59	1,16			17,40		60,18
648	**NÉCTAR DE MARACUJÁ**	**100,00**	**42**					**10,25**						**6,45**
	COPO P	165,00	68					16,91						10,64
	COPO D	240,00	100					24,60						15,48
	CAIXA LONGA VIDA P	200,00	83					20,50						12,90
	LATA	335,00	139					34,34						21,61
	LATA FINA	290,00	120					29,73						18,71
649	**NÉCTAR DE MORANGO**	**100,00**	**42**					**10,50**						
	COPO P	165,00	69					17,33						
	COPO D	240,00	101					25,20						
	CAIXA LONGA VIDA P	200,00	84					21,00						
	LATA	335,00	141					35,18						
	LATA FINA	290,00	122					30,45						
650	**NÉCTAR DE PÊSSEGO**	**100,00**	**43**	**0,15**	**0,00**	**0,00**	**0,00**	**10,75**	**0,23**			**8,25**		**15,00**
	COPO P	165,00	71	0,25	0,00	0,00	0,00	17,74	0,37			13,61		24,75
	COPO D	240,00	103	0,36	0,00	0,00	0,00	25,80	0,54			19,80		36,00
	CAIXA LONGA VIDA P	200,00	86	0,30	0,00	0,00	0,00	21,50	0,45			16,50		30,00
	LATA	335,00	144	0,50	0,00	0,00	0,00	36,01	0,75			27,64		50,25
	LATA FINA	290,00	125	0,44	0,00	0,00	0,00	31,18	0,65			23,93		43,50
651	**NÉCTAR DE PÊSSEGO S/AÇ**	**100,00**	**19**					**4,05**				**2,00**		
	COPO P	165,00	31					6,68				3,30		
	COPO D	240,00	46					9,72				4,80		
	CAIXA LONGA VIDA P	200,00	38					8,10				4,00		
	LATA	335,00	64					13,57				6,70		
	LATA FINA	290,00	55					11,75				5,80		
652	**NÉCTAR DE UVA S/AÇ**	**100,00**	**18**					**4,23**						
	COPO P	165,00	29					6,97						
	COPO D	240,00	43					10,14						
	CAIXA LONGA VIDA P	200,00	36					8,45						
	LATA	335,00	59					14,15						
	LATA FINA	290,00	51					12,25						
653	**NÊSPERA**	**100,00**	**43**	**0,30**	**t**			**11,50**	**3,00**	**20,00**	**0,10**	**t**	**85**	**3,20**
	UND P	15,00	6	0,05				1,73	0,45	3,00	0,02		13	0,48

Cód.	Alimentos e medidas caseiras	Quant.	Energia kcal	Ptn g	G.tot g	G.sat g	G.trans g	Carb. g	Fibra g	Ca mg	Fe mg	Na mg	Vit. A mcg RAE	Vit. C mg
(Cont.) 653	UND M	27,00	12	0,08				3,11	0,81	5,40	0,03		23	0,86
	UND G	40,00	17	0,12				4,60	1,20	8,00	0,04		34	1,28
654	**NHOQUE COZIDO**	**100,00**	**181**	**5,90**	**1,90**	**0,60**		**36,80**	**1,80**	**11,00**	**1,60**	**7,00**	**15**	**t**
	COL SOPA CH	30,00	54	1,77	0,57	0,18		11,04	0,54	3,30	0,48	2,10	5	
	COL SERVIR CH	70,00	127	4,13	1,33	0,42		25,76	1,26	7,70	1,12	4,90	11	
	ESC M R	60,00	109	3,54	1,14	0,36		22,08	1,08	6,60	0,96	4,20	9	
	ESC M CH	100,00	181	5,90	1,90	0,60		36,80	1,80	11,00	1,60	7,00	15	
655	**NORI (ALGA MARINHA)**	**100,00**	**300**	**37,51**			**#**	**37,51**	**11,90**			**476,02**		
	FOLHA	2,70	8	1,01			0,00	1,01	0,32			12,85		
656	**NOZ**	**100,00**	**620**	**14,00**	**59,40**	**5,60**		**18,40**	**7,20**	**105,00**	**2,00**	**5,00**	**NA**	**t**
	UND M	5,00	31	0,70	2,97	0,28		0,92	0,36	5,25	0,10	0,25		
	PUNHADO	30,00	186	4,20	17,82	1,68		5,52	2,16	31,50	0,60	1,50		
657	**NOZ PECÃ**	**100,00**	**691**	**9,17**	**72,00**	**6,18**		**13,90**	**9,60**	**70,00**	**2,53**	**0,00**	**3**	**1,10**
	UND M	2,20	15	0,20	1,58	0,14		0,31	0,21	1,54	0,06	0,00	0	0,02
	POTE N	100,00	691	9,17	72,00	6,18		13,90	9,60	70,00	2,53	0,00	3	1,10
658	**NUGGETS DE FRANGO**	**100,00**	**252**	**14,10**	**13,85**	**6,44**	**#**	**17,72**	**1,83**			**510,56**		
	UND M	18,40	46	2,59	2,55	1,19	0,00	3,26	0,34			93,94		
659	**NUGGETS DE FRANGO (FAST FOOD)**	**100,00**	**176**	**9,76**	**9,71**	**2,67**	**0,00**	**12,84**	**1,08**			**370,77**		
	UND M	17,50	31	1,71	1,70	0,47	0,00	2,25	0,19			64,88		
660	**OITI**	**100,00**	**360**	**5,37**	**3,73**			**76,35**						
	UND M	15,00	54	0,81	0,56			11,45						
661	**ÓLEO DE COCO**	**100,00**	**892**	**0,00**	**99,10**	**82,50**	**0,03**	**0,00**	**0,00**	**1,00**	**0,05**	**0,00**	**0**	**0,00**
	COL CAFÉ	1,00	9	0,00	0,99	0,83	0,00	0,00	0,00	0,01	0,00	0,00	0	0,00
	COL CHÁ	2,00	18	0,00	1,98	1,65	0,00	0,00	0,00	0,02	0,00	0,00	0	0,00
	COL SOBREMESA	5,00	45	0,00	4,96	4,13	0,00	0,00	0,00	0,05	0,00	0,00	0	0,00
	COL SOPA	8,00	71	0,00	7,93	6,60	0,00	0,00	0,00	0,08	0,00	0,00	0	0,00
662	**ÓLEO DE SOJA**	**100,00**	**884**	**NA**	**100,00**	**15,20**	**0,50**	**NA**	**NA**				**NA**	
	COL CAFÉ	1,00	9		1,00	0,15	0,01							
	COL CHÁ	2,00	18		2,00	0,30	0,01							
	COL SOBREMESA	5,00	44		5,00	0,76	0,03							
	COL SOPA	8,00	71		8,00	1,22	0,04							
663	**OMELETE DE QUEIJO**	**100,00**	**268**	**15,60**	**22,00**	**6,40**	**0,15**	**0,40**	**NA**	**166,00**	**1,40**	**216,00**	**59**	**t**
	UND P (COM 1 OVO)	75,00	201	11,70	16,50	4,80	0,11	0,30		124,50	1,05	162,00	44	
664	**ORA-PRÓ-NOBIS**	**100,00**	**30**	**2,78**	**0,23**			**6,54**	**4,50**	**15,00**	**7,14**	**0,00**	**342**	**9,80**
	FOLHA M	3,00	1	0,08	0,01			0,20	0,14	0,45	0,21	0,00	10	0,29
	FOLHA G	4,50	1	0,13	0,01			0,29	0,20	0,68	0,32	0,00	15	0,44
665	**ORA-PRÓ-NOBIS REFOGADA**	**100,00**	**85**	**3,24**	**5,25**	**0,76**	**0,03**	**8,60**	**4,76**	**16,10**	**7,21**	**0,43**	**342**	**11,78**
	COL SOPA CH	18,00	15	0,58	0,94	0,14	0,00	1,55	0,86	2,90	1,30	0,08	62	2,12
	COL SERVIR CH	38,00	32	1,23	1,99	0,29	0,01	3,27	1,81	6,12	2,74	0,17	130	4,48
666	**OVO DE CODORNA CRU**	**100,00**	**177**	**13,70**	**12,70**	**8,90**	**0,11**	**0,80**	**NA**	**79,00**	**3,30**	**129,00**	**305**	
	UND M	10,00	18	1,37	1,27	0,89	0,01	0,08		7,90	0,33	12,90	31	
667	**OVO DE GALINHA COZIDO**	**100,00**	**146**	**13,30**	**9,50**	**2,90**	**0,02**	**0,60**	**NA**	**49,00**	**1,50**	**146,00**	**32**	
	UND M	45,00	66	5,99	4,28	1,31	0,01	0,27		22,05	0,68	65,70	14	
668	**OVO DE GALINHA COZIDO CLARA**	**100,00**	**59**	**13,40**	**0,10**			**0,00**	**NA**	**6,00**	**0,10**	**181,00**	**NA**	
	UND M	30,00	18	4,02	0,03			0,00		1,80	0,03	54,30		

Cód.	Alimentos e medidas caseiras	Quant.	Energia kcal	Ptn g	G.tot g	G.sat g	G.trans g	Carb. g	Fibra g	Ca mg	Fe mg	Na mg	Vit. A mcg RAE	Vit. C mg
669	**OVO DE GALINHA COZIDO GEMA**	**100,00**	**353**	**15,90**	**30,80**	**9,20**	**0,08**	**1,60**	**NA**	**114,00**	**2,90**	**45,00**	**148**	
	UND M	15,00	53	2,39	4,62	1,38	0,01	0,24		17,10	0,44	6,75	22	
670	**OVO DE GALINHA CRU**	**100,00**	**143**	**13,00**	**8,90**	**2,60**		**1,60**	**NA**	**42,00**	**1,60**	**168,00**	**79**	
	UND M	45,00	64	5,85	4,01	1,17		0,72		18,90	0,72	75,60	36	
671	**OVO DE GALINHA FRITO**	**100,00**	**240**	**15,60**	**18,60**	**4,10**	**0,02**	**1,20**	**NA**	**73,00**	**2,10**	**166,00**	**94**	**t**
	UND M	50,00	120	7,80	9,30	2,05	0,01	0,60		36,50	1,05	83,00	47	
672	**OVO DE GALINHA MEXIDO**	**100,00**	**165**	**10,76**	**12,71**	**4,97**	**0,18**	**2,63**	**0,00**	**38,97**	**1,71**	**380,65**	**197**	**0,00**
	COL SOPA R	10,00	17	1,08	1,27	0,50	0,02	0,26	0,00	3,90	0,17	38,06	20	0,00
	COL SOPA CH	20,00	33	2,15	2,54	0,99	0,04	0,53	0,00	7,79	0,34	76,13	39	0,00
	COL SERVIR R	23,00	38	2,48	2,92	1,14	0,04	0,61	0,00	8,96	0,39	87,55	45	0,00
	COL SERVIR CH	40,00	66	4,30	5,09	1,99	0,07	1,05	0,00	15,59	0,68	152,26	79	0,00
	ESC M CH	82,00	136	8,82	10,43	4,07	0,15	2,16	0,00	31,95	1,40	312,13	161	0,00
	POTE N	143,00	237	15,39	18,18	7,10	0,26	3,76	0,00	55,72	2,44	544,33	282	0,00
673	**PAÇOCA DE AMENDOIM**	**100,00**	**487**	**16,00**	**26,10**	**4,10**		**52,40**	**7,30**	**22,00**	**1,10**	**167,00**	**NA**	**t**
	UND RETANGULAR	20,00	97	3,20	5,22	0,82		10,48	1,46	4,40	0,22	33,40		
	UND CILÍNDRICA	15,00	73	2,40	3,92	0,62		7,86	1,10	3,30	0,17	25,05		
674	**PAÇOCA DE CHARQUE C/BANANA-DA-TERRA**	**100,00**	**107**	**3,86**	**3,90**	**1,25**	**0,23**	**14,15**	**0,87**			**839,28**		
	COL SOPA CH	18,00	19	0,69	0,70	0,23	0,04	2,55	0,16			151,07		
675	**PAELLA DE FRUTOS DO MAR**	**100,00**	**142**	**8,03**	**4,77**	**0,96**		**16,40**	**0,80**	**18,00**	**1,21**	**609,00**	**25**	**9,80**
	COL SOPA CH	30,00	43	2,41	1,43	0,29		4,92	0,24	5,40	0,36	182,70	8	2,94
	COL SERVIR CH	60,00	85	4,82	2,86	0,58		9,84	0,48	10,80	0,73	365,40	15	5,88
676	**PAIO**	**100,00**	**296**	**17,00**	**26,00**	**9,20**	**#**	**0,00**	**0,00**			**1367,00**		
	UND M	150,00	444	25,50	39,00	13,80	#	0,00	0,00			2050,50		
	UND G	200,00	592	34,00	52,00	18,40	#	0,00	0,00			2734,00		
677	**PALHA ITALIANA**	**100,00**	**402**	**9,00**	**9,75**	**4,99**	**0,69**	**70,00**	**0,92**	**204,17**	**1,16**	**195,08**	**53**	**3,65**
	PED P	30,00	121	2,70	2,93	1,50	0,21	21,00	0,28	61,25	0,35	58,52	16	1,10
	PED M	55,00	221	4,95	5,36	2,74	0,38	38,50	0,51	112,29	0,64	107,30	29	2,01
	PED G	80,00	321	7,20	7,80	3,99	0,55	56,00	0,74	163,33	0,93	156,07	42	2,92
678	**PALMITO PUPUNHA**	**100,00**	**115**	**2,70**	**0,20**	**0,05**	**0,00**	**25,60**	**1,50**	**18,00**	**1,69**	**14,00**	**3**	**8,00**
	COL SOPA CH (PICADO)	36,00	41	0,97	0,07	0,02	0,00	9,22	0,54	6,48	0,61	5,04	1	2,88
	PEDAÇO M (FINO)	54,00	62	1,46	0,11	0,02	0,00	13,82	0,81	9,72	0,91	7,56	2	4,32
	PEDAÇO M (GROSSO)	96,00	110	2,59	0,19	0,04	0,00	24,58	1,44	17,28	1,62	13,44	3	7,68
679	**PALMITO PUPUNHA COZIDO**	**100,00**	**134**	**2,62**	**2,73**	**0,77**		**24,80**	**1,50**	**18,00**	**1,64**	**136,00**	**13**	**6,60**
	FATIA M	10,00	13	0,26	0,27	0,08		2,48	0,15	1,80	0,16	13,60	1	0,66
	FATIA G	20,00	27	0,52	0,55	0,15		4,96	0,30	3,60	0,33	27,20	3	1,32
680	**PALMITO PUPUNHA EM CONSERVA**	**100,00**	**29**	**2,50**	**0,50**			**5,50**	**2,60**	**32,00**	**0,20**	**563,00**	**NA**	**8,70**
	COL SOPA R (PICADO)	15,00	4	0,38	0,08			0,83	0,39	4,80	0,03	84,45		1,31
	UND M	100,00	29	2,50	0,50			5,50	2,60	32,00	0,20	563,00		8,70
681	**PAMONHA**	**100,00**	**192**	**2,26**	**6,98**	**3,41**	**0,17**	**31,74**	**2,23**	**32,49**	**0,37**	**191,08**	**73**	**0,95**
	UND M	160,00	307	3,62	11,18	5,46	0,27	50,78	3,57	51,99	0,59	305,73	116	1,52

Cód.	Alimentos e medidas caseiras	Quant.	Energia kcal	Ptn g	G.tot g	G.sat g	G.trans g	Carb. g	Fibra g	Ca mg	Fe mg	Na mg	Vit. A mcg RAE	Vit. C mg
682	**PANETONE DE CHOCOLATE**	**100,00**	**375**	**7,50**	**17,50**	**8,13**	**#**	**46,88**	**2,13**			**163,13**		
	FATIA P	25,00	94	1,88	4,38	2,03	0,00	11,72	0,53			40,78		
	FATIA M	45,00	169	3,38	7,88	3,66	0,00	21,09	0,96			73,41		
	UND P	80,00	300	6,00	14,00	6,50	0,00	37,50	1,70			130,50		
	UND M	500,00	1875	37,50	87,50	40,63	#	234,38	10,63			815,63		
683	**PANETONE DE FRUTAS**	**100,00**	**364**	**6,75**	**15,00**	**7,25**	**#**	**50,63**	**2,06**			**153,13**		
	FATIA P	25,00	91	1,69	3,75	1,81	0,00	12,66	0,52			38,28		
	FATIA M	45,00	164	3,04	6,75	3,26	0,00	22,78	0,93			68,91		
	UND P	80,00	292	5,40	12,00	5,80	0,00	40,50	1,65			122,50		
	UND M	500,00	1822	33,75	75,00	36,25	#	253,13	10,31			765,63		
684	**PANQUECA AMERICANA**	**100,00**	**282**	**6,64**	**11,26**	**6,30**	**0,37**	**39,23**	**0,95**	**172,20**	**2,55**	**557,88**	**134**	**0,00**
	UND P (DIÂMETRO 7 cm)	30,00	84	1,99	3,38	1,89	0,11	1,77	0,29	51,66	0,76	167,36	40	0,00
	UND M (DIÂMETRO 9,5 cm)	55,00	155	3,65	6,19	3,47	0,20	21,58	0,53	94,71	1,40	306,83	74	0,00
	UND G (DIÂMETRO 13 cm)	80,00	225	5,31	9,01	5,04	0,30	31,39	0,76	137,76	2,04	446,31	107	0,00
685	**PANQUECA DE BANANA C/CANELA**	**100,00**	**228**	**6,28**	**8,42**	**2,27**	**0,05**	**32,61**	**1,43**	**66,28**	**1,89**	**255,78**	**55**	**8,64**
	UND M (DIÂMETRO 15 cm)	115,00	262	7,22	9,69	2,62	0,06	37,50	1,64	76,22	2,17	294,15	63	9,94
686	**PANQUECA DE CARNE**	**100,00**	**274**	**18,05**	**14,29**	**4,39**	**0,15**	**18,83**	**0,58**	**65,79**	**2,52**	**187,53**	**49**	**0,21**
	UND M	80,00	219	14,44	11,44	3,51	0,12	5,06	0,46	52,63	2,02	150,02	40	0,16
687	**PANQUECA DE ESPINAFRE**	**100,00**	**221**	**7,20**	**11,03**	**2,69**	**0,07**	**24,37**	**1,91**	**119,92**	**2,06**	**143,49**	**204**	**2,64**
	UND M	100,00	221	7,20	11,03	2,69	0,07	24,37	1,91	119,92	2,06	143,49	204	2,64
688	**PANQUECA DE FRANGO**	**100,00**	**248**	**20,14**	**10,44**	**2,90**	**0,06**	**18,85**	**0,58**	**68,65**	**1,76**	**394,74**	**49**	**0,23**
	UND M	70,00	174	14,10	7,31	2,03	0,04	3,19	0,41	48,06	1,23	276,32	34	0,16
689	**PANQUECA DE RICOTA E GORGONZOLA**	**100,00**	**301**	**13,76**	**17,12**	**6,64**	**0,12**	**23,45**	**0,65**	**227,37**	**1,84**	**476,43**	**62**	**0,00**
	UND M	100,00	301	13,76	17,12	6,64	0,12	23,45	0,65	227,37	1,84	476,43	62	0,00
690	**PANQUECA, MASSA**	**100,00**	**189**	**8,20**	**5,07**	**2,29**	**0,04**	**28,26**	**0,79**	**98,60**	**2,21**	**608,69**	**7**	**0,00**
	UND P (DIÂMETRO 13 cm)	20,00	38	1,64	1,01	0,46	0,01	5,65	0,16	19,72	0,44	121,74	15	0,00
	UND M (DIÂMETRO 15 cm)	35,00	66	2,87	1,77	0,80	0,01	9,89	0,27	34,51	0,77	213,04	26	0,00
691	**PÃO AUSTRALIANO**	**100,00**	**247**	**8,50**	**2,60**	**0,80**	**#**	**44,00**	**5,50**			**266,00**		
	FATIA P	6,00	15	0,51	0,16	0,05	0,00	2,64	0,33			15,96		
	FATIA M	12,00	30	1,02	0,31	0,10	0,00	5,28	0,66			31,92		
	FATIA G	17,00	42	1,45	0,44	0,14	0,00	7,48	0,94			45,22		
	UND M (20 cm)	80,00	198	6,80	2,08	0,64	#	35,20	4,40			212,80		
692	**PÃO CARECA DOCE**	**100,00**	**311**	**8,40**	**2,80**	**0,80**	**0,06**	**61,50**	**2,40**	**52,00**	**2,30**	**431,00**	**t**	**t**
	UND P (COIOZINHO)	38,00	118	3,19	1,06	0,30	0,02	23,37	0,91	19,76	0,87	163,78		
	UND M	50,00	156	4,20	1,40	0,40	0,03	30,75	1,20	26,00	1,15	215,50		
693	**PÃO C/OVO**	**100,00**	**267**	**12,67**	**10,31**	**2,39**	**0,13**	**31,42**	**1,31**	**43,44**	**3,21**	**517,45**	**50**	**0,00**
	UND M	100,00	267	12,67	10,31	2,39	0,13	31,42	1,31	43,44	3,21	517,45	50	0,00
694	**PÃO C/LINGUIÇA FRITA**	**100,00**	**296**	**15,71**	**10,82**	**3,46**	**0,15**	**34,72**	**1,46**	**11,52**	**2,87**	**1022,06**	**1**	**0,00**
	UND M	138,00	409	21,68	14,94	4,78	0,21	47,91	2,02	15,90	3,96	1410,45	2	0,00

Cód.	Alimentos e medidas caseiras	Quant.	Energia kcal	Ptn g	G.tot g	G.sat g	G.trans g	Carb. g	Fibra g	Ca mg	Fe mg	Na mg	Vit. A mcg RAE	Vit. C mg
695	**PÃO DE AIPIM S/GLÚTEN**	**100,00**	**233**	**5,25**	**2,58**	**0,49**	**#**	**47,26**	**1,69**			**257,74**		
	FATIA M	33,00	77	1,73	0,85	0,16	0,00	15,60	0,56			85,05		
696	**PÃO DE BATATA**	**100,00**	**286**	**9,84**	**9,85**	**4,76**	**#**	**41,05**	**2,18**			**380,18**		
	UND P	30,00	86	2,95	2,96	1,43	0,00	12,32	0,65			114,05		
	UND M	50,00	143	4,92	4,93	2,38	0,00	20,53	1,09			190,09		
	UND G	95,00	272	9,35	9,36	4,53	0,00	39,00	2,07			361,17		
697	**PÃO DE FORMA BRANCO**	**100,00**	**252**	**8,47**	**2,47**	**0,67**	**#**	**48,67**	**2,20**			**387,33**		
	FATIA M	25,00	63	2,12	0,62	0,17	0,00	12,17	0,55			96,83		
698	**PÃO DE FORMA DE AVEIA**	**100,00**	**343**	**12,40**	**5,70**	**1,10**	**0,12**	**59,60**	**6,00**	**109,00**	**4,70**	**606,00**	**t**	**t**
	FATIA M	25,00	86	3,10	1,43	0,28	0,03	14,90	1,50	27,25	1,18	151,50		
699	**PÃO DE FORMA INTEGRAL**	**100,00**	**253**	**9,40**	**3,70**	**0,70**	**0,28**	**49,90**	**6,90**	**132,00**	**3,00**	**506,00**	**NA**	**t**
	FATIA M	28,00	71	2,63	1,04	0,20	0,08	13,97	1,93	36,96	0,84	141,68		
	FATIA G	33,00	83	3,10	1,22	0,23	0,09	16,47	2,28	43,56	0,99	166,98		
700	**PÃO DE FORMA INTEGRAL C/FRUTAS E CASTANHAS**	**100,00**	**245**	**14,67**	**4,53**	**0,80**	**#**	**36,67**	**7,33**			**285,33**		
	FATIA M	25,00	61	3,67	1,13	0,20	0,00	9,17	1,83			71,33		
	FATIA G	33,00	81	4,84	1,50	0,26	0,00	12,10	2,42			94,16		
701	**PÃO DE HAMBÚRGUER**	**100,00**	**277**	**9,13**	**3,47**	**0,93**	**#**	**52,00**	**2,67**			**496,00**		
	UND M	50,00	138	4,57	1,73	0,47	0,00	26,00	1,33			248,00		
	UND G	80,00	221	7,31	2,77	0,75	#	41,60	2,13			396,80		
702	**PÃO DE MEL**	**100,00**	**345**	**5,50**	**4,17**	**1,17**	**#**	**71,67**	**1,83**			**173,33**		
	UND M	8,57	30	0,47	0,36	0,10	0,00	6,14	0,16			14,86		
703	**PÃO DE MEL C/CHOCOLATE**	**100,00**	**387**	**5,48**	**9,22**	**4,11**	**#**	**61,85**	**1,56**			**155,93**		
	UND P	15,00	58	0,82	1,38	0,62	0,00	9,28	0,23			23,39		
	UND M	30,00	116	1,64	2,77	1,23	0,00	18,56	0,47			46,78		
	UND G	45,00	174	2,47	4,15	1,85	0,00	27,83	0,70			70,17		
704	**PÃO DE MILHO**	**100,00**	**292**	**8,30**	**3,10**	**0,60**	**0,07**	**56,40**	**4,30**	**78,00**	**3,00**	**507,00**	**t**	**t**
	FATIA (TIPO PÃO DE FORMA)	50,00	146	4,15	1,55	0,30	0,04	28,20	2,15	39,00	1,50	253,50		
	UND P (TIPO BROA)	22,00	64	1,83	0,68	0,13	0,02	12,41	0,95	17,16	0,66	111,54		
	UND M (TIPO BROA)	50,00	146	4,15	1,55	0,30	0,04	28,20	2,15	39,00	1,50	253,50		
	UND G (TIPO BROA)	200,00	584	16,60	6,20	1,20	0,14	112,80	8,60	156,00	6,00	1014,00		
705	**PÃO DE QUEIJO**	**100,00**	**280**	**5,10**	**24,60**			**34,20**	**0,60**	**102,00**	**0,30**	**773,00**	**61**	
	UND P	10,00	28	0,51	2,46			3,42	0,06	10,20	0,03	77,30	6	
	UND M	20,00	56	1,02	4,92			6,84	0,12	20,40	0,06	154,60	12	
	UND G	40,00	112	2,04	9,84			13,68	0,24	40,80	0,12	309,20	24	
706	**PÃO DE QUEIJO IND**	**100,00**	**280**	**4,93**	**12,87**	**4,20**	**#**	**36,00**	**0,00**			**559,33**		
	UND P	12,50	35	0,62	1,61	0,53	0,00	4,50	0,00			69,92		
	UND M	25,00	70	1,23	3,22	1,05	0,00	9,00	0,00			139,83		
	UND G	33,00	92	1,63	4,25	1,39	0,00	11,88	0,00			184,58		
707	**PÃO FRANCÊS**	**100,00**	**300**	**8,00**	**3,10**	**1,00**	**0,37**	**58,60**	**2,30**	**16,00**	**1,00**	**648,00**	**3**	
	UND	50,00	150	4,00	1,55	0,50	0,19	29,30	1,15	8,00	0,50	324,00	2	
	UND S/MIOLO	30,00	90	2,40	0,93	0,30	0,11	17,58	0,69	4,80	0,30	194,40	1	
	BISNAGA	200,00	600	16,00	6,20	2,00	0,74	117,20	4,60	32,00	2,00	1296,00	6	

Cód.	Alimentos e medidas caseiras	Quant.	Energia kcal	Ptn g	G.tot g	G.sat g	G.trans g	Carb. g	Fibra g	Ca mg	Fe mg	Na mg	Vit. A mcg RAE	Vit. C mg
708	**PÃO ITALIANO**	**100,00**	**232**	**7,42**	**0,00**	**0,00**	**#**	**50,00**	**0,56**			**483,44**		
	FATIA M	20,00	46	1,48	0,00	0,00	0,00	10,00	0,11			96,69		
	UND M	400,00	928	29,69	0,00	0,00	#	200,00	2,22			1933,78		
709	**PÃO SÍRIO**	**100,00**	**250**	**7,47**	**1,25**	**0,13**	**#**	**50,52**	**2,18**			**408,67**		
	UND MINI	25,00	63	1,87	0,31	0,03	0,00	12,63	0,55			102,17		
	UND P	33,00	83	2,47	0,41	0,04	0,00	16,67	0,72			134,86		
	UND M	53,00	133	3,96	0,66	0,07	#	26,78	1,16			216,59		
	UND G	80,00	200	5,98	1,00	0,10	#	40,42	1,74			326,93		
710	**PÃO SÍRIO INTEGRAL**	**100,00**	**237**	**9,40**	**1,30**	**0,20**	**#**	**47,00**	**6,80**			**434,00**		
	UND M	50,00	119	4,70	0,65	0,10	0,00	23,50	3,40			217,00		
711	**PÃO TORTILLA**	**100,00**	**306**	**8,13**	**7,50**	**3,50**	**#**	**51,25**	**3,13**			**470,00**		
	UND M	40,00	123	3,25	3,00	1,40	0,00	20,50	1,25			188,00		
712	**PAPINHA INFANTIL IND FRUTAS**													
	POTINHO 6-8 MESES AMEIXA	120,00	62	0,80	0,00	0,00	0,00	14,00	2,90			24,00		
	POTINHO 6-8 MESES BANANA E AVEIA	120,00	62	1,30	0,00	0,00	0,00	13,00	1,30			0,00		5,20
	POTINHO 6-8 MESES FRUTAS SORTIDAS	120,00	51	0,00	0,00	0,00	0,00	12,00	1,20			0,00		20,00
	POTINHO 6-8 MESES MAÇÃ ORGÂNICA	120,00	49	0,00	0,00	0,00	0,00	11,00	1,40			0,00		16,00
713	**PAPINHA INFANTIL IND HORTALIÇAS E CARNES**													
	POTINHO 6-8 MESES CARNE ABÓBORA	115,00	86	3,90	4,70	0,50	0,00	7,20	1,20			12,00		
	POTINHO 6-8 MESES CARNE LEGUMES	115,00	86	3,70	5,10	0,70	0,00	6,30	1,50			11,00		
	POTINHO 6-8 MESES FRANGO MACARRAO LEGUMES	115,00	86	4,00	3,70	0,30	0,00	9,00	1,60			11,00		
	POTINHO 9-12 MESES CARNE ARROZ FEIJÃO	170,00	124	5,50	4,30	0,50	0,00	16,00	2,90			15,00		
	POTINHO 9-12 MESES CARNE MACARRÃO LEGUMES	170,00	128	6,10	4,50	0,50	0,00	16,00	2,60			17,00		
	POTINHO 9-12 MESES FRANGO LEGUMES	170,00	124	7,40	4,90	0,30	0,00	13,00	2,10			19,00		
714	**PASTA DE AMENDOIM**	**100,00**	**597**	**22,50**	**51,10**	**10,10**		**22,30**	**4,80**	**49,00**	**1,73**	**429,00**	**0**	**0,00**
	COL CAFÉ N	1,00	6	0,23	0,51	0,10		0,22	0,05	0,49	0,02	4,29	0	0,00
	COL CAFÉ R	3,00	18	0,68	1,53	0,30		0,67	0,14	1,47	0,05	12,87	0	0,00
	COL CAFÉ CH	5,00	30	1,13	2,56	0,51		1,12	0,24	2,45	0,09	21,45	0	0,00
	COL CHÁ N	2,00	12	0,45	1,02	0,20		0,45	0,10	0,98	0,03	8,58	0	0,00
	COL CHÁ R	6,00	36	1,35	3,07	0,61		1,34	0,29	2,94	0,10	25,74	0	0,00
	COL CHÁ CH	9,00	54	2,03	4,60	0,91		2,01	0,43	4,41	0,16	38,61	0	0,00
	COL SOBREMESA N	4,00	24	0,90	2,04	0,40		0,89	0,19	1,96	0,07	17,16	0	0,00
	COL SOBREMESA R	12,00	72	2,70	6,13	1,21		2,68	0,58	5,88	0,21	51,48	0	0,00
	COL SOBREMESA CH	19,00	113	4,28	9,71	1,92		4,24	0,91	9,31	0,33	81,51	0	0,00

(Continua)

Cód.	Alimentos e medidas caseiras	Quant.	Energia kcal	Ptn g	G.tot g	G.sat g	G.trans g	Carb. g	Fibra g	Ca mg	Fe mg	Na mg	Vit. A mcg RAE	Vit. C mg
(Cont.) 714	COL SOPA N	8,00	48	1,80	4,09	0,81		1,78	0,38	3,92	0,14	34,32	0	0,00
	COL SOPA R	22,00	131	4,95	11,24	2,22		4,91	1,06	10,78	0,38	94,38	0	0,00
	COL SOPA CH	36,00	215	8,10	18,40	3,64		8,03	1,73	17,64	0,62	154,44	0	0,00
	PQ/CREAM CRACKER	3,00	18	0,68	1,53	0,30		0,67	0,14	1,47	0,05	12,87	0	0,00
	MQ/CREAM CRACKER	5,00	30	1,13	2,56	0,51		1,12	0,24	2,45	0,09	21,45	0	0,00
	GQ/CREAM CRACKER	8,00	48	1,80	4,09	0,81		1,78	0,38	3,92	0,14	34,32	0	0,00
	PQ/PÃO DE FORMA	7,00	42	1,58	3,58	0,71		1,56	0,34	3,43	0,12	30,03	0	0,00
	MQ/PÃO DE FORMA	12,00	72	2,70	6,13	1,21		2,68	0,58	5,88	0,21	51,48	0	0,00
	GQ/PÃO DE FORMA	19,00	113	4,28	9,71	1,92		4,24	0,91	9,31	0,33	81,51	0	0,00
	PQ/PÃO FRANCÊS	10,00	60	2,25	5,11	1,01		2,23	0,48	4,90	0,17	42,90	0	0,00
	MQ/PÃO FRANCÊS	17,00	101	3,83	8,69	1,72		3,79	0,82	8,33	0,29	72,93	0	0,00
	GQ/PÃO FRANCÊS	26,00	155	5,85	13,29	2,63		5,80	1,25	12,74	0,45	111,54	0	0,00
715	**PASTA DE ATUM**	**100,00**	**260**	**8,86**	**22,74**	**3,17**	**0,13**	**5,42**	**0,00**	**4,58**	**0,51**	**627,82**	**5**	**0,00**
	COL CHÁ CH	9,00	23	0,80	2,05	0,29	0,01	0,49	0,00	0,41	0,05	56,50	0	0,00
	COL SOBREMESA CH	23,00	60	2,04	5,23	0,73	0,03	1,25	0,00	1,05	0,12	144,40	1	0,00
	COL SOPA CH	35,00	91	3,10	7,96	1,11	0,05	1,90	0,00	1,60	0,18	219,74	2	0,00
	PQ/CREAM CRACKER	4,00	10	0,35	0,91	0,13	0,01	0,22	0,00	0,18	0,02	25,11	0	0,00
	MQ/CREAM CRACKER	8,00	21	0,71	1,82	0,25	0,01	0,43	0,00	0,37	0,04	50,23	0	0,00
	GQ/CREAM CRACKER	13,00	34	1,15	2,96	0,41	0,02	0,70	0,00	0,59	0,07	81,62	1	0,00
	PQ/PÃO DE FORMA	15,00	39	1,33	3,41	0,48	0,02	0,81	0,00	0,69	0,08	94,17	1	0,00
	MQ/PÃO DE FORMA	30,00	78	2,66	6,82	0,95	0,04	1,63	0,00	1,37	0,15	188,35	2	0,00
	GQ/PÃO DE FORMA	58,00	151	5,14	13,19	1,84	0,08	3,14	0,00	2,65	0,30	364,14	3	0,00
	PQ/PÃO FRANCÊS	26,00	68	2,30	5,91	0,82	0,03	1,41	0,00	1,19	0,13	163,23	1	0,00
	MQ/PÃO FRANCÊS	40,00	104	3,54	9,10	1,27	0,05	2,17	0,00	1,83	0,21	251,13	2	0,00
	GQ/PÃO FRANCÊS	66,00	172	5,85	15,01	2,09	0,09	3,58	0,00	3,02	0,34	414,36	3	0,00
716	**PASTA DE SARDINHA**	**100,00**	**240**	**8,70**	**20,94**	**3,29**	**0,09**	**4,61**	**0,41**	**181,05**	**1,86**	**575,14**	**3**	**0,97**
	COL CHÁ CH	9,00	22	0,78	1,88	0,30	0,01	0,42	0,04	16,29	0,17	51,76	0	0,09
	COL SOBREMESA CH	23,00	55	2,00	4,82	0,76	0,02	1,06	0,09	41,64	0,43	132,28	1	0,22
	COL SOPA CH	35,00	84	3,04	7,33	1,15	0,03	1,61	0,14	63,37	0,65	201,30	1	0,34
	PQ/CREAM CRACKER	4,00	10	0,35	0,84	0,13	0,00	0,18	0,02	7,24	0,07	23,01	0	0,04
	MQ/CREAM CRACKER	8,00	19	0,70	1,68	0,26	0,01	0,37	0,03	14,48	0,15	46,01	0	0,08
	GQ/CREAM CRACKER	13,00	31	1,13	2,72	0,43	0,01	0,60	0,05	23,54	0,24	74,77	0	0,13
	PQ/PÃO DE FORMA	15,00	36	1,30	3,14	0,49	0,01	0,69	0,06	27,16	0,28	86,27	0	0,15
	MQ/PÃO DE FORMA	30,00	72	2,61	6,28	0,99	0,03	1,38	0,12	54,32	0,56	172,54	1	0,29
	GQ/PÃO DE FORMA	58,00	139	5,04	12,14	1,91	0,05	2,67	0,24	105,01	1,08	333,58	2	0,56
	PQ/PÃO FRANCÊS	26,00	62	2,26	5,44	0,86	0,02	1,20	0,11	47,07	0,48	149,54	1	0,25
	MQ/PÃO FRANCÊS	40,00	96	3,48	8,38	1,32	0,04	1,84	0,16	72,42	0,74	230,06	1	0,39
	GQ/PÃO FRANCÊS	66,00	158	5,74	13,82	2,17	0,06	3,04	0,27	119,50	1,23	379,59	2	0,64
717	**PASTA DE TOFU**	**100,00**	**145**	**5,21**	**13,02**	**1,81**	**0,00**	**2,14**	**1,06**	**92,10**	**1,22**	**62,01**	**78**	**0,35**
	COL CHÁ R	2,00	3	0,10	0,26	0,04	0,00	0,04	0,02	1,84	0,02	1,24	2	0,01
	COL CHÁ CH	5,00	7	0,26	0,65	0,09	0,00	0,11	0,05	4,61	0,06	3,10	4	0,02
	COL SOBREMESA R	9,00	13	0,47	1,17	0,16	0,00	0,19	0,10	8,29	0,11	5,58	7	0,03

Cód.	Alimentos e medidas caseiras	Quant.	Energia kcal	Ptn g	G.tot g	G.sat g	G.trans g	Carb. g	Fibra g	Ca mg	Fe mg	Na mg	Vit. A mcg RAE	Vit. C mg
(Cont.) **717**	COL SOBREMESA CH	14,00	20	0,73	1,82	0,25	0,00	0,30	0,15	12,89	0,17	8,68	11	0,05
	COL SOPA R	13,00	19	0,68	1,69	0,24	0,00	0,28	0,14	11,97	0,16	8,06	10	0,05
	COL SOPA CH	26,00	38	1,35	3,39	0,47	0,00	0,56	0,28	23,95	0,32	16,12	20	0,09
718	**PASTEL DE CARNE DE FORNO**	**100,00**	**357**	**13,53**	**17,02**	**8,94**	**0,61**	**38,07**	**1,33**	**12,77**	**3,59**	**172,48**	**148**	**0,12**
	UND P	30,00	107	4,06	5,11	2,68	0,18	11,42	0,40	3,83	1,08	51,74	44	0,04
	UND G	100,00	357	13,53	17,02	8,94	0,61	38,07	1,33	12,77	3,59	172,48	148	0,12
719	**PASTEL DE CARNE FRITO**	**100,00**	**388**	**10,10**	**20,10**	**4,80**	**0,69**	**43,80**	**1,00**	**13,00**	**2,50**	**1040,00**	**t**	
	UND P	8,00	31	0,81	1,61	0,38	0,06	3,50	0,08	1,04	0,20	83,20		
	UND M	32,00	124	3,23	6,43	1,54	0,22	14,02	0,32	4,16	0,80	332,80		
	UND G (DE FEIRA)	130,00	504	13,13	26,13	6,24	0,90	56,94	1,30	16,90	3,25	1352,00		
720	**PASTEL DE QUEIJO DE FORNO**	**100,00**	**381**	**12,01**	**19,51**	**10,08**	**0,84**	**40,12**	**1,29**	**233,99**	**3,14**	**293,33**	**147**	**0,00**
	UND P	30,00	114	3,60	5,85	3,02	0,25	12,04	0,39	70,20	0,94	88,00	44	0,00
	UND G	100,00	381	12,01	19,51	10,08	0,84	40,12	1,29	233,99	3,14	293,33	147	0,00
721	**PASTEL DE QUEIJO FRITO**	**100,00**	**422**	**8,70**	**22,70**			**48,10**	**0,90**	**126,00**	**1,30**	**821,00**	**18**	**t**
	UND P	10,00	42	0,87	2,27			4,81	0,09	12,60	0,13	82,10	2	
	UND M	40,00	169	3,48	9,08			19,24	0,36	50,40	0,52	328,40	7	
	UND G (DE FEIRA)	113,00	477	9,83	25,65			54,35	1,02	142,38	1,47	927,73	20	
722	**PASTRAMI BOVINO**	**100,00**	**475**	**45,00**	**35,00**	**10,00**	**0,00**		**0,00**			**1075,00**		
	FATIA FINA	10,00	48	4,50	3,50	1,00	0,00		0,00			107,50		
723	**PATÊ DE FÍGADO IND**	**100,00**	**165**	**10,00**	**11,00**	**5,00**	**1,00**	**6,00**	**0,00**			**963,00**		
	COL CAFÉ R	2,50	4	0,25	0,28	0,13	0,03	0,15	0,00			24,08		
	COL CAFÉ CH	3,50	6	0,35	0,39	0,18	0,04	0,21	0,00			33,71		
	COL CHÁ R	4,00	7	0,40	0,44	0,20	0,04	0,24	0,00			38,52		
	COL CHÁ CH	6,50	11	0,65	0,72	0,33	0,07	0,39	0,00			62,60		
	COL SOBREMESA R	11,00	18	1,10	1,21	0,55	0,11	0,66	0,00			105,93		
	COL SOBREMESA CH	17,00	28	1,70	1,87	0,85	0,17	1,02	0,00			163,71		
	COL SOPA R	18,00	30	1,80	1,98	0,90	0,18	1,08	0,00			173,34		
	COL SOPA CH	30,00	50	3,00	3,30	1,50	0,30	1,80	0,00			288,90		
	PQ/CREAM CRACKER	1,00	2	0,10	0,11	0,05	0,01	0,06	0,00			9,63		
	MQ/CREAM CRACKER	3,00	5	0,30	0,33	0,15	0,03	0,18	0,00			28,89		
	GQ/CREAM CRACKER	7,00	12	0,70	0,77	0,35	0,07	0,42	0,00			67,41		
	PQ/PÃO DE FORMA	5,00	8	0,50	0,55	0,25	0,05	0,30	0,00			48,15		
	MQ/PÃO DE FORMA	10,00	17	1,00	1,10	0,50	0,10	0,60	0,00			96,30		
	GQ/PÃO DE FORMA	20,00	33	2,00	2,20	1,00	0,20	1,20	0,00			192,60		
	PQ/PÃO FRANCÊS	8,00	13	0,80	0,88	0,40	0,08	0,48	0,00			77,04		
	MQ/PÃO FRANCÊS	15,00	25	1,50	1,65	0,75	0,15	0,90	0,00			144,45		
	GQ/PÃO FRANCÊS	35,00	58	3,50	3,85	1,75	0,35	2,10	0,00			337,05		
724	**PATO NO TUCUPI**	**100,00**	**281**	**59,03**	**2,43**	**0,55**	**0,00**	**6,49**	**1,03**	**47,56**	**8,93**	**768,13**	**7**	**30,98**
	PRATO FD RASO	300,00	843	177,08	7,29	1,64	0,01	19,46	3,09	142,67	26,79	2304,38	22	92,95
725	**PAVÊ DE ABACAXI**	**100,00**	**301**	**3,20**	**18,35**	**9,83**	**0,60**	**31,48**	**0,20**	**34,38**	**0,84**	**122,78**	**178**	**6,92**
	COL SOBREMESA CH	15,00	45	0,48	2,75	1,48	0,09	4,72	0,03	5,16	0,13	18,42	27	1,04
	COL SOPA CH	25,00	75	0,80	4,59	2,46	0,15	7,87	0,05	8,59	0,21	30,69	45	1,73
	PED P	50,00	150	1,60	9,18	4,92	0,30	15,74	0,10	17,19	0,42	61,39	89	3,46

(Continua)

Cód.	Alimentos e medidas caseiras	Quant.	Energia kcal	Ptn g	G.tot g	G.sat g	G.trans g	Carb. g	Fibra g	Ca mg	Fe mg	Na mg	Vit. A mcg RAE	Vit. C mg
(Cont.) 725	PED M	80,00	241	2,56	14,68	7,87	0,48	25,18	0,16	27,50	0,67	98,22	143	5,54
	PED G	130,00	391	4,16	23,86	12,78	0,78	40,92	0,26	44,69	1,10	159,61	232	9,00
726	**PAVÊ DE AMENDOIM**	**100,00**	**440**	**6,05**	**30,34**	**13,93**	**1,09**	**37,55**	**1,48**	**54,98**	**0,84**	**236,11**	**231**	**1,57**
	COL SOBREMESA CH	22,00	97	1,33	6,67	3,07	0,24	8,26	0,33	12,10	0,18	51,94	51	0,35
	COL SOPA CH	37,00	163	2,24	11,23	5,16	0,40	13,89	0,55	20,34	0,31	87,36	85	0,58
	PED P	60,00	264	3,63	18,20	8,36	0,65	22,53	0,89	32,99	0,50	141,67	138	0,94
	PED M	110,00	484	6,65	33,37	15,33	1,20	41,31	1,63	60,48	0,92	259,72	254	1,73
	PED G	180,00	792	10,89	54,61	25,08	1,96	67,59	2,66	98,96	1,51	425,00	415	2,83
727	**PAVÊ DE CHOCOLATE**	**100,00**	**322**	**5,79**	**14,30**	**7,49**	**0,54**	**43,06**	**0,53**	**142,97**	**0,73**	**136,11**	**183**	**1,50**
	COL SOBREMESA CH	20,00	64	1,16	2,86	1,50	0,11	8,61	0,11	28,59	0,15	27,22	37	0,30
	COL SOPA CH	35,00	113	2,03	5,01	2,62	0,19	15,07	0,19	50,04	0,26	47,64	64	0,53
	PED P	60,00	193	3,47	8,58	4,49	0,32	25,84	0,32	85,78	0,44	81,67	110	0,90
	PED M	85,00	274	4,92	12,16	6,36	0,46	36,60	0,45	121,53	0,62	115,70	155	1,28
	PED G	170,00	548	9,84	24,32	12,73	0,92	73,20	0,90	243,05	1,25	231,39	311	2,56
728	**PÉ DE MOLEQUE IND**	**100,00**	**503**	**13,20**	**28,00**	**5,10**		**54,70**	**3,40**	**27,00**	**1,30**	**16,00**	**NA**	**t**
	UND M	15,00	75	1,98	4,20	0,77		8,21	0,51	4,05	0,20	2,40		
729	**PEITO DE PERU S/OSSO LIGHT**	**100,00**	**97**	**19,17**	**1,50**	**0,42**	**#**	**1,00**	**0,00**			**860,83**		
	FATIA M	17,00	16	3,26	0,26	0,07	0,00	0,17	0,00			146,34		
730	**PEIXE A ESCABECHE**	**100,00**	**142**	**11,80**	**8,00**	**1,30**		**5,00**	**0,80**	**20,00**	**1,50**	**51,00**	**19**	**6,90**
	FILÉ P	100,00	142	11,80	8,00	1,30		5,00	0,80	20,00	1,50	51,00	19	6,90
	FILÉ M	120,00	170	14,16	9,60	1,56		6,00	0,96	24,00	1,80	61,20	23	8,28
	FILÉ G	155,00	220	18,29	12,40	2,02		7,75	1,24	31,00	2,33	79,05	29	10,70
	POSTA P	150,00	213	17,70	12,00	1,95		7,50	1,20	30,00	2,25	76,50	29	10,35
	POSTA M	200,00	284	23,60	16,00	2,60		10,00	1,60	40,00	3,00	102,00	38	13,80
	POSTA G	250,00	355	29,50	20,00	3,25		12,50	2,00	50,00	3,75	127,50	48	17,25
731	**PEIXE À MILANESA**	**100,00**	**291**	**21,15**	**16,19**	**2,81**	**0,07**	**15,76**	**0,96**	**28,67**	**1,74**	**367,54**	**19**	**0,00**
	FILÉ P	90,00	261	19,04	14,57	2,53	0,06	14,18	0,87	25,80	1,57	330,78	17	0,00
	FILÉ M	115,00	334	24,32	18,62	3,23	0,08	18,13	1,11	32,96	2,00	422,67	22	0,00
	FILÉ G	150,00	436	31,73	24,29	4,21	0,11	23,64	1,44	43,00	2,61	551,30	28	0,00
732	**PEIXE ASSADO**	**100,00**	**122**	**26,60**	**0,90**	**0,20**		**0,00**	**NA**	**36,00**	**0,40**	**120,00**	**t**	
	COL SERVIR CH	100,00	122	26,60	0,90	0,20		0,00		36,00	0,40	120,00		
	FILÉ P	100,00	122	26,60	0,90	0,20		0,00		36,00	0,40	120,00		
	FILÉ M	150,00	183	39,90	1,35	0,30		0,00		54,00	0,60	180,00		
	FILÉ G	200,00	244	53,20	1,80	0,40		0,00		72,00	0,80	240,00		
733	**PEIXE COZIDO**	**100,00**	**91**	**19,30**	**0,90**	**0,40**		**0,00**	**NA**	**17,00**	**0,30**	**189,00**	**t**	
	COL SOPA R (PICADO)	10,00	9	1,93	0,09	0,04		0,00		1,70	0,03	18,90		
	COL SOPA CH (PICADO)	20,00	18	3,86	0,18	0,08		0,00		3,40	0,06	37,80		
	FILÉ P	100,00	91	19,30	0,90	0,40		0,00		17,00	0,30	189,00		
	FILÉ M	120,00	109	23,16	1,08	0,48		0,00		20,40	0,36	226,80		
	FILÉ G	155,00	141	29,92	1,40	0,62		0,00		26,35	0,47	292,95		
	POSTA P	150,00	137	28,95	1,35	0,60		0,00		25,50	0,45	283,50		
	POSTA M	200,00	182	38,60	1,80	0,80		0,00		34,00	0,60	378,00		
	POSTA G	250,00	228	48,25	2,25	1,00		0,00		42,50	0,75	472,50		
	POTE N	168,00	153	32,42	1,51	0,67		0,00		28,56	0,50	317,52		
734	**PEIXE ENSOPADO**	**100,00**	**135**	**17,31**	**6,81**	**1,16**	**0,02**	**1,53**	**0,51**	**19,25**	**0,26**	**281,14**	**14**	**11,00**
	FILÉ P	100,00	135	17,31	6,81	1,16	0,02	1,53	0,51	19,25	0,26	281,14	14	11,00

Cód.	Alimentos e medidas caseiras	Quant.	Energia kcal	Ptn g	G.tot g	G.sat g	G.trans g	Carb. g	Fibra g	Ca mg	Fe mg	Na mg	Vit. A mcg RAE	Vit. C mg
(Cont.) 734	FILÉ M	120,00	162	20,77	8,18	1,39	0,02	1,84	0,61	23,10	0,32	337,37	17	13,20
	FILÉ G	155,00	209	26,83	10,56	1,80	0,03	2,37	0,78	29,84	0,41	435,77	22	17,05
	POSTA P	150,00	203	25,97	10,22	1,74	0,03	2,29	0,76	28,87	0,40	421,72	21	16,50
	POSTA M	200,00	270	34,62	13,63	2,32	0,04	3,06	1,01	38,50	0,53	562,29	28	22,01
	POSTA G	250,00	338	43,28	17,03	2,90	0,05	3,82	1,26	48,12	0,66	702,86	35	27,51
735	**PEIXE FRITO**	**100,00**	**154**	**28,60**	**3,60**	**1,00**	**0,03**	**0,00**	**NA**	**10,00**	**0,30**	**115,00**	**4**	
	FILÉ P	100,00	154	28,60	3,60	1,00	0,03	0,00		10,00	0,30	115,00	4	
	FILÉ M	120,00	185	34,32	4,32	1,20	0,04	0,00		12,00	0,36	138,00	5	
	FILÉ G	155,00	239	44,33	5,58	1,55	0,05	0,00		15,50	0,47	178,25	6	
	POSTA P	150,00	231	42,90	5,40	1,50	0,05	0,00		15,00	0,45	172,50	6	
	POSTA M	200,00	308	57,20	7,20	2,00	0,06	0,00		20,00	0,60	230,00	8	
	POSTA G	250,00	385	71,50	9,00	2,50	0,08	0,00		25,00	0,75	287,50	10	
736	**PEIXINHO DA HORTA FRITO**	**100,00**	**423**	**9,78**	**31,19**	**5,53**	**0,14**	**28,85**	**3,41**	**25,84**	**2,67**	**98,17**	**100**	**1,20**
	UND P	4,00	17	0,39	1,25	0,22	0,01	1,15	0,14	1,03	0,11	3,93	4	0,05
	UND M	7,00	30	0,68	2,18	0,39	0,01	2,02	0,24	1,81	0,19	6,87	7	0,08
	UND G	12,00	51	1,17	3,74	0,66	0,02	3,46	0,41	3,10	0,32	11,78	12	0,14
737	**PEPINO**	**100,00**	**10**	**0,90**	**t**			**2,00**	**1,10**	**10,00**	**0,10**	**t**	**2**	**5,00**
	COL SOPA CH (PICADO)	18,00	2	0,16				0,36	0,20	1,80	0,02		0	0,90
	FATIA P	3,00	0	0,03				0,06	0,03	0,30	0,00		0	0,15
	UND M	100,00	10	0,90				2,00	1,10	10,00	0,10		2	5,00
738	**PERA**	**100,00**	**53**	**0,60**	**0,10**			**14,00**	**3,00**	**8,00**	**0,10**	**t**	**NA**	**2,80**
	UND MINI	28,00	15	0,17	0,03			3,92	0,84	2,24	0,03			0,78
	UND M	130,00	69	0,78	0,13			18,20	3,90	10,40	0,13			3,64
	UND G	225,00	119	1,35	0,23			31,50	6,75	18,00	0,23			6,30
	UND M S/CASCA	110,00	58	0,66	0,11			15,40	3,30	8,80	0,11			3,08
	UND G S/CASCA	190,00	101	1,14	0,19			26,60	5,70	15,20	0,19			5,32
739	**PERNIL ASSADO**	**100,00**	**315**	**31,28**	**20,03**	**6,88**	**0,00**	**2,66**	**0,27**	**18,10**	**1,50**	**159,24**	**1**	**3,81**
	FATIA P	42,00	132	13,14	8,41	2,89	0,00	1,12	0,12	7,60	0,63	66,88	0	1,60
	FATIA M	74,00	233	23,15	14,82	5,09	0,00	1,97	0,20	13,39	1,11	117,84	1	2,82
	FATIA G	109,00	344	34,10	21,83	7,50	0,00	2,89	0,30	19,73	1,63	173,57	1	4,15
	PED P	77,00	243	24,09	15,42	5,30	0,00	2,05	0,21	13,94	1,15	122,62	1	2,94
	PED M	104,00	328	32,53	20,83	7,16	0,00	2,76	0,29	18,82	1,56	165,61	1	3,96
	PED G	179,00	565	55,99	35,84	12,32	0,00	4,75	0,49	32,40	2,68	285,04	2	6,82
740	**PERU ASSADO**	**100,00**	**163**	**26,20**	**5,70**	**1,60**	**0,02**	**0,00**	**NA**	**14,00**	**0,60**	**628,00**	**t**	
	COXA M	80,00	130	20,96	4,56	1,28	0,02	0,00		11,20	0,48	502,40		
	FATIA P	20,00	33	5,24	1,14	0,32	0,00	0,00		2,80	0,12	125,60		
	FATIA M	32,00	52	8,38	1,82	0,51	0,01	0,00		4,48	0,19	200,96		
	FATIA G	48,00	78	12,58	2,74	0,77	0,01	0,00		6,72	0,29	301,44		
741	**PÊSSEGO**	**100,00**	**36**	**0,80**	**t**			**9,30**	**1,40**	**3,00**	**0,20**	**t**	**NA**	**3,30**
	UND P	32,00	12	0,26				2,98	0,45	0,96	0,06			1,06
	UND M	60,00	22	0,48				5,58	0,84	1,80	0,12			1,98
	UND G	110,00	40	0,88				10,23	1,54	3,30	0,22			3,63
742	**PÊSSEGO EM CALDA IND**	**100,00**	**63**	**0,70**	**t**			**16,90**	**1,00**	**4,00**	**0,60**	**3,00**	**24**	**t**
	1/2 UND	30,00	19	0,21				5,07	0,30	1,20	0,18	0,90	7	
743	**PETIT GATEAU**	**100,00**	**464**	**4,91**	**33,76**	**18,12**	**0,97**	**35,87**	**1,51**	**26,61**	**1,80**	**206,23**	**302**	**0,59**
	UND P	60,00	279	2,95	20,25	10,87	0,58	21,52	0,91	15,97	1,08	123,74	181	0,35

(Continua)

Cód.	Alimentos e medidas caseiras	Quant.	Energia kcal	Ptn g	G.tot g	G.sat g	G.trans g	Carb. g	Fibra g	Ca mg	Fe mg	Na mg	Vit. A mcg RAE	Vit. C mg
(Cont.) 743	UND M (ALT 5 cm)	80,00	371	3,93	27,01	14,50	0,78	28,70	1,21	21,29	1,44	164,99	241	0,47
	UND G	90,00	418	4,42	30,38	16,31	0,88	32,28	1,36	23,95	1,62	185,61	272	0,53
744	**PICOLÉ IND**													
	UND CAJÁ	58,00	58					14,00						
	UND CHOCOLATE C/LEITE	62,00	105	1,80	2,70	1,60		19,00				0,00		
	UND COCO	60,00	84	1,10	2,60	2,30		14,00				0,00		
	UND COCO E COBERTURA DE CHOCOLATE	43,00	137	1,00	10,00	6,40		10,00				0,00		
	UND CREME E COBERTURA DE CHOCOLATE	74,00	233	2,50	15,00	10,00		22,00				31,00		
	UND LIMÃO	58,00	51	0,00	0,00	0,00		13,00				0,00		
	UND MANGA	83,00	92	0,00	0,00	0,00		22,00				0,00		
	UND MORANGO	81,00	71	0,00	0,00	0,00		17,00				0,00		
	UND MORANGO C/LEITE	48,00	78	1,00	2,70	1,40		12,00				32,00		
	UND MORANGO C/ RECHEIO DE LEITE	54,00	49	0,00	1,10	0,60		9,20						
	UND UVA	59,00	60	0,00	0,00	0,00		15,00				0,00		
745	**PIMENTÃO AMARELO**	**100,00**	**28**	**1,20**	**0,40**			**6,00**	**1,90**	**10,00**	**0,40**	**t**	**20**	**201,40**
	COL SOPA R (PICADO)	8,00	2	0,10	0,03			0,48	0,15	0,80	0,03		2	16,11
	COL SOPA CH (PICADO)	13,00	4	0,16	0,05			0,78	0,25	1,30	0,05		3	26,18
	FATIA P	4,00	1	0,05	0,02			0,24	0,08	0,40	0,02		1	8,06
	FATIA M	6,00	2	0,07	0,02			0,36	0,11	0,60	0,02		1	12,08
	FATIA G	8,00	2	0,10	0,03			0,48	0,15	0,80	0,03		2	16,11
	UND P	38,00	11	0,46	0,15			2,28	0,72	3,80	0,15		8	76,53
	UND M	55,00	15	0,66	0,22			3,30	1,05	5,50	0,22		11	110,77
	UND G	87,00	24	1,04	0,35			5,22	1,65	8,70	0,35		17	175,22
746	**PIMENTÃO VERDE**	**100,00**	**21**	**1,10**	**0,20**			**4,90**	**2,60**	**9,00**	**0,40**	**t**	**23**	**100,20**
	COL SOPA R (PICADO)	8,00	2	0,09	0,02			0,39	0,21	0,72	0,03		2	8,02
	COL SOPA CH (PICADO)	13,00	3	0,14	0,03			0,64	0,34	1,17	0,05		3	13,03
	FATIA P	4,00	1	0,04	0,01			0,20	0,10	0,36	0,02		1	4,01
	FATIA M	6,00	1	0,07	0,01			0,29	0,16	0,54	0,02		1	6,01
	FATIA G	8,00	2	0,09	0,02			0,39	0,21	0,72	0,03		2	8,02
	UND P	38,00	8	0,42	0,08			1,86	0,99	3,42	0,15		9	38,08
	UND M	55,00	12	0,61	0,11			2,70	1,43	4,95	0,22		13	55,11
	UND G	87,00	18	0,96	0,17			4,26	2,26	7,83	0,35		20	87,17
747	**PIMENTÃO VERMELHO**	**100,00**	**23**	**1,00**	**0,10**			**5,50**	**1,60**	**6,00**	**0,30**	**t**	**48**	**158,20**
	COL SOPA R (PICADO)	8,00	2	0,08	0,01			0,44	0,13	0,48	0,02		4	12,66
	COL SOPA CH (PICADO)	13,00	3	0,13	0,01			0,72	0,21	0,78	0,04		6	20,57
	FATIA P	4,00	1	0,04	0,00			0,22	0,06	0,24	0,01		2	6,33
	FATIA M	6,00	1	0,06	0,01			0,33	0,10	0,36	0,02		3	9,49
	FATIA G	8,00	2	0,08	0,01			0,44	0,13	0,48	0,02		4	12,66

Cód.	Alimentos e medidas caseiras	Quant.	Energia kcal	Ptn g	G.tot g	G.sat g	G.trans g	Carb. g	Fibra g	Ca mg	Fe mg	Na mg	Vit. A mcg RAE	Vit. C mg
(Cont.) 747	UND P	38,00	9	0,38	0,04			2,09	0,61	2,28	0,11		18	60,12
	UND M	55,00	13	0,55	0,06			3,03	0,88	3,30	0,17		26	87,01
	UND G	87,00	20	0,87	0,09			4,79	1,39	5,22	0,26		42	137,63
748	**PINHÃO COZIDO**	**100,00**	**174**	**3,00**	**0,70**	**0,30**		**43,90**	**15,60**	**16,00**	**0,80**	**1,00**	**NA**	**27,70**
	UND P	4,00	7	0,12	0,03	0,01		1,76	0,62	0,64	0,03	0,04		1,11
	UND M	6,00	10	0,18	0,04	0,02		2,63	0,94	0,96	0,05	0,06		1,66
	UND G	10,00	17	0,30	0,07	0,03		4,39	1,56	1,60	0,08	0,10		2,77
749	**PIPOCA DE CANJICA DOCE**	**100,00**	**354**	**5,80**	**0,20**	**0,00**		**83,00**	**1,30**			**2,70**		
	PUNHADO	6,00	21	0,35	0,01	0,00		4,98	0,08			0,16		
	POTE N	20,00	71	1,16	0,04	0,00		16,60	0,26			0,54		
750	**PIPOCA DE CANJICA SALGADA**	**100,00**	**398**	**6,40**	**6,80**	**1,20**		**77,60**	**0,72**			**428,00**		
	PUNHADO	6,00	24	0,38	0,41	0,07		4,66	0,04			25,68		
	POTE N	20,00	80	1,28	1,36	0,24		15,52	0,14			85,60		
751	**PIPOCA DOCE**	**100,00**	**360**	**8,55**	**2,95**	**0,42**	**0,00**	**79,87**	**9,52**	**6,63**	**2,24**	**30,53**	**7**	**0,00**
	COL SOPA CH	2,00	7	0,17	0,06	0,01	0,00	1,60	0,19	0,13	0,04	0,61	0	0,00
	SACO P	15,00	54	1,28	0,44	0,06	0,00	11,98	1,43	0,99	0,34	4,58	1	0,00
	SACO M	20,00	72	1,71	0,59	0,08	0,00	15,97	1,90	1,33	0,45	6,11	1	0,00
	SACO G	25,00	90	2,14	0,74	0,10	0,00	19,97	2,38	1,66	0,56	7,63	2	0,00
	POTE N	7,00	25	0,60	0,21	0,03	0,00	5,59	0,67	0,46	0,16	2,14	0	0,00
752	**PIPOCA S/SAL**	**100,00**	**448**	**9,90**	**15,90**	**2,40**		**70,30**	**14,30**	**3,00**	**1,20**	**4,00**	**NA**	**t**
	COL SOPA CH	2,00	9	0,20	0,32	0,05		1,41	0,29	0,06	0,02	0,08		
	SACO P	15,00	67	1,49	2,39	0,36		10,55	2,15	0,45	0,18	0,60		
	SACO M	20,00	90	1,98	3,18	0,48		14,06	2,86	0,60	0,24	0,80		
	SACO G	25,00	112	2,48	3,98	0,60		17,58	3,58	0,75	0,30	1,00		
	POTE N	7,00	31	0,69	1,11	0,17		4,92	1,00	0,21	0,08	0,28		
753	**PIRÃO**	**100,00**	**44**	**1,43**	**0,28**	**0,11**	**0,02**	**9,43**	**1,03**	**11,65**	**0,27**	**202,71**	**35**	**2,32**
	COL SOBREMESA R	8,00	3	0,11	0,02	0,01	0,00	0,75	0,08	0,93	0,02	16,22	3	0,19
	COL SOBREMESA CH	15,00	7	0,21	0,04	0,02	0,00	1,41	0,15	1,75	0,04	30,41	5	0,35
	COL SOPA R	17,00	7	0,24	0,05	0,02	0,00	1,60	0,17	1,98	0,05	34,46	6	0,39
	COL SOPA CH	26,00	11	0,37	0,07	0,03	0,01	2,45	0,27	3,03	0,07	52,70	9	0,60
	COL SERVIR R	30,00	13	0,43	0,08	0,03	0,01	2,83	0,31	3,49	0,08	60,81	10	0,69
	COL SERVIR CH	55,00	24	0,79	0,15	0,06	0,01	5,18	0,57	6,41	0,15	111,49	19	1,27
	CONCHA M CH	140,00	61	2,00	0,39	0,15	0,03	13,20	1,44	16,31	0,37	283,79	49	3,24
	PRATO RASO	280,00	122	4,01	0,78	0,30	0,06	26,39	2,88	32,61	0,75	567,58	98	6,48
	PRATO FD	440,00	192	6,29	1,22	0,47	0,09	41,48	4,53	51,24	1,18	891,92	153	10,19
754	**PISTACHE TORRADO C/SAL**	**100,00**	**576**	**20,20**	**47,00**	**5,83**		**27,20**	**9,90**	**103,00**	**3,88**	**389,00**	**12**	**2,90**
	COL SOPA	11,00	63	2,22	5,17	0,64		2,99	1,09	11,33	0,43	42,79	1	0,32
	PUNHADO	16,00	92	3,23	7,52	0,93		4,35	1,58	16,48	0,62	62,24	2	0,46
	UND	0,70	4	0,14	0,33	0,04		0,19	0,07	0,72	0,03	2,72	0	0,02
	POTE N	133,00	766	26,87	62,51	7,75		36,18	13,17	136,99	5,16	517,37	16	3,86
755	**PITAIA VERMELHA**	**100,00**	**57**	**1,43**	**1,43**	**0,00**	**0,00**	**9,29**	**2,10**	**31,00**	**1,43**	**11,00**		
	COL SOPA CH PICADA	20,00	11	0,29	0,29	0,00	0,00	1,86	0,42	6,20	0,29	2,20		
	UND P	180,00	103	2,57	2,57	0,00	0,00	16,72	3,78	55,80	2,57	19,80		
	UND M	240,00	137	3,43	3,43	0,00	0,00	22,30	5,04	74,40	3,43	26,40		
	UND G	360,00	205	5,15	5,15	0,00	0,00	33,44	7,56	111,60	5,15	39,60		

Cód.	Alimentos e medidas caseiras	Quant.	Energia kcal	Ptn g	G.tot g	G.sat g	G.trans g	Carb. g	Fibra g	Ca mg	Fe mg	Na mg	Vit. A mcg RAE	Vit. C mg
756	**PITANGA**	**100,00**	**41**	**0,90**	**0,20**			**10,20**	**3,20**	**18,00**	**0,40**	**2,00**	**77**	**24,90**
	UND M	3,50	1	0,03	0,01			0,36	0,11	0,63	0,01	0,07	3	0,87
757	**PIZZA BRANCA/SECA C/QUEIJO PARMESÃO**	**100,00**	**350**	**11,00**	**10,00**	**3,00**	**0,00**	**54,00**	**5,00**			**2400,00**		
	FATIA P (TRIANGULAR)	12,50	44	1,38	1,25	0,38	0,00	6,75	0,63			300,00		
758	**PIZZA DE 4 QUEIJOS IND**	**100,00**	**256**	**11,04**	**12,66**	**5,52**	**#**	**24,03**	**1,88**			**650,00**		
	FATIA P (1/6 UND)	77,00	197	8,50	9,75	4,25	0,00	18,50	1,45			500,50		
	FATIA M (1/4 UND)	115,00	294	12,69	14,56	6,35	#	27,63	2,17			747,50		
	FATIA G (1/2 UND)	231,00	591	25,50	29,25	12,75	#	55,50	4,35			1501,50		
759	**PIZZA DE BANANA IND**	**100,00**	**182**	**5,77**	**5,99**	**2,05**	**#**	**31,70**	**2,34**			**203,57**		
	FATIA P	77,00	140	4,44	4,61	1,58	0,00	24,41	1,80			156,75		
	FATIA M	115,00	209	6,64	6,89	2,36	#	36,46	2,69			234,11		
	FATIA G	231,00	421	13,33	13,84	4,74	#	73,23	5,40			470,25		
760	**PIZZA DE CALABRESA CASEIRA**	**100,00**	**253**	**10,90**	**10,01**	**3,99**	**0,16**	**30,87**	**1,81**	**137,26**	**2,56**	**610,67**	**38**	**0,79**
	FATIA P	45,00	114	4,90	4,50	1,80	0,07	13,89	0,81	61,77	1,15	274,80	17	0,36
	FATIA M	90,00	228	9,81	9,01	3,59	0,15	27,78	1,62	123,53	2,31	549,60	34	0,71
	FATIA G	120,00	304	13,07	12,01	4,79	0,20	37,04	2,17	164,71	3,08	732,80	45	0,95
761	**PIZZA DE CALABRESA IND**	**100,00**	**237**	**10,69**	**11,38**	**4,23**	**#**	**23,11**	**1,75**			**662,77**		
	FATIA P (1/6 UND)	77,00	183	8,23	8,76	3,26	0,00	17,79	1,35			510,34		
	FATIA M (1/4 UND)	115,00	273	12,30	13,09	4,87	#	26,57	2,01			762,19		
	FATIA G (1/2 UND)	231,00	548	24,70	26,29	9,78	#	53,38	4,04			1531,01		
762	**PIZZA DE FRANGO, REQUEIJÃO E MUSSARELA IND**	**100,00**	**223**	**12,01**	**8,31**	**3,12**	**#**	**24,68**	**2,34**			**525,97**		
	FATIA P (1/6 UND)	77,00	172	9,25	6,40	2,40	0,00	19,00	1,80			405,00		
	FATIA M (1/4 UND)	115,00	257	13,81	9,56	3,58	#	28,38	2,69			604,87		
	FATIA G (1/2 UND)	231,00	516	27,75	19,20	7,20	#	57,00	5,40			1215,00		
763	**PIZZA DE MUSSARELA CASEIRA**	**100,00**	**279**	**12,96**	**11,83**	**5,68**	**0,33**	**31,11**	**1,81**	**291,13**	**2,47**	**586,16**	**59**	**0,79**
	FATIA P	50,00	139	6,48	5,92	2,84	0,16	15,56	0,90	145,56	1,23	293,08	30	0,40
	FATIA M	100,00	279	12,96	11,83	5,68	0,33	31,11	1,81	291,13	2,47	586,16	59	0,79
	FATIA G	130,00	363	16,85	15,38	7,38	0,43	40,45	2,35	378,47	3,21	762,01	77	1,03
764	**PIZZA DE MUSSARELA IND**	**100,00**	**259**	**11,12**	**11,71**	**5,12**	**#**	**27,11**	**1,85**			**508,95**		
	FATIA P (1/6 UND)	77,00	199	8,56	9,01	3,94	0,00	20,88	1,42			391,89		
	FATIA M (1/4 UND)	115,00	298	12,78	13,46	5,89	#	31,18	2,12			585,30		
	FATIA G (1/2 UND)	231,00	598	25,68	27,04	11,83	#	62,63	4,27			1175,68		
765	**PIZZA DE PRESUNTO CASEIRA**	**100,00**	**233**	**10,46**	**7,86**	**3,16**	**0,17**	**31,07**	**1,81**	**138,61**	**2,52**	**664,97**	**38**	**1,28**
	FATIA P	60,00	140	6,28	4,72	1,90	0,10	18,64	1,08	83,16	1,51	398,98	23	0,77
	FATIA M	110,00	256	11,51	8,65	3,48	0,18	34,17	1,99	152,47	2,77	731,46	41	1,41
	FATIA G	145,00	338	15,17	11,40	4,58	0,24	45,05	2,62	200,98	3,65	964,20	55	1,85
766	**PIZZA PORTUGUESA CASEIRA**	**100,00**	**237**	**11,29**	**8,06**	**3,31**	**0,17**	**30,54**	**1,45**	**143,87**	**2,36**	**623,33**	**46**	**2,52**
	FATIA P	65,00	154	7,34	5,24	2,15	0,11	19,85	0,94	93,51	1,54	405,17	30	1,64
	FATIA M	125,00	296	14,11	10,08	4,14	0,21	38,18	1,82	179,83	2,95	779,17	57	3,16
	FATIA G	160,00	378	18,06	12,90	5,30	0,27	48,87	2,32	230,19	3,78	997,34	73	4,04

Cód.	Alimentos e medidas caseiras	Quant.	Energia kcal	Ptn g	G.tot g	G.sat g	G.trans g	Carb. g	Fibra g	Ca mg	Fe mg	Na mg	Vit. A mcg RAE	Vit. C mg
767	**PIZZA ROMEU E JULIETA IND**	**100,00**	**292**	**8,04**	**10,77**	**4,58**	**0,12**	**38,60**	**1,71**			**317,72**		
	FATIA P (1/6 UND)	77,00	224	6,19	8,29	3,53	0,09	29,72	1,32			244,65		
	FATIA M (1/4 UND)	115,00	335	9,24	12,38	5,27	0,14	44,39	1,97			365,38		
	FATIA G (1/2 UND)	231,00	673	18,57	24,88	10,58	0,28	89,17	3,96			733,94		
768	**POLVILHO DOCE**	**100,00**	**351**	**0,40**	**t**			**86,80**	**0,20**	**27,00**	**0,50**	**2,00**	**NA**	**t**
	COL CAFÉ R	1,00	4	0,00				0,87	0,00	0,27	0,01	0,02		
	COL CAFÉ CH	2,00	7	0,01				1,74	0,00	0,54	0,01	0,04		
	COL CHÁ R	2,00	7	0,01				1,74	0,00	0,54	0,01	0,04		
	COL CHÁ CH	5,00	18	0,02				4,34	0,01	1,35	0,03	0,10		
	COL SOBREMESA R	6,00	21	0,02				5,21	0,01	1,62	0,03	0,12		
	COL SOBREMESA CH	10,00	35	0,04				8,68	0,02	2,70	0,05	0,20		
	COL SOPA R	10,00	35	0,04				8,68	0,02	2,70	0,05	0,20		
	COL SOPA CH	16,67	59	0,07				14,47	0,03	4,50	0,08	0,33		
	POTE N	99,00	347	0,40				85,93	0,20	26,73	0,50	1,98		
769	**POLVO REFOGADO**	**100,00**	**88**	**7,25**	**5,60**	**0,88**	**0,03**	**2,40**	**0,47**	**26,56**	**2,65**	**156,99**	**25**	**2,91**
	COL SOPA CH	22,00	19	1,60	1,23	0,19	0,01	0,53	0,10	5,84	0,58	34,54	5	0,64
	COL SERVIR CH	40,00	35	2,90	2,24	0,35	0,01	0,96	0,19	10,62	1,06	62,80	10	1,16
	ESC M CH	60,00	53	4,35	3,36	0,53	0,02	1,44	0,28	15,93	1,59	94,20	15	1,75
770	**PRESUNTO C/CAPA GORDURA**	**100,00**	**128**	**14,40**	**6,80**	**1,90**	**0,01**	**1,40**	**NA**	**12,00**	**0,70**	**1021,00**	**t**	
	FATIA M	15,00	19	2,16	1,02	0,29	0,00	0,21		1,80	0,11	153,15		
771	**PRESUNTO S/CAPA GORDURA**	**100,00**	**94**	**14,30**	**2,70**	**0,90**		**2,10**	**NA**	**23,00**	**0,80**	**1039,00**	**t**	
	FATIA M	15,00	14	2,15	0,41	0,14		0,32		3,45	0,12	155,85		
772	**PRESUNTO TENDER**	**100,00**	**138**	**20,38**	**6,13**	**2,13**	**#**	**0,00**	**0,75**			**976,25**		
	FATIA P	90,00	124	18,34	5,51	1,91	#	0,00	0,68			878,63		
	FATIA M	160,00	220	32,60	9,80	3,40	#	0,00	1,20			1562,00		
	FATIA G	250,00	344	50,94	15,31	5,31	#	0,00	1,88			2440,63		
773	**PSYLLIUM**	**100,00**	**350**	**0,00**	**0,00**	**0,00**	**0,00**	**80,00**	**70,00**	**200,00**	**18,00**	**100,00**	**0**	**0,00**
	COL CAFÉ R	0,70	2	0,00	0,00	0,00	0,00	0,56	0,49	1,40	0,13	0,70	0	0,00
	COL CAFÉ CH	1,00	4	0,00	0,00	0,00	0,00	0,80	0,70	2,00	0,18	1,00	0	0,00
	COL CHÁ R	1,50	5	0,00	0,00	0,00	0,00	1,20	1,05	3,00	0,27	1,50	0	0,00
	COL CHÁ CH	2,50	9	0,00	0,00	0,00	0,00	2,00	1,75	5,00	0,45	2,50	0	0,00
	COL SOBREMESA R	5,00	18	0,00	0,00	0,00	0,00	4,00	3,50	10,00	0,90	5,00	0	0,00
	COL SOBREMESA CH	7,00	25	0,00	0,00	0,00	0,00	5,60	4,90	14,00	1,26	7,00	0	0,00
	COL SOPA R	7,00	25	0,00	0,00	0,00	0,00	5,60	4,90	14,00	1,26	7,00	0	0,00
	COL SOPA CH	10,00	35	0,00	0,00	0,00	0,00	8,00	7,00	20,00	1,80	10,00	0	0,00
	POTE N	87,00	305	0,00	0,00	0,00	0,00	69,60	60,90	174,00	15,66	87,00	0	0,00
774	**PUDIM DE LEITE**	**100,00**	**177**	**5,96**	**5,47**	**2,99**	**0,09**	**26,15**	**0,00**	**153,39**	**0,34**	**91,48**	**68**	**0,77**
	COL CAFÉ CH	13,00	23	0,77	0,71	0,39	0,01	3,40	0,00	19,94	0,04	11,89	9	0,10
	COL CHÁ CH	19,00	34	1,13	1,04	0,57	0,02	4,97	0,00	29,14	0,06	17,38	13	0,15
	COL SOBREMESA CH	40,00	71	2,38	2,19	1,19	0,03	10,46	0,00	61,35	0,14	36,59	27	0,31
	COL SOPA CH	50,00	88	2,98	2,73	1,49	0,04	13,08	0,00	76,69	0,17	45,74	34	0,39
	FATIA P	90,00	159	5,36	4,92	2,69	0,08	23,54	0,00	138,05	0,30	82,33	62	0,69
	FATIA M	130,00	230	7,75	7,11	3,88	0,11	34,00	0,00	199,40	0,44	118,92	89	1,00
	FATIA G	260,00	459	15,50	14,22	7,77	0,22	68,00	0,00	398,80	0,88	237,84	178	2,00
775	**PUPUNHA COZIDA**	**100,00**	**219**	**2,50**	**12,80**	**3,10**		**29,60**	**4,30**	**28,00**	**0,50**	**1,00**	**438**	**2,20**
	UND M	11,00	24	0,28	1,41	0,34		3,26	0,47	3,08	0,06	0,11	48	0,24

Cód.	Alimentos e medidas caseiras	Quant.	Energia kcal	Ptn g	G.tot g	G.sat g	G.trans g	Carb. g	Fibra g	Ca mg	Fe mg	Na mg	Vit. A mcg RAE	Vit. C mg
776	**PURÊ DE BATATA**	**100,00**	**94**	**1,77**	**4,38**	**2,61**	**0,15**	**12,57**	**1,38**	**22,09**	**0,21**	**39,69**	**51**	**3,66**
	COL SOPA R	25,00	23	0,44	1,10	0,65	0,04	3,14	0,35	5,52	0,05	9,92	13	0,91
	COL SOPA CH	40,00	38	0,71	1,75	1,05	0,06	5,03	0,55	8,84	0,08	15,87	21	1,46
	COL SERVIR CH	80,00	75	1,42	3,51	2,09	0,12	10,05	1,11	17,67	0,17	31,75	41	2,93
	CONCHA M R	140,00	132	2,48	6,14	3,66	0,21	17,60	1,93	30,92	0,29	55,56	72	5,12
	POTE N	225,00	211	3,99	9,86	5,88	0,34	28,28	3,11	49,70	0,47	89,30	116	8,23
777	**PURÊ DE INHAME**	**100,00**	**112**	**2,23**	**4,71**	**2,80**	**0,17**	**16,02**	**1,32**	**28,94**	**0,06**	**238,28**	**56**	**3,98**
	COL SOPA R	25,00	28	0,56	1,18	0,70	0,04	4,00	0,33	7,23	0,02	59,57	14	1,00
	COL SOPA CH	40,00	45	0,89	1,89	1,12	0,07	6,41	0,53	11,57	0,02	95,31	22	1,59
	COL SERVIR CH	80,00	90	1,78	3,77	2,24	0,13	12,82	1,05	23,15	0,05	190,62	45	3,18
778	**QUEIJADINHA**	**100,00**	**564**	**5,50**	**29,07**	**20,38**	**0,65**	**73,12**	**3,24**	**14,82**	**1,52**	**142,23**	**228**	**0,00**
	UND P	20,00	113	1,10	5,81	4,08	0,13	14,62	0,65	2,96	0,30	28,45	46	0,00
	UND M	35,00	197	1,93	10,17	7,13	0,23	25,59	1,13	5,19	0,53	49,78	80	0,00
	UND G	40,00	226	2,20	11,63	8,15	0,26	29,25	1,30	5,93	0,61	56,89	91	0,00
779	**QUEIJO BRIE**	**100,00**	**334**	**20,80**	**27,70**	**17,40**		**0,45**	**0,00**	**184,00**	**0,50**	**629,00**	**174**	**0,00**
	FATIA M	30,00	100	6,24	8,31	5,22		0,14	0,00	55,20	0,15	188,70	52	0,00
780	**QUEIJO CAMEMBERT**	**100,00**	**300**	**19,80**	**24,30**	**15,30**		**0,46**	**0,00**	**388,00**	**0,33**	**842,00**	**241**	**0,00**
	FATIA M	30,00	90	5,94	7,29	4,59		0,14	0,00	116,40	0,10	252,60	72	0,00
781	**QUEIJO CHEDDAR**	**100,00**	**265**	**13,17**	**20,33**	**13,67**	**#**	**7,00**	**0,00**			**1096,67**		
	FATIA M	20,00	53	2,63	4,07	2,73	0,00	1,40	0,00			219,33		
782	**QUEIJO COALHO**	**100,00**	**357**	**25,67**	**27,67**	**18,00**	**#**	**1,50**	**0,00**			**888,33**		
	ESPETO	45,00	161	11,55	12,45	8,10	#	0,68	0,00			399,75		
	PED P	35,00	125	8,98	9,68	6,30	#	0,53	0,00			310,92		
	PED M	45,00	161	11,55	12,45	8,10	#	0,68	0,00			399,75		
	PED G	70,00	250	17,97	19,37	12,60	#	1,05	0,00			621,83		
783	**QUEIJO COALHO GRELHADO**	**100,00**	**355**	**25,14**	**27,42**	**14,74**	**1,10**	**2,06**	**0,00**	**775,50**	**0,24**	**558,47**	**124**	**0,56**
	ESPETO	42,00	149	10,56	11,52	6,19	0,46	0,86	0,00	325,71	0,10	234,56	52	0,24
784	**QUEIJO COTTAGE**	**100,00**	**107**	**13,80**	**5,30**	**3,10**	**#**	**1,00**	**0,00**			**357,00**		
	COL SOPA R	22,00	24	3,04	1,17	0,68	0,00	0,22	0,00			78,54		
	COL SOPA CH	44,00	47	6,07	2,33	1,36	0,00	0,44	0,00			157,08		
785	**QUEIJO FUNDIDO**	**100,00**	**257**	**9,50**	**22,00**	**14,33**	**1,00**	**5,17**	**0,00**			**743,33**		
	UND M	17,00	44	1,62	3,74	2,44	0,17	0,88	0,00			126,37		
786	**QUEIJO FUNDIDO LIGHT**	**100,00**	**158**	**13,67**	**8,83**	**5,50**	**#**	**5,50**	**0,00**	**446,67**		**605,00**	**443**	
	UND M	17,00	27	2,32	1,50	0,94	0,00	0,94	0,00	75,93		102,85	75	
787	**QUEIJO GORGONZOLA**	**100,00**	**353**	**21,40**	**28,70**	**18,70**		**2,34**	**0,00**	**528,00**	**0,31**	**1150,00**	**198**	**0,00**
	FATIA P	15,00	53	3,21	4,31	2,81		0,35	0,00	79,20	0,05	172,50	30	0,00
	FATIA M	38,00	134	8,13	10,91	7,11		0,89	0,00	200,64	0,12	437,00	75	0,00
	FATIA G	55,00	194	11,77	15,79	10,29		1,29	0,00	290,40	0,17	632,50	109	0,00
	PEÇA TRIANGULAR	235,00	830	50,29	67,45	43,95		5,50	0,00	1240,80	0,73	2702,50	465	0,00
788	**QUEIJO GOUDA**	**100,00**	**356**	**24,90**	**27,40**	**17,60**		**2,22**	**0,00**	**700,00**	**0,24**	**819,00**	**165**	**0,00**
	FATIA P	10,00	36	2,49	2,74	1,76		0,22	0,00	70,00	0,02	81,90	17	0,00
	FATIA M	15,00	53	3,74	4,11	2,64		0,33	0,00	105,00	0,04	122,85	25	0,00
	FATIA G	20,00	71	4,98	5,48	3,52		0,44	0,00	140,00	0,05	163,80	33	0,00
789	**QUEIJO MINAS FRESCAL**	**100,00**	**264**	**17,40**	**20,20**	**11,40**	**0,66**	**3,20**	**NA**	**579,00**	**0,90**	**31,00**	**161**	**t**
	FATIA P	20,00	53	3,48	4,04	2,28	0,13	0,64		115,80	0,18	6,20	32	

Cód.	Alimentos e medidas caseiras	Quant.	Energia kcal	Ptn g	G.tot g	G.sat g	G.trans g	Carb. g	Fibra g	Ca mg	Fe mg	Na mg	Vit. A mcg RAE	Vit. C mg
(Cont.) 789	FATIA M	30,00	79	5,22	6,06	3,42	0,20	0,96		173,70	0,27	9,30	48	
	FATIA G	40,00	106	6,96	8,08	4,56	0,26	1,28		231,60	0,36	12,40	64	
790	**QUEIJO MINAS PADRÃO**	**100,00**	**355**	**22,67**	**29,33**	**18,67**	**#**	**0,00**	**0,00**	**670,00**		**406,67**		
	FATIA P	25,00	89	5,67	7,33	4,67	#	0,00	0,00	167,50		101,67		
	FATIA M	45,00	160	10,20	13,20	8,40	0,00	0,00	0,00	301,50		183,00		
	FATIA G	80,00	284	18,13	23,47	14,93	0,00	0,00	0,00	536,00		325,33		
791	**QUEIJO MINAS VEGANO**	**100,00**	**268**	**4,50**	**20,00**	**2,00**	**#**	**17,67**	**2,33**			**299,00**		
	FATIA P	25,00	67	1,13	5,00	0,50	#	4,42	0,58			74,75		
	FATIA M	45,00	121	2,03	9,00	0,90	#	7,95	1,05			134,55		
	FATIA G	80,00	215	3,60	16,00	1,60	0,00	14,13	1,87			239,20		
792	**QUEIJO MUSSARELA**	**100,00**	**330**	**22,60**	**25,20**	**14,20**	**0,86**	**3,00**	**NA**	**875,00**	**0,30**	**581,00**	**109**	
	FATIA M	15,00	50	3,39	3,78	2,13	0,13	0,45		131,25	0,05	87,15	16	
793	**QUEIJO MUSSARELA VEGANO**	**100,00**	**307**	**3,33**	**21,17**	**6,50**	**#**	**25,83**	**0,67**			**157,33**		
	FATIA M	15,00	46	0,50	3,18	0,98	0,00	3,88	0,10			23,60		
794	**QUEIJO PARA FONDUE**	**100,00**	**235**	**14,17**	**19,00**	**12,50**	**#**	**0,00**	**0,00**			**470,00**		
	COL S	30,00	71	4,25	5,70	3,75	0,00	0,00	0,00			141,00		
795	**QUEIJO PARMESÃO RALADO**	**100,00**	**453**	**35,60**	**33,50**	**19,70**	**1,17**	**1,70**	**NA**	**992,00**	**0,50**	**1844,00**	**66**	**t**
	COL CHÁ R	2,00	9	0,71	0,67	0,39	0,02	0,03		19,84	0,01	36,88	1	
	COL CHÁ CH	4,00	18	1,42	1,34	0,79	0,05	0,07		39,68	0,02	73,76	3	
	COL SOBREMESA R	4,00	18	1,42	1,34	0,79	0,05	0,07		39,68	0,02	73,76	3	
	COL SOBREMESA CH	8,00	36	2,85	2,68	1,58	0,09	0,14		79,36	0,04	147,52	5	
	COL SOPA N	5,00	23	1,78	1,68	0,99	0,06	0,09		49,60	0,03	92,20	3	
	COL SOPA R	7,00	32	2,49	2,35	1,38	0,08	0,12		69,44	0,04	129,08	5	
	COL SOPA CH	15,00	68	5,34	5,03	2,96	0,18	0,26		148,80	0,08	276,60	10	
796	**QUEIJO PETIT SUISSE MORANGO**	**100,00**	**121**	**5,80**	**2,80**	**1,60**	**0,09**	**18,50**	**NA**	**731,00**	**0,10**	**412,00**	**273**	**t**
	COL CAFÉ R	2,00	2	0,12	0,06	0,03	0,00	0,37		14,62	0,00	8,24	5	
	COL CAFÉ CH	5,00	6	0,29	0,14	0,08	0,00	0,93		36,55	0,01	20,60	14	
	COL CHÁ R	6,00	7	0,35	0,17	0,10	0,01	1,11		43,86	0,01	24,72	16	
	COL CHÁ CH	9,00	11	0,52	0,25	0,14	0,01	1,67		65,79	0,01	37,08	25	
	COL SOBREMESA R	9,00	11	0,52	0,25	0,14	0,01	1,67		65,79	0,01	37,08	25	
	COL SOBREMESA CH	17,00	21	0,99	0,48	0,27	0,02	3,15		124,27	0,02	70,04	46	
	COL SOPA R	18,00	22	1,04	0,50	0,29	0,02	3,33		131,58	0,02	74,16	49	
	COL SOPA CH	23,00	28	1,33	0,64	0,37	0,02	4,26		168,13	0,02	94,76	63	
	UND M	45,00	54	2,61	1,26	0,72	0,04	8,33		328,95	0,05	185,40	123	
797	**QUEIJO PRATO**	**100,00**	**360**	**22,70**	**29,10**	**16,30**	**0,87**	**1,90**	**NA**	**940,00**	**0,30**	**580,00**	**123**	
	FATIA P	10,00	36	2,27	2,91	1,63	0,09	0,19		94,00	0,03	58,00	12	
	FATIA M	15,00	54	3,41	4,37	2,45	0,13	0,29		141,00	0,05	87,00	18	
	FATIA G	20,00	72	4,54	5,82	3,26	0,17	0,38		188,00	0,06	116,00	25	
798	**QUEIJO PRATO LIGHT**	**100,00**	**263**	**28,50**	**16,17**	**10,33**	**#**	**0,00**	**0,00**	**908,33**		**630,00**		
	FATIA P	10,00	26	2,85	1,62	1,03	0,00	0,00	0,00	90,83		63,00		
	FATIA M	15,00	40	4,28	2,43	1,55	0,00	0,00	0,00	136,25		94,50		
	FATIA G	20,00	53	5,70	3,23	2,07	0,00	0,00	0,00	181,67		126,00		
799	**QUEIJO PROVOLONE**	**100,00**	**317**	**26,67**	**23,33**	**16,67**	**#**	**0,00**	**0,00**			**985,00**		
	FATIA M	25,00	79	6,67	5,83	4,17	0,00	0,00	0,00			246,25		

Cód.	Alimentos e medidas caseiras	Quant.	Energia kcal	Ptn g	G.tot g	G.sat g	G.trans g	Carb. g	Fibra g	Ca mg	Fe mg	Na mg	Vit. A mcg RAE	Vit. C mg
800	**QUEIJO PROVOLONE VEGANO**	**100,00**	**303**	**0,84**	**24,01**	**11,10**	**#**	**20,98**	**0,72**			**494,17**		
	FATIA M	25,00	76	0,21	6,00	2,78	0,00	5,24	0,18			123,54		
801	**QUEIJO QUENTE SANDUÍCHE**	**100,00**	**324**	**14,02**	**16,82**	**9,41**	**0,64**	**29,93**	**1,55**	**339,43**	**2,09**	**731,86**	**108**	**0,00**
	UND M	85,00	275	11,92	14,30	8,00	0,54	25,44	1,32	288,51	1,77	622,08	92	0,00
802	**QUEIJO TOFU**	**100,00**	**64**	**6,60**	**4,00**	**0,40**		**2,10**	**0,80**	**81,00**	**1,40**	**1,00**	**NA**	**t**
	PED P	10,00	6	0,66	0,40	0,04		0,21	0,08	8,10	0,14	0,10		
	PED M	20,00	13	1,32	0,80	0,08		0,42	0,16	16,20	0,28	0,20		
	PED G	35,00	22	2,31	1,40	0,14		0,74	0,28	28,35	0,49	0,35		
803	**QUIABO REFOGADO**	**100,00**	**74**	**1,86**	**5,21**	**0,79**	**0,03**	**6,98**	**4,18**	**85,12**	**0,38**	**200,62**	**24**	**5,71**
	COL SOPA R	20,00	15	0,37	1,04	0,16	0,01	1,40	0,84	17,02	0,08	40,12	5	1,14
	COL SOPA CH	40,00	30	0,74	2,08	0,32	0,01	2,79	1,67	34,05	0,15	80,25	10	2,29
804	**QUIBE ASSADO**	**100,00**	**136**	**14,60**	**2,70**	**1,20**	**0,06**	**12,90**	**1,90**	**16,00**	**2,20**	**40,00**	**t**	**t**
	COL SOPA CH	40,00	54	5,84	1,08	0,48	0,02	5,16	0,76	6,40	0,88	16,00		
	PED P	96,00	131	14,02	2,59	1,15	0,06	12,38	1,82	15,36	2,11	38,40		
	PED M	149,00	203	21,75	4,02	1,79	0,09	19,22	2,83	23,84	3,28	59,60		
	PED G	220,00	299	32,12	5,94	2,64	0,13	28,38	4,18	35,20	4,84	88,00		
805	**QUIBE CRU**	**100,00**	**136**	**14,60**	**2,70**	**1,20**	**0,06**	**12,90**	**1,90**	**16,00**	**2,20**	**40,00**	**t**	**t**
	COL CHÁ CH	12,00	16	1,75	0,32	0,14	0,01	1,55	0,23	1,92	0,26	4,80		
	COL SOBREMESA CH	22,00	30	3,21	0,59	0,26	0,01	2,84	0,42	3,52	0,48	8,80		
	COL SOPA CH	39,00	53	5,69	1,05	0,47	0,02	5,03	0,74	6,24	0,86	15,60		
	COL SERVIR CH	80,00	109	11,68	2,16	0,96	0,05	10,32	1,52	12,80	1,76	32,00		
806	**QUIBE FRITO**	**100,00**	**254**	**14,90**	**15,80**	**4,60**	**0,26**	**12,30**		**22,00**	**2,00**	**836,00**	**t**	**t**
	UND P	20,00	51	2,98	3,16	0,92	0,05	2,46		4,40	0,40	167,20		
	UND M	50,00	127	7,45	7,90	2,30	0,13	6,15		11,00	1,00	418,00		
	UND G	85,00	216	12,67	13,43	3,91	0,22	10,46		18,70	1,70	710,60		
807	**QUIBEBE**	**100,00**	**86**	**8,60**	**2,70**	**1,00**	**0,06**	**6,60**	**1,70**	**8,00**	**0,80**	**247,00**	**52**	**t**
	COL SOBREMESA R	15,00	13	1,29	0,41	0,15	0,01	0,99	0,26	1,20	0,12	37,05	8	
	COL SOBREMESA CH	24,00	21	2,06	0,65	0,24	0,01	1,58	0,41	1,92	0,19	59,28	12	
	COL SOPA R	20,00	17	1,72	0,54	0,20	0,01	1,32	0,34	1,60	0,16	49,40	10	
	COL SOPA CH	35,00	30	3,01	0,95	0,35	0,02	2,31	0,60	2,80	0,28	86,45	18	
	ESC M R	75,00	65	6,45	2,03	0,75	0,05	4,95	1,28	6,00	0,60	185,25	39	
	ESC M CH	100,00	86	8,60	2,70	1,00	0,06	6,60	1,70	8,00	0,80	247,00	52	
808	**QUICHE DE ABOBRINHA**	**100,00**	**156**	**3,22**	**12,08**	**6,34**	**0,41**	**9,38**	**1,92**	**67,52**	**0,61**	**239,04**	**109**	**10,79**
	FATIA M	113,00	176	3,64	13,65	7,16	0,46	10,60	2,17	76,30	0,69	270,11	123	12,19
	UND M	116,00	181	3,74	14,01	7,35	0,47	10,88	2,23	78,32	0,71	277,29	126	12,51
809	**QUICHE DE BACON E PRESUNTO**	**100,00**	**297**	**9,41**	**26,04**	**10,30**	**0,45**	**6,45**	**0,62**	**63,27**	**0,80**	**608,76**	**109**	**3,01**
	FATIA M	113,00	335	10,63	29,42	11,63	0,51	7,29	0,70	71,49	0,91	687,90	123	3,40
	UND M	116,00	344	10,91	30,21	11,94	0,52	7,49	0,72	73,39	0,93	706,16	126	3,50
810	**QUICHE DE ESPINAFRE**	**100,00**	**177**	**4,28**	**14,74**	**6,79**	**0,43**	**7,55**	**1,88**	**114,25**	**0,83**	**325,96**	**265**	**4,67**
	FATIA M	113,00	200	4,84	16,66	7,67	0,48	8,53	2,12	129,10	0,94	368,33	299	5,28
	UND M	116,00	205	4,97	17,10	7,87	0,50	8,76	2,18	132,53	0,97	378,11	307	5,42
811	**QUICHE DE QUEIJO**	**100,00**	**288**	**13,13**	**22,22**	**10,41**	**0,90**	**9,20**	**0,62**	**429,61**	**0,84**	**571,46**	**109**	**2,04**
	FATIA M	113,00	326	14,84	25,11	11,76	1,02	10,40	0,70	485,46	0,95	645,75	123	2,30
	UND M	116,00	334	15,24	25,77	12,07	1,05	10,67	0,72	498,35	0,97	662,90	126	2,36

Cód.	Alimentos e medidas caseiras	Quant.	Energia kcal	Ptn g	G.tot g	G.sat g	G.trans g	Carb. g	Fibra g	Ca mg	Fe mg	Na mg	Vit. A mcg RAE	Vit. C mg
812	**QUINDIM**	**100,00**	**411**	**4,70**	**24,40**	**11,30**	**0,05**	**46,30**	**3,20**	**37,00**	**1,40**	**27,00**	**76**	**t**
	UND P	20,00	82	0,94	4,88	2,26	0,01	9,26	0,64	7,40	0,28	5,40	15	
	UND M	35,00	144	1,65	8,54	3,96	0,02	16,21	1,12	12,95	0,49	9,45	27	
813	**QUINOA GRÃO COZIDO**	**100,00**	**120**	**4,40**	**1,92**	**0,23**		**21,30**	**2,80**	**17,00**	**1,49**	**7,00**	**0**	**0,00**
	COL SOPA R	11,00	13	0,48	0,21	0,03		2,34	0,31	1,87	0,16	0,77	0	0,00
	COL SOPA CH	21,00	25	0,92	0,40	0,05		4,47	0,59	3,57	0,31	1,47	0	0,00
	COL SERVIR R	30,00	36	1,32	0,58	0,07		6,39	0,84	5,10	0,45	2,10	0	0,00
	COL SERVIR CH	45,00	54	1,98	0,86	0,10		9,59	1,26	7,65	0,67	3,15	0	0,00
814	**QUINOA GRÃO CRU**	**100,00**	**368**	**14,10**	**6,07**	**0,71**		**64,20**	**7,00**	**47,00**	**4,57**	**5,00**	**1**	
	COL CHÁ CH	4,00	15	0,56	0,24	0,03		2,57	0,28	1,88	0,18	0,20	0	
	COL SOBREMESA CH	6,00	22	0,85	0,36	0,04		3,85	0,42	2,82	0,27	0,30	0	
	COL SOPA CH	10,00	37	1,41	0,61	0,07		6,42	0,70	4,70	0,46	0,50	0	
815	**RABADA**	**100,00**	**344**	**13,30**	**30,67**	**9,94**	**0,07**	**4,03**	**0,44**	**21,08**	**0,58**	**1160,48**	**7**	**4,08**
	PED P	15,00	52	2,00	4,60	1,49	0,01	0,61	0,07	3,16	0,09	174,07	1	0,61
	PED M	40,00	138	5,32	12,27	3,98	0,03	1,61	0,17	8,43	0,23	464,19	3	1,63
	PED G	90,00	310	11,97	27,60	8,95	0,06	3,63	0,39	18,97	0,52	1044,43	6	3,67
816	**RABANADA**	**100,00**	**312**	**5,86**	**15,81**	**3,68**	**0,12**	**37,68**	**0,65**	**82,05**	**1,37**	**235,19**	**53**	**0,00**
	UND P	30,00	94	1,76	4,74	1,10	0,04	11,30	0,20	24,61	0,41	70,56	16	0,00
	UND M	60,00	187	3,52	9,49	2,21	0,07	22,61	0,39	49,23	0,82	141,12	32	0,00
	UND G	100,00	312	5,86	15,81	3,68	0,12	37,68	0,65	82,05	1,37	235,19	53	0,00
817	**RABANETE**	**100,00**	**14**	**1,40**	**0,10**			**2,70**	**2,20**	**21,00**	**0,40**	**11,00**	**NA**	**9,60**
	FATIA M	4,00	01	0,06	0,00			0,11	0,09	0,84	0,02	0,44		0,38
	UND P	14,00	2	0,20	0,01			0,38	0,31	2,94	0,06	1,54		1,34
	UND M	25,00	4	0,35	0,03			0,68	0,55	5,25	0,10	2,75		2,40
	UND G	34,00	5	0,48	0,03			0,92	0,75	7,14	0,14	3,74		3,26
818	**RAMBUTAN**	**100,00**	**63**	**0,80**	**0,24**			**14,50**	**0,24**	**25,00**	**3,00**			**32,50**
	UND M	9,00	6	0,07	0,02			1,31	0,02	2,25	0,27			2,93
819	**RAPADURA**	**100,00**	**352**	**1,00**	**0,10**			**90,80**	**NA**	**30,00**	**4,40**	**22,00**	**NA**	**t**
	PED P	30,00	106	0,30	0,03			27,24		9,00	1,32	6,60		
	PED M	55,00	194	0,55	0,06			49,94		16,50	2,42	12,10		
	PED G	100,00	352	1,00	0,10			90,80		30,00	4,40	22,00		
820	**RAVIOLI DE CARNE IND COZIDO**	**100,00**	**167**	**6,08**	**3,02**	**1,46**	**0,00**	**28,56**	**1,09**			**341,88**		
	COL SOPA CH	24,00	40	1,46	0,73	0,35	0,00	6,85	0,26			82,05		
	COL SERVIR CH	48,00	80	2,92	1,45	0,70	0,00	13,71	0,52			164,10		
	PRATO RASO R	170,00	284	10,33	5,14	2,48	#	48,55	1,86			581,20		
821	**REFRESCO DE CAJU IND C/AÇ**	**100,00**	**26**	**0,08**	**0,03**	**0,00**	**0,00**	**6,58**	**0,09**	**0,32**	**0,03**	**6,36**	**1**	**24,15**
	COPO P	165,00	43	0,12	0,05	0,00	0,00	10,86	0,16	0,53	0,06	10,49	2	39,85
	COPO D	240,00	63	0,18	0,07	0,00	0,00	15,79	0,23	0,77	0,08	15,26	3	57,96
822	**REFRESCO DE GROSELHA C/AÇ**	**100,00**	**38**	**0,00**	**0,00**	**0,00**	**0,00**	**9,75**	**0,00**	**0,00**	**0,00**	**8,25**	**0**	**0,00**
	COPO P	165,00	63	0,00	0,00	0,00	0,00	16,09	0,00	0,00	0,00	13,61	0	0,00
	COPO D	240,00	92	0,00	0,00	0,00	0,00	23,40	0,00	0,00	0,00	19,80	0	0,00
823	**REFRESCO DE LARANJA C/AÇ**	**100,00**	**31**	**0,26**	**0,04**	**0,00**	**0,00**	**7,64**	**0,00**	**2,65**	**0,01**	**0,60**	**0**	**25,66**
	COPO P	165,00	51	0,43	0,06	0,00	0,00	12,60	0,00	4,37	0,01	0,99	1	42,33
	COPO D	240,00	74	0,62	0,08	0,00	0,00	18,32	0,00	6,36	0,01	1,44	1	61,57

Cód.	Alimentos e medidas caseiras	Quant.	Energia kcal	Ptn g	G.tot g	G.sat g	G.trans g	Carb. g	Fibra g	Ca mg	Fe mg	Na mg	Vit. A mcg RAE	Vit. C mg
824	**REFRESCO DE MARACUJÁ IND C/AÇ**	**100,00**	**26**	**0,13**	**0,03**	**0,00**	**0,00**	**6,42**	**0,05**	**0,82**	**0,06**	**3,86**	**8**	**2,06**
	COPO P	165,00	43	0,22	0,05	0,00	0,00	10,59	0,09	1,36	0,09	6,36	13	3,39
	COPO D	240,00	62	0,31	0,07	0,01	0,00	15,41	0,13	1,98	0,13	9,25	20	4,93
825	**REFRESCO PÓ DIET PREPARADO**	**100,00**	**3**					**0,00**				**13,50**	**60**	**6,00**
	COPO P	165,00	4					0,00				22,28	99	9,90
	COPO D	240,00	6					0,00				32,40	144	14,40
826	**REFRIGERANTE ÁGUA TÔNICA**	**100,00**	**31**	**0,00**	**0,00**			**8,00**	**NA**	**1,00**	**t**	**8,00**	**NA**	
	COPO P	165,00	51	0,00	0,00			13,20		1,65		13,20		
	COPO D	240,00	74	0,00	0,00			19,20		2,40		19,20		
	GFA M	290,00	90	0,00	0,00			23,20		2,90		23,20		
	LATA	350,00	109	0,00	0,00			28,00		3,50		28,00		
827	**REFRIGERANTE DE COLA**	**100,00**	**45**					**11,00**				**5,38**		
	COPO P	165,00	74					18,15				8,87		
	COPO D	240,00	107					26,40				12,90		
	GFA M	290,00	130					31,90				15,59		
	GFA PET PP	200,00	90					22,00				10,75		
	GFA PET P	600,00	269					66,00				32,25		
	LATA	350,00	157					38,50				18,81		
828	**REFRIGERANTE DE COLA S/AÇ**	**100,00**	**0**					**0,00**				**12,60**		
	COPO P	165,00	0					0,00				20,79		
	COPO D	240,00	0					0,00				30,24		
	GFA M	290,00	0					0,00				36,54		
	GFA PET PP	200,00	0					0,00				25,20		
	GFA PET P	600,00	0					0,00				75,60		
	LATA	350,00	0					0,00				44,10		
829	**REFRIGERANTE DE GUARANÁ**	**100,00**	**39**	**0,00**	**0,00**			**10,00**	**NA**	**1,00**	**t**	**9,00**	**NA**	
	COPO P	165,00	64	0,00	0,00			16,50		1,65		14,85		
	COPO D	240,00	94	0,00	0,00			24,00		2,40		21,60		
	GFA M	290,00	113	0,00	0,00			29,00		2,90		26,10		
	GFA PET PP	200,00	78	0,00	0,00			20,00		2,00		18,00		
	GFA PET P	600,00	234	0,00	0,00			60,00		6,00		54,00		
	LATA	350,00	137	0,00	0,00			35,00		3,50		31,50		
830	**REFRIGERANTE DE GUARANÁ S/AÇ**	**100,00**	**0**					**0,00**				**10,04**		
	COPO P	165,00	0					0,00				16,57		
	COPO D	240,00	0					0,00				24,10		
	GFA M	290,00	0					0,00				29,12		
	GFA PET M	600,00	0					0,00				60,24		
	LATA	350,00	0					0,00				35,14		
831	**REFRIGERANTE SABOR LARANJA**	**100,00**	**46**	**0,00**	**0,00**			**11,80**	**NA**	**2,00**	**t**	**9,00**	**NA**	
	COPO P	165,00	76	0,00	0,00			19,47		3,30		14,85		
	COPO D	240,00	110	0,00	0,00			28,32		4,80		21,60		

Cód.	Alimentos e medidas caseiras	Quant.	Energia kcal	Ptn g	G.tot g	G.sat g	G.trans g	Carb. g	Fibra g	Ca mg	Fe mg	Na mg	Vit. A mcg RAE	Vit. C mg
(Cont.) 831	GFA M	290,00	133	0,00	0,00			34,22		5,80		26,10		
	LATA	350,00	161	0,00	0,00			41,30		7,00		31,50		
832	**REFRIGERANTE SABOR LIMÃO**	**100,00**	**40**	**0,00**	**0,00**			**10,30**	**NA**	**2,00**	**t**	**9,00**	**NA**	
	COPO P	165,00	66	0,00	0,00			17,00		3,30		14,85		
	COPO D	240,00	96	0,00	0,00			24,72		4,80		21,60		
	GFA M	290,00	116	0,00	0,00			29,87		5,80		26,10		
	GFA PET M	600,00	240	0,00	0,00			61,80		12,00		54,00		
	LATA	350,00	140	0,00	0,00			36,05		7,00		31,50		
833	**REFRIGERANTE SABOR UVA**	**100,00**	**46**					**11,25**				**9,50**		**1,70**
	COPO P	165,00	75					18,56				15,68		2,81
	COPO D	240,00	110					27,00				22,80		4,08
	GFA M	290,00	133					32,63				27,55		4,93
	LATA	350,00	160					39,38				33,25		5,95
834	**REPOLHO BRANCO**	**100,00**	**17**	**0,90**	**0,10**			**3,90**	**1,90**	**35,00**	**0,20**	**4,00**	**3**	**18,70**
	COL SOPA R (PICADO)	5,00	1	0,05	0,01			0,20	0,10	1,75	0,01	0,20	0	0,94
	COL SOPA CH (PICADO)	10,00	2	0,09	0,01			0,39	0,19	3,50	0,02	0,40	0	1,87
	COL SERVIR R (PICADO)	20,00	3	0,18	0,02			0,78	0,38	7,00	0,04	0,80	1	3,74
	COL SERVIR CH (PICADO)	25,00	4	0,23	0,03			0,98	0,48	8,75	0,05	1,00	1	4,68
	ESC M R (PICADO)	40,00	7	0,36	0,04			1,56	0,76	14,00	0,08	1,60	1	7,48
	ESC M CH (PICADO)	50,00	9	0,45	0,05			1,95	0,95	17,50	0,10	2,00	2	9,35
	FOLHA P	20,00	3	0,18	0,02			0,78	0,38	7,00	0,04	0,80	1	3,74
	FOLHA M	30,00	5	0,27	0,03			1,17	0,57	10,50	0,06	1,20	1	5,61
	FOLHA G	40,00	7	0,36	0,04			1,56	0,76	14,00	0,08	1,60	1	7,48
835	**REPOLHO BRANCO REFOGADO**	**100,00**	**68**	**1,47**	**5,31**	**0,76**	**0,03**	**4,10**	**1,25**	**34,20**	**0,11**	**317,01**	**50**	**8,06**
	COL SOPA R (PICADO)	14,00	9	0,21	0,74	0,11	0,00	0,57	0,18	4,79	0,02	44,38	7	1,13
	COL SOPA CH (PICADO)	18,00	12	0,27	0,96	0,14	0,00	0,74	0,23	6,16	0,02	57,06	9	1,45
	COL SERVIR R (PICADO)	35,00	24	0,52	1,86	0,27	0,01	1,43	0,44	11,97	0,04	110,95	18	2,82
	COL SERVIR CH (PICADO)	45,00	30	0,66	2,39	0,34	0,01	1,84	0,56	15,39	0,05	142,65	23	3,63
	ESC M CH (PICADO)	90,00	61	1,33	4,78	0,69	0,02	3,69	1,13	30,78	0,10	285,31	45	7,26
	FOLHA P	18,00	12	0,27	0,96	0,14	0,00	0,74	0,23	6,16	0,02	57,06	9	1,45
	FOLHA M	26,00	18	0,38	1,38	0,20	0,01	1,07	0,33	8,89	0,03	82,42	13	2,10
	FOLHA G	34,00	23	0,50	1,81	0,26	0,01	1,39	0,43	11,63	0,04	107,78	17	2,74
	POTE N	125,00	85	1,84	6,64	0,95	0,03	5,12	1,57	42,75	0,14	396,26	63	10,08
836	**REPOLHO ROXO**	**100,00**	**31**	**1,90**	**0,10**			**7,20**	**2,00**	**44,00**	**0,50**	**2,00**	**NA**	**43,20**
	COL SOPA R (PICADO)	5,00	2	0,10	0,01			0,36	0,10	2,20	0,03	0,10		2,16
	COL SOPA CH (PICADO)	10,00	3	0,19	0,01			0,72	0,20	4,40	0,05	0,20		4,32
	COL SERVIR R (PICADO)	20,00	6	0,38	0,02			1,44	0,40	8,80	0,10	0,40		8,64

(Continua)

Cód.	Alimentos e medidas caseiras	Quant.	Energia kcal	Ptn g	G.tot g	G.sat g	G.trans g	Carb. g	Fibra g	Ca mg	Fe mg	Na mg	Vit. A mcg RAE	Vit. C mg
(Cont.) 836	COL SERVIR CH (PICADO)	25,00	8	0,48	0,03			1,80	0,50	11,00	0,13	0,50		10,80
	ESC M R (PICADO)	40,00	12	0,76	0,04			2,88	0,80	17,60	0,20	0,80		17,28
	ESC M CH (PICADO)	50,00	16	0,95	0,05			3,60	1,00	22,00	0,25	1,00		21,60
	FOLHA P	20,00	6	0,38	0,02			1,44	0,40	8,80	0,10	0,40		8,64
	FOLHA M	30,00	9	0,57	0,03			2,16	0,60	13,20	0,15	0,60		12,96
	FOLHA G	40,00	12	0,76	0,04			2,88	0,80	17,60	0,20	0,80		17,28
837	**REQUEIJÃO CREMOSO**	**100,00**	**257**	**9,60**	**23,40**	**13,70**	**0,66**	**2,40**	**NA**	**259,00**	**0,10**	**558,00**	**195**	**t**
	COL SOPA R	15,00	39	1,44	3,51	2,06	0,10	0,36		38,85	0,02	83,70	29	
	COL SOPA CH	30,00	77	2,88	7,02	4,11	0,20	0,72		77,70	0,03	167,40	59	
	PQ/CREAM CRACKER	3,00	8	0,29	0,70	0,41	0,02	0,07		7,77	0,00	16,74	6	
	MQ/CREAM CRACKER	7,00	18	0,67	1,64	0,96	0,05	0,17		18,13	0,01	39,06	14	
	GQ/CREAM CRACKER	12,00	31	1,15	2,81	1,64	0,08	0,29		31,08	0,01	66,96	23	
	PQ/PÃO DE FORMA	5,00	13	0,48	1,17	0,69	0,03	0,12		12,95	0,01	27,90	10	
	MQ/PÃO DE FORMA	8,00	21	0,77	1,87	1,10	0,05	0,19		20,72	0,01	44,64	16	
	GQ/PÃO DE FORMA	13,00	33	1,25	3,04	1,78	0,09	0,31		33,67	0,01	72,54	25	
	PQ/PÃO FRANCÊS	14,00	36	1,34	3,28	1,92	0,09	0,34		36,26	0,01	78,12	27	
	MQ/PÃO FRANCÊS	22,00	57	2,11	5,15	3,01	0,15	0,53		56,98	0,02	122,76	43	
	GQ/PÃO FRANCÊS	35,00	90	3,36	8,19	4,80	0,23	0,84		90,65	0,04	195,30	68	
	PQ/TORRADA IND	5,00	13	0,48	1,17	0,69	0,03	0,12		12,95	0,01	27,90	10	
	MQ/TORRADA IND	8,00	21	0,77	1,87	1,10	0,05	0,19		20,72	0,01	44,64	16	
	GQ/TORRADA IND	13,00	33	1,25	3,04	1,78	0,09	0,31		33,67	0,01	72,54	25	
838	**REQUEIJÃO CREMOSO LIGHT**	**100,00**	**205**	**10,83**	**15,50**	**9,50**	**#**	**2,17**	**0,00**			**491,67**		
	COL SOPA R	15,00	31	1,63	2,33	1,43	0,00	0,33	0,00			73,75		
	COL SOPA CH	30,00	62	3,25	4,65	2,85	0,00	0,65	0,00			147,50		
	PQ/CREAM CRACKER	3,00	6	0,33	0,47	0,29	0,00	0,07	0,00			14,75		
	MQ/CREAM CRACKER	7,00	14	0,76	1,09	0,67	0,00	0,15	0,00			34,42		
	GQ/CREAM CRACKER	12,00	25	1,30	1,86	1,14	0,00	0,26	0,00			59,00		
	PQ/PÃO DE FORMA	5,00	10	0,54	0,78	0,48	0,00	0,11	0,00			24,58		
	MQ/PÃO DE FORMA	8,00	16	0,87	1,24	0,76	0,00	0,17	0,00			39,33		
	GQ/PÃO DE FORMA	13,00	27	1,41	2,02	1,24	0,00	0,28	0,00			63,92		
	PQ/PÃO FRANCÊS	14,00	29	1,52	2,17	1,33	0,00	0,30	0,00			68,83		
	MQ/PÃO FRANCÊS	22,00	45	2,38	3,41	2,09	0,00	0,48	0,00			108,17		
	GQ/PÃO FRANCÊS	35,00	72	3,79	5,43	3,33	#	0,76	0,00			172,08		
	PQ/TORRADA IND	5,00	10	0,54	0,78	0,48	0,00	0,11	0,00			24,58		
	MQ/TORRADA IND	8,00	16	0,87	1,24	0,76	0	0,17	0,00			39,33		
	GQ/TORRADA IND	13,00	27	1,41	2,02	1,24	0,00	0,28	0,00			63,92		
839	**RICOTA**	**100,00**	**140**	**12,60**	**8,10**	**4,50**	**0,25**	**3,80**	**NA**	**253,00**	**0,10**	**283,00**	**53**	**t**
	FATIA P	18,00	25	2,27	1,46	0,81	0,05	0,68		45,54	0,02	50,94	10	
	FATIA M	35,00	49	4,41	2,84	1,58	0,09	1,33		88,55	0,04	99,05	19	
	FATIA G	50,00	70	6,30	4,05	2,25	0,13	1,90		126,50	0,05	141,50	27	
840	**RISOLE DE CARNE**	**100,00**	**421**	**15,61**	**26,85**	**10,31**	**0,56**	**29,84**	**1,18**	**64,81**	**3,04**	**440,43**	**138**	**0,16**
	UND P	12,00	50	1,87	3,22	1,24	0,07	3,58	0,14	7,78	0,36	52,85	17	0,02

Cód.	Alimentos e medidas caseiras	Quant.	Energia kcal	Ptn g	G.tot g	G.sat g	G.trans g	Carb. g	Fibra g	Ca mg	Fe mg	Na mg	Vit. A mcg RAE	Vit. C mg
(Cont.) 840	UND M	35,00	147	5,46	9,40	3,61	0,20	10,44	0,41	22,68	1,06	154,15	48	0,06
	UND G	70,00	294	10,93	18,79	7,22	0,39	20,89	0,82	45,37	2,12	308,30	97	0,11
841	**RISOTO DE ABOBRINHA**	**100,00**	**160**	**3,38**	**4,48**	**2,16**	**0,13**	**25,42**	**1,26**	**39,98**	**0,38**	**59,64**	**65**	**2,92**
	COL SOPA CH	40,00	64	1,35	1,79	0,86	0,05	10,17	0,51	15,99	0,15	23,86	26	1,17
	COL SERVIR CH	80,00	128	2,71	3,58	1,73	0,10	20,33	1,01	31,98	0,30	47,71	52	2,34
842	**RISOTO DE CAMARÃO**	**100,00**	**84**	**3,08**	**3,08**	**1,54**	**0,00**	**10,10**	**0,40**	**14,00**	**0,44**	**467,00**		
	COL SOPA CH	35,00	29	1,08	1,08	0,54	0,00	3,54	0,14	4,90	0,15	163,45		
	COL SERVIR CH	75,00	63	2,31	2,31	1,16	0,00	7,58	0,30	10,50	0,33	350,25		
843	**RISOTO DE FRANGO**	**100,00**	**182**	**10,80**	**5,40**	**1,05**	**0,04**	**23,68**	**1,61**	**10,22**	**0,55**	**255,50**	**3**	**2,02**
	COL SOPA R	15,00	27	1,62	0,81	0,16	0,01	3,55	0,24	1,53	0,08	38,33	0	0,30
	COL SOPA CH	25,00	46	2,70	1,35	0,26	0,01	5,92	0,40	2,55	0,14	63,88	1	0,51
	ESC M CH	85,00	155	9,18	4,59	0,89	0,03	20,13	1,37	8,68	0,47	217,18	2	1,72
844	**ROMÃ**	**100,00**	**56**	**0,40**	**t**			**15,10**	**0,40**	**5,00**	**0,30**	**1,00**	**NA**	**8,10**
	COL CHÁ R	3,50	2	0,01				0,53	0,01	0,18	0,01	0,04		0,28
	COL CHÁ CH	6,00	3	0,02				0,91	0,02	0,30	0,02	0,06		0,49
	COL SOBREMESA R	5,00	3	0,02				0,76	0,02	0,25	0,02	0,05		0,41
	COL SOBREMESA CH	7,70	4	0,03				1,16	0,03	0,39	0,02	0,08		0,62
	COL SOPA R	13,00	7	0,05				1,96	0,05	0,65	0,04	0,13		1,05
	COL SOPA CH	16,00	9	0,06				2,42	0,06	0,80	0,05	0,16		1,30
845	**ROUPA VELHA DE CHARQUE/CARNE SECA**	**100,00**	**194**	**18,86**	**10,97**	**3,16**	**0,22**	**5,61**	**1,03**	**13,69**	**1,86**	**712,24**	**4**	**27,18**
	COL SOPA R	20,00	39	3,77	2,19	0,63	0,04	1,12	0,21	2,74	0,37	142,45	1	5,44
	COL SOPA CH	35,00	68	6,60	3,84	1,10	0,08	1,96	0,36	4,79	0,65	249,28	1	9,51
	COL SERVIR R	52,00	101	9,81	5,70	1,64	0,12	2,92	0,54	7,12	0,97	370,36	2	14,13
	COL SERVIR CH	70,00	136	13,20	7,68	2,21	0,16	3,92	0,72	9,58	1,30	498,56	3	19,02
	POTE N	145,00	282	27,35	15,90	4,58	0,32	8,13	1,50	19,84	2,70	1032,74	6	39,41
846	**RÚCULA**	**100,00**	**13**	**1,80**	**0,10**			**2,20**	**1,70**	**117,00**	**0,90**	**9,00**	**266**	**46,30**
	FOLHA M	1,00	0	0,02	0,00			0,02	0,02	1,17	0,01	0,09	3	0,46
	PRATO SOBREMESA	21,00	3	0,38	0,02			0,46	0,36	24,57	0,19	1,89	56	9,72
847	**SAGU DE MANDIOCA C/LEITE**	**100,00**	**144**	**3,57**	**3,88**	**2,41**	**0,00**	**24,11**	**0,00**	**131,15**	**0,26**	**77,52**	**59**	**0,00**
	COL SOBREMESA CH	20,00	29	0,71	0,78	0,48	0,00	4,82	0,00	26,23	0,05	15,50	12	0,00
	COL SOPA CH	30,00	43	1,07	1,16	0,72	0,00	7,23	0,00	39,35	0,08	23,26	18	0,00
848	**SAGU DE MANDIOCA C/SUCO DE UVA**	**100,00**	**91**	**0,05**	**0,00**	**0,00**	**0,00**	**22,88**	**0,09**	**6,18**	**0,23**	**4,84**	**0**	**8,40**
	COL SOBREMESA CH	20,00	18	0,01	0,00	0,00	0,00	4,58	0,02	1,24	0,05	0,97	0	1,68
	COL SOPA CH	30,00	27	0,02	0,00	0,00	0,00	6,86	0,03	1,85	0,07	1,45	0	2,52
	COL SERVIR CH	65,00	59	0,03	0,00	0,00	0,00	14,87	0,06	4,02	0,15	3,15	0	5,46
849	**SAGU DE MANDIOCA CRU**	**100,00**	**350**	**0,00**	**0,00**	**0,00**	**0,00**	**86,67**	**0,00**		**0,00**			
	COL SOPA	15,00	53	0,00	0,00	0,00	0,00	13,00	0,00		0,00			
	POTE N	141,00	494	0,00	0,00	0,00	0,00	122,20	0,00		0,00			
850	**SAL REFINADO**	**100,00**	**0**									**39000,00**		
	COL CAFÉ N	1,10	0									429,00		
	COL CAFÉ R	3,50	0									1365,00		
	COL CAFÉ CH	5,50	0									2145,00		
	COL CHÁ N	2,50	0									975,00		
	COL CHÁ R	6,50	0									2535,00		

(Continua)

Cód.	Alimentos e medidas caseiras	Quant.	Energia kcal	Ptn g	G.tot g	G.sat g	G.trans g	Carb. g	Fibra g	Ca mg	Fe mg	Na mg	Vit. A mcg RAE	Vit. C mg
(Cont.) 850	COL CHÁ CH	9,50	0									3705,00		
	COL SOBREMESA N	4,50	0									1755,00		
	COL SOBREMESA R	11,00	0									4290,00		
	COL SOBREMESA CH	14,50	0									5655,00		
	COL SOPA N	8,50	0									3315,00		
	COL SOPA R	16,50	0									6435,00		
	COL SOPA CH	25,50	0									9945,00		
	PITADA DE 2 DEDOS	0,50	0									195,00		
	PITADA DE 3 DEDOS	1,50	0									585,00		
851	**SAL REFINADO LIGHT**	**100,00**	**0**									**19100,00**		
	COL CAFÉ N	1,10	0									210,10		
	COL CAFÉ R	3,50	0									668,50		
	COL CAFÉ CH	5,50	0									1050,50		
	COL CHÁ N	2,50	0									477,50		
	COL CHÁ R	6,50	0									1241,50		
	COL CHÁ CH	9,50	0									1814,50		
	COL SOBREMESA N	4,50	0									859,50		
	COL SOBREMESA R	11,00	0									2101,00		
	COL SOBREMESA CH	14,50	0									2769,50		
	COL SOPA N	8,50	0									1623,50		
	COL SOPA R	16,50	0									3151,50		
	COL SOPA CH	25,50	0									4870,50		
	PITADA DE 2 DEDOS	0,50	0									95,50		
	PITADA DE 3 DEDOS	1,50	0									286,50		
852	**SAL ROSA HIMALAIA FINO**	**100,00**	**0**	**0,00**	**0,00**			**0,00**				**39300,00**		
	COL CAFÉ R	0,80	0	0,00	0,00			0,00				314,40		
	COL CAFÉ CH	3,00	0	0,00	0,00			0,00				1179,00		
	COL CHÁ R	5,00	0	0,00	0,00			0,00				1965,00		
	COL CHÁ CH	7,00	0	0,00	0,00			0,00				2751,00		
	COL SOBREMESA R	8,00	0	0,00	0,00			0,00				3144,00		
	COL SOBREMESA CH	12,00	0	0,00	0,00			0,00				4716,00		
	COL SOPA R	16,00	0	0,00	0,00			0,00				6288,00		
	COL SOPA CH	22,00	0	0,00	0,00			0,00				8646,00		
853	**SAL ROSA HIMALAIA GROSSO**	**100,00**	**0**	**0,00**	**0,00**			**0,00**				**39300,00**		
	COL CAFÉ R	4,00	0	0,00	0,00			0,00				1572,00		
	COL CAFÉ CH	6,00	0	0,00	0,00			0,00				2358,00		
	COL CHÁ R	6,00	0	0,00	0,00			0,00				2358,00		
	COL CHÁ CH	10,00	0	0,00	0,00			0,00				3930,00		
	COL SOBREMESA R	10,00	0	0,00	0,00			0,00				3930,00		
	COL SOBREMESA CH	17,00	0	0,00	0,00			0,00				6681,00		
854	**SALADA DE ALFACE, TOMATE E CEBOLA**	**100,00**	**18**	**1,51**	**0,12**	**0,01**	**0,00**	**3,51**	**2,06**	**20,29**	**0,47**	**3,40**	**126**	**17,97**
	COL SOPA CH	8,00	1	0,12	0,01	0,00	0,00	0,28	0,17	1,62	0,04	0,27	10	1,44
	COL SERVIR CH	12,00	2	0,18	0,01	0,00	0,00	0,42	0,25	2,44	0,06	0,41	15	2,16
	PRATO RASO CH	72,00	13	1,09	0,09	0,01	0,00	2,53	1,49	14,61	0,34	2,45	90	12,94
	PRATO FD R	104,00	19	1,57	0,13	0,01	0,00	3,65	2,15	21,10	0,49	3,54	131	18,69
	PRATO FD CH	135,00	24	2,04	0,17	0,01	0,00	4,73	2,79	27,39	0,64	4,59	170	24,26

Cód.	Alimentos e medidas caseiras	Quant.	Energia kcal	Ptn g	G.tot g	G.sat g	G.trans g	Carb. g	Fibra g	Ca mg	Fe mg	Na mg	Vit. A mcg RAE	Vit. C mg
855	**SALADA DE BATATA C/MAIONESE**	**100,00**	**97**	**1,70**	**5,32**	**0,77**	**0,03**	**11,45**	**1,42**	**7,17**	**0,30**	**286,40**	**6**	**3,19**
	COL SOPA CH	38,00	37	0,65	2,02	0,29	0,01	4,35	0,54	2,73	0,12	108,83	2	1,21
856	**SALADA DE FEIJÃO FRADINHO**	**100,00**	**129**	**7,32**	**2,87**	**0,56**	**0,01**	**22,77**	**8,61**	**36,88**	**2,00**	**203,66**	**6**	**9,45**
	COL SOPA R	20,00	26	1,46	0,57	0,11	0,00	4,55	1,72	7,38	0,40	40,73	1	1,89
	COL SOPA CH	32,00	41	2,34	0,92	0,18	0,00	7,29	2,75	11,80	0,64	65,17	2	3,03
	COL SERVIR R	30,00	39	2,20	0,86	0,17	0,00	6,83	2,58	11,06	0,60	61,10	2	2,84
	COL SERVIR CH	57,00	73	4,17	1,63	0,32	0,01	12,98	4,91	21,02	1,14	116,09	3	5,39
	ESC M R	50,00	64	3,66	1,43	0,28	0,01	11,39	4,30	18,44	1,00	101,83	3	4,73
	ESC M CH	90,00	116	6,59	2,58	0,50	0,01	20,49	7,74	33,19	1,80	183,30	5	8,51
857	**SALADA DE FRANGO, MILHO E ABACAXI**	**100,00**	**145**	**11,21**	**7,30**	**1,35**	**0,02**	**10,13**	**1,81**	**9,54**	**0,40**	**165,77**	**8**	**9,39**
	COL SOPA CH	24,00	35	2,69	1,75	0,32	0,01	2,43	0,44	2,29	0,10	39,79	2	2,25
	COL SERVIR CH	50,00	73	5,60	3,65	0,68	0,01	5,06	0,91	4,77	0,20	82,89	4	4,69
858	**SALADA DE FRUTAS**	**100,00**	**59**	**0,71**	**0,27**	**0,07**	**0,00**	**14,14**	**1,57**	**13,69**	**0,16**	**0,73**	**16**	**44,91**
	COL SOPA CH	38,00	22	0,27	0,10	0,03	0,00	5,37	0,60	5,20	0,06	0,28	6	17,07
	COPO P CH	150,00	88	1,07	0,41	0,11	0,00	21,21	2,36	20,54	0,23	1,09	24	67,36
	COPO D CH	210,00	123	1,50	0,57	0,16	0,00	29,69	3,31	28,75	0,33	1,52	33	94,31
859	**SALADA DE LEGUMES COZIDOS**	**100,00**	**35**	**2,00**	**0,30**	**0,10**		**7,10**	**2,50**	**33,00**	**0,40**	**3,00**	**255**	**29,40**
	COL SOPA CH	30,00	11	0,60	0,09	0,03		2,13	0,75	9,90	0,12	0,90	77	8,82
	COL SERVIR R	40,00	14	0,80	0,12	0,04		2,84	1,00	13,20	0,16	1,20	102	11,76
	COL SERVIR CH	55,00	19	1,10	0,17	0,06		3,91	1,38	18,15	0,22	1,65	140	16,17
	ESC M R	60,00	21	1,20	0,18	0,06		4,26	1,50	19,80	0,24	1,80	153	17,64
	ESC M CH	90,00	32	1,80	0,27	0,09		6,39	2,25	29,70	0,36	2,70	230	26,46
860	**SALADA DE LEGUMES COZIDOS C/MAIONESE**	**100,00**	**96**	**1,10**	**7,00**	**1,10**	**0,01**	**8,90**	**2,20**	**12,00**	**0,20**	**228,00**	**141**	**t**
	COL SOPA CH	38,00	36	0,42	2,66	0,42	0,00	3,38	0,84	4,56	0,08	86,64	54	
	COL SERVIR R	45,00	43	0,50	3,15	0,50	0,00	4,01	0,99	5,40	0,09	102,60	63	
	COL SERVIR CH	70,00	67	0,77	4,90	0,77	0,01	6,23	1,54	8,40	0,14	159,60	99	
	ESC M R	65,00	62	0,72	4,55	0,72	0,01	5,79	1,43	7,80	0,13	148,20	92	
	ESC M CH	90,00	86	0,99	6,30	0,99	0,01	8,01	1,98	10,80	0,18	205,20	127	
861	**SALAME**	**100,00**	**398**	**25,80**	**30,60**	**9,60**	**0,10**	**2,90**	**NA**	**87,00**	**1,30**	**1574,00**	**t**	
	FATIA M	20,00	80	5,16	6,12	1,92	0,02	0,58		17,40	0,26	314,80		
862	**SALAME HAMBURGUÊS**	**100,00**	**386**	**27,50**	**30,00**	**10,50**	**#**	**2,00**	**0,00**			**1491,25**		
	FATIA P	5,00	19	1,38	1,50	0,53	0,00	0,10	0,00			74,56		
863	**SALAMINHO**	**100,00**	**388**	**27,50**	**30,00**	**11,00**	**#**	**2,00**	**0,00**			**1896,25**		
	FATIA M	5,00	19	1,38	1,50	0,55	0,00	0,10	0,00			94,81		
864	**SALMÃO GRELHADO**	**100,00**	**243**	**26,10**	**14,50**	**3,60**	**0,02**	**0,00**	**NA**	**15,00**	**0,40**	**96,00**	**t**	
	PED P	70,00	170	18,27	10,15	2,52	0,01	0,00		10,50	0,28	67,20		
	PED M	100,00	243	26,10	14,50	3,60	0,02	0,00		15,00	0,40	96,00		
	PED G	150,00	365	39,15	21,75	5,40	0,03	0,00		22,50	0,60	144,00		
865	**SALPICÃO DE FRANGO**	**100,00**	**148**	**13,90**	**7,80**	**1,30**	**0,02**	**4,60**	**0,40**	**9,00**	**0,30**	**248,00**	**7**	**9,30**
	COL SOPA R	20,00	30	2,78	1,56	0,26	0,00	0,92	0,08	1,80	0,06	49,60	1	1,86
	COL SOPA CH	25,00	37	3,48	1,95	0,33	0,01	1,15	0,10	2,25	0,08	62,00	2	2,33
	COL SERVIR R	25,00	37	3,48	1,95	0,33	0,01	1,15	0,10	2,25	0,08	62,00	2	2,33

(Continua)

Cód.	Alimentos e medidas caseiras	Quant.	Energia kcal	Ptn g	G.tot g	G.sat g	G.trans g	Carb. g	Fibra g	Ca mg	Fe mg	Na mg	Vit. A mcg RAE	Vit. C mg
(Cont.) 865	COL SERVIR CH	40,00	59	5,56	3,12	0,52	0,01	1,84	0,16	3,60	0,12	99,20	3	3,72
	ESC M R	30,00	44	4,17	2,34	0,39	0,01	1,38	0,12	2,70	0,09	74,40	2	2,79
	ESC M CH	50,00	74	6,95	3,90	0,65	0,01	2,30	0,20	4,50	0,15	124,00	4	4,65
	PRATO SOBREMESA	140,00	207	19,46	10,92	1,82	0,03	6,44	0,56	12,60	0,42	347,20	10	13,02
	POTE N	128,00	189	17,79	9,98	1,66	0,03	5,89	0,51	11,52	0,38	317,44	9	11,90
866	**SALSICHA DE FRANGO**	**100,00**	**198**	**13,30**	**14,40**	**6,60**	**#**	**3,70**	**0,00**			**935,00**		
	UND M	50,00	99	6,65	7,20	3,30	0,00	1,85	0,00			467,50		
	POTE N (FATIADA)	118,00	234	15,69	16,99	7,79	#	4,37	0,00			1103,30		
867	**SALSICHA HOT DOG**	**100,00**	**215**	**13,20**	**16,50**	**7,10**	**#**	**3,20**	**1,20**			**899,00**		
	UND M	31,00	67	4,09	5,12	2,20	0,00	0,99	0,37			278,69		
	UND G	50,00	108	6,60	8,25	3,55	0,00	1,60	0,60			449,50		
	POTE N (FATIADA)	118,00	254	15,58	19,47	8,38	#	3,78	1,42			1060,82		
868	**SALSICHA TIPO VIENA**	**100,00**	**268**	**13,40**	**23,00**	**7,70**	**#**	**2,80**	**0,00**			**1080,00**		
	UND APERITIVO	12,50	34	1,68	2,88	0,96	0,00	0,35	0,00			135,00		
	UND M	50,00	134	6,70	11,50	3,85	0,00	1,40	0,00			540,00		
	UND G	100,00	268	13,40	23,00	7,70	#	2,80	0,00			1080,00		
	POTE N (FATIADA)	118,00	316	15,81	27,14	9,09	#	3,30	0,00			1274,40		
869	**SALSICHA VEGETAL GRELHADA**	**100,00**	**190**	**19,20**	**10,08**	**0,90**	**#**	**5,35**	**2,00**			**600,00**		
	UND M	40,00	76	7,68	4,03	0,36	0,00	2,14	0,80			240,00		
	UND G	100,00	190	19,20	10,08	0,90	#	5,35	2,00			600,00		
	POTE N (FATIADA)	118,00	224	22,66	11,89	1,06	#	6,31	2,36			708,00		
870	**SALSICHÃO**	**100,00**	**264**	**15,00**	**21,00**	**6,00**	**#**		**0,00**			**1036,00**		
	UND M	100,00	264	15,00	21,00	6,00	#		0,00			1036,00		
871	**SANDUÍCHE DE ATUM**	**100,00**	**246**	**12,86**	**11,35**	**1,70**	**0,14**	**23,81**	**1,13**	**45,22**	**1,92**	**670,09**	**2**	**0,00**
	UND M	120,00	295	15,43	13,62	2,04	0,17	28,58	1,35	54,26	2,31	804,11	2	0,00
872	**SANDUÍCHE DE FRANGO**	**100,00**	**245**	**15,10**	**10,66**	**1,76**	**0,14**	**23,36**	**1,13**	**45,08**	**1,58**	**620,75**	**2**	**0,00**
	UND M	120,00	294	18,13	12,79	2,11	0,17	28,03	1,35	54,10	1,89	744,89	2	0,00
873	**SARAPATEL**	**100,00**	**123**	**18,50**	**4,40**	**1,40**	**t**	**1,10**		**12,00**	**7,20**	**216,00**	**1464**	**t**
	COL SOPA CH	26,00	32	4,81	1,14	0,36		0,29		3,12	1,87	56,16	381	
	COL SERVIR CH	46,00	57	8,51	2,02	0,64		0,51		5,52	3,31	99,36	673	
	CONCHA CH	92,00	113	17,02	4,05	1,29		1,01		11,04	6,62	198,72	1347	
	PRATO FD R	164,00	202	30,34	7,22	2,30		1,80		19,68	11,81	354,24	2401	
	PRATO FD CH	302,00	371	55,87	13,29	4,23		3,32		36,24	21,74	652,32	4421	
	POTE N	180,00	221	33,30	7,92	2,52		1,98		21,60	12,96	388,80	2635	
874	**SARDINHA EM CONSERVA NO ÓLEO**	**100,00**	**285**	**15,90**	**24,00**	**4,10**	**0,07**	**0,00**	**NA**	**550,00**	**3,50**	**666,00**	**t**	
	UND M	41,50	118	6,60	9,96	1,70	0,03	0,00		228,25	1,45	276,39		
	LATA	83,00	237	13,20	19,92	3,40	0,06	0,00		456,50	2,91	552,78		
875	**SARDINHA FRITA**	**100,00**	**257**	**33,40**	**12,70**	**2,60**	**0,09**	**0,00**	**NA**	**482,00**	**1,10**	**60,00**	**t**	
	UND P	13,00	33	4,34	1,65	0,34	0,01	0,00		62,66	0,14	7,80		
	UND M	25,00	64	8,35	3,18	0,65	0,02	0,00		120,50	0,28	15,00		
	UND G	40,00	103	13,36	5,08	1,04	0,04	0,00		192,80	0,44	24,00		
876	**SASHIMI DE ATUM**	**100,00**	**118**	**25,70**	**0,90**	**0,50**	**t**	**0,00**	**NA**	**7,00**	**1,30**	**30,00**	**20**	**0,00**
	UND	18,00	21	4,63	0,16	0,09		0,00		1,26	0,23	5,40	4	0,00
877	**SASHIMI DE SALMÃO**	**100,00**	**127**	**20,50**	**4,40**	**0,81**	**0,00**	**0,00**	**0,00**	**7,00**	**0,38**	**75,00**	**35**	**0,00**
	UND	18,00	23	3,69	0,79	0,15	0,00	0,00	0,00	1,26	0,07	13,50	6	0,00

Cód.	Alimentos e medidas caseiras	Quant.	Energia kcal	Ptn g	G.tot g	G.sat g	G.trans g	Carb. g	Fibra g	Ca mg	Fe mg	Na mg	Vit. A mcg RAE	Vit. C mg
878	**SELETA DE LEGUMES IND**	**100,00**	**57**	**3,40**	**0,40**	**0,10**	**t**	**12,70**	**3,10**	**16,00**	**1,10**	**398,00**	**122**	**t**
	COL SOBREMESA R	10,00	6	0,34	0,04	0,01		1,27	0,31	1,60	0,11	39,80	12	
	COL SOBREMESA CH	17,00	10	0,58	0,07	0,02		2,16	0,53	2,72	0,19	67,66	21	
	COL SOPA R	17,00	10	0,58	0,07	0,02		2,16	0,53	2,72	0,19	67,66	21	
	COL SOPA CH	22,00	13	0,75	0,09	0,02		2,79	0,68	3,52	0,24	87,56	27	
	COL SERVIR R	35,00	20	1,19	0,14	0,04		4,45	1,09	5,60	0,39	139,30	43	
	COL SERVIR CH	54,00	31	1,84	0,22	0,05		6,86	1,67	8,64	0,59	214,92	66	
879	**SEMENTE DE ABÓBORA TORRADA S/SAL**	**100,00**	**446**	**18,60**	**19,40**	**3,67**		**53,80**	**18,40**	**55,00**	**3,31**	**18,00**	**3**	**0,30**
	COL CHÁ CH	6,00	27	1,12	1,16	0,22		3,23	1,10	3,30	0,20	1,08	0	0,02
	COL SOBREMESA CH	9,00	40	1,67	1,75	0,33		4,84	1,66	4,95	0,30	1,62	0	0,03
	COL SOPA CH	12,00	54	2,23	2,33	0,44		6,46	2,21	6,60	0,40	2,16	0	0,04
	PUNHADO	15,00	67	2,79	2,91	0,55		8,07	2,76	8,25	0,50	2,70	0	0,05
	POTE N	138,00	615	25,67	26,77	5,06		74,24	25,39	75,90	4,57	24,84	4	0,41
880	**SEMENTE DE GIRASSOL**	**100,00**	**584**	**20,80**	**51,50**	**4,46**		**20,00**	**8,60**	**78,00**	**5,25**	**9,00**	**3**	**1,40**
	COL CHÁ CH	5,00	29	1,04	2,58	0,22		1,00	0,43	3,90	0,26	0,45	0	0,07
	COL SOBREMESA CH	8,00	47	1,66	4,12	0,36		1,60	0,69	6,24	0,42	0,72	0	0,11
	COL SOPA CH	11,00	64	2,29	5,67	0,49		2,20	0,95	8,58	0,58	0,99	0	0,15
	PUNHADO	19,00	111	3,95	9,79	0,85		3,80	1,63	14,82	1,00	1,71	1	0,27
	POTE N	115,00	672	23,92	59,23	5,13		23,00	9,89	89,70	6,04	10,35	3	1,61
881	**SEMOLINA DE TRIGO PARA CUSCUZ MARROQUINO**	**100,00**	**351**	**12,00**	**1,55**	**0,40**	**0,00**	**70,00**	**3,20**			**5,40**		
	COL SOPA CH	16,50	58	1,98	0,26	0,07	0,00	11,55	0,53			0,89		
	POTE N	177,00	620	21,24	2,74	0,71	#	123,90	5,66			9,56		
882	**SIRI COZIDO**	**100,00**	**83**	**17,90**	**0,74**	**0,20**	**0,01**	**0,00**	**0,00**	**91,00**	**0,50**	**395,00**	**1**	**3,30**
	POÃ P	3,00	2	0,54	0,02	0,01	0,00	0,00	0,00	2,73	0,02	11,85	0	0,10
	UND P	16,00	13	2,86	0,12	0,03	0,00	0,00	0,00	14,56	0,08	63,20	0	0,53
883	**SOJA PROTEÍNA TEXTURIZADA FINA DESIDRATADA**	**100,00**	**324**	**52,00**	**1,20**	**0,10**	**#**	**31,00**	**16,00**	**340,00**	**8,00**	**17,50**		
	COL SOPA R	6,00	19	3,12	0,07	0,01	0,00	1,86	0,96	20,40	0,48	1,05		
	COL SOPA CH	9,00	29	4,68	0,11	0,01	0,00	2,79	1,44	30,60	0,72	1,58		
	POTE N	63,00	204	32,76	0,76	0,06	#	19,53	10,08	214,20	5,04	11,03		
884	**SOJA PROTEÍNA TEXTURIZADA FINA HIDRATADA**	**100,00**	**84**	**11,48**	**0,16**	**0,07**	**0,00**	**10,25**	**2,12**	**44,00**	**3,60**	**249,25**	**0**	**0,00**
	COL SOPA R	16,00	13	1,84	0,02	0,01	0,00	1,64	0,34	7,04	0,58	39,88	0	0,00
	COL SOPA CH	24,00	20	2,75	0,04	0,02	0,00	2,46	0,51	10,56	0,86	59,82	0	0,00
885	**SONHO ASSADO DE CREME**	**100,00**	**306**	**7,80**	**12,08**	**6,51**	**0,20**	**42,50**	**1,42**	**57,55**	**2,49**	**189,75**	**136**	**0,05**
	UND P	30,00	92	2,34	3,62	1,95	0,06	12,75	0,43	17,27	0,75	56,92	41	0,02
	UND M	95,00	291	7,41	11,48	6,19	0,19	40,38	1,35	54,68	2,36	180,26	129	0,05
886	**SONHO ASSADO DE DOCE DE LEITE**	**100,00**	**301**	**7,58**	**8,71**	**4,01**	**0,20**	**48,70**	**0,77**	**106,83**	**2,00**	**109,02**	**96**	**0,00**
	UND P	30,00	90	2,28	2,61	1,20	0,06	14,61	0,23	32,05	0,60	32,71	29	0,00
	UND M	95,00	286	7,21	8,27	3,81	0,19	46,26	0,74	101,49	1,90	103,57	91	0,00

Cód.	Alimentos e medidas caseiras	Quant.	Energia kcal	Ptn g	G.tot g	G.sat g	G.trans g	Carb. g	Fibra g	Ca mg	Fe mg	Na mg	Vit. A mcg RAE	Vit. C mg
887	**SOPA DE ERVILHA**	**100,00**	**45**	**2,27**	**1,14**	**0,18**	**0,01**	**7,25**	**1,39**	**4,99**	**0,40**	**264,99**	**1**	**1,34**
	CONCHA P	60,00	27	1,36	0,69	0,11	0,00	4,35	0,83	2,99	0,24	159,00	0	0,80
	CONCHA M	130,00	59	2,95	1,49	0,23	0,01	9,43	1,81	6,49	0,52	344,49	1	1,74
	PRATO FD	520,00	236	11,81	5,95	0,91	0,03	37,71	7,23	25,95	2,09	1377,97	3	6,95
888	**SOPA DE ERVILHA E BACON**	**100,00**	**75**	**2,76**	**3,22**	**0,91**	**0,01**	**7,33**	**1,39**	**5,00**	**0,42**	**67,76**	**1**	**1,34**
	CONCHA P	60,00	45	1,66	1,93	0,55	0,01	4,40	0,83	3,00	0,25	40,66	0	0,80
	CONCHA M	130,00	98	3,59	4,18	1,18	0,01	9,53	1,81	6,49	0,55	88,09	1	1,74
	PRATO FD	520,00	392	14,35	16,74	4,73	0,05	38,14	7,23	25,98	2,20	352,35	3	6,95
889	**SOPA DE FEIJÃO E MACARRÃO**	**100,00**	**128**	**4,72**	**5,59**	**0,88**	**0,03**	**17,78**	**5,93**	**25,70**	**1,30**	**384,75**	**0**	**1,84**
	COL SOPA CH	20,00	26	0,94	1,12	0,18	0,01	3,56	1,19	5,14	0,26	76,95	0	0,37
	CONCHA M	160,00	205	7,55	8,95	1,41	0,05	28,44	9,49	41,12	2,08	615,59	0	2,95
	PRATO FD	520,00	667	24,53	29,09	4,58	0,17	92,43	30,85	133,63	6,76	2000,67	1	9,59
890	**SOPA DE LEGUMES**	**100,00**	**56**	**1,53**	**1,65**	**0,25**	**0,01**	**9,52**	**1,78**	**15,05**	**0,33**	**222,81**	**119**	**14,69**
	CONCHA P	60,00	33	0,92	0,99	0,15	0,00	5,71	1,07	9,03	0,20	133,69	72	8,81
	CONCHA M	130,00	72	1,98	2,14	0,32	0,01	12,37	2,32	19,57	0,43	289,66	155	19,10
	PRATO FD	520,00	289	7,94	8,55	1,28	0,04	49,48	9,26	78,28	1,71	1158,63	621	76,39
891	**SOPA DE LEGUMES E CARNE**	**100,00**	**78**	**7,01**	**2,72**	**1,09**	**0,05**	**6,91**	**1,29**	**10,68**	**0,23**	**215,19**	**80**	**10,20**
	CONCHA P	60,00	47	4,20	1,63	0,66	0,03	4,15	0,77	6,41	0,14	129,11	48	6,12
	CONCHA M	130,00	101	9,11	3,54	1,42	0,07	8,98	1,67	13,89	0,31	279,75	103	13,27
	PRATO FD	520,00	404	36,44	14,15	5,68	0,26	35,94	6,70	55,54	1,22	1118,98	414	53,06
892	**SOPA DE QUEIJO IND (PREPARADA)**	**100,00**	**23**	**0,62**	**0,28**	**0,14**	**0,00**	**4,44**	**0,00**	**0,00**	**0,00**	**309,40**	**0**	**0,00**
	PORÇÃO DE 250 mL (1/4 PACOTE)	250,00	57	1,55	0,70	0,35	0,00	11,10	0,00	0,00	0,00	773,50	0	0,00
893	**SORVETE DE CASQUINHA (FAST FOOD)**	**100,00**	**187**	**3,76**	**4,87**	**2,68**	**0,09**	**32,65**	**0,69**			**117,00**		
	UND	116,00	217	4,36	5,64	3,10	0,10	37,87	0,80			135,72		
894	**SORVETE DE CASQUINHA IND**	**100,00**	**329**	**3,40**	**18,31**			**37,30**				**26,34**		
	UND	62,00	204	2,11	11,35			23,13				16,33		
895	**SORVETE DE CHOCOLATE IND**	**100,00**	**176**	**1,92**	**7,00**	**3,75**	**#**	**25,83**	**0,67**			**90,00**		
	COL SOPA CH	50,00	88	0,96	3,50	1,88		12,92	0,33			45,00		
	BOLA M	80,00	141	1,53	5,60	3,00	#	20,67	0,53			72,00		
	BOLA G	100,00	176	1,92	7,00	3,75	#	25,83	0,67			90,00		
	POTE N	118,00	207	2,26	8,26	4,43	#	30,48	0,79			106,20		
896	**SORVETE DE CREME IND**	**100,00**	**171**	**2,08**	**7,25**	**3,75**	**#**	**24,17**	**0,00**			**64,17**		
	COL SOPA CH	50,00	85	1,04	3,63	1,88		12,08	0,00			32,08		
	BOLA M	80,00	137	1,67	5,80	3,00	#	19,33	0,00			51,33		
	BOLA G	100,00	171	2,08	7,25	3,75	#	24,17	0,00			64,17		
	POTE N	118,00	202	2,46	8,56	4,43	#	28,52	0,00			75,72		
897	**SORVETE DE FRUTA IND**	**100,00**	**132**	**0,42**	**2,42**	**1,50**	**0,00**	**25,83**	**0,00**			**21,58**		
	COL SOPA CH	50,00	66	0,21	1,21	0,75	0,00	12,92	0,00			10,79		
	BOLA M	80,00	105	0,33	1,93	1,20	0,00	20,67	0,00			17,27		

Cód.	Alimentos e medidas caseiras	Quant.	Energia kcal	Ptn g	G.tot g	G.sat g	G.trans g	Carb. g	Fibra g	Ca mg	Fe mg	Na mg	Vit. A mcg RAE	Vit. C mg
(Cont.) 897	BOLA G	100,00	132	0,42	2,42	1,50	0,00	25,83	0,00			21,58		
	POTE N	118,00	155	0,49	2,85	1,77	0,00	30,48	0,00			25,47		
898	**SUCO DE ABACAXI C/AÇ**	**100,00**	**39**	**0,38**	**0,04**	**0,00**	**0,00**	**9,90**	**0,40**	**9,00**	**0,13**	**0,60**	**0**	**13,84**
	COPO P	165,00	64	0,62	0,07	0,00	0,00	16,33	0,66	14,85	0,21	0,99	0	22,84
	COPO D	240,00	93	0,90	0,10	0,00	0,00	23,75	0,96	21,60	0,30	1,44	0	33,22
899	**SUCO DE ACEROLA C/AÇ**	**100,00**	**28**	**0,24**	**0,05**	**0,00**	**0,00**	**6,98**	**0,38**	**3,45**	**0,06**	**0,60**	**31**	**235,35**
	COPO P	165,00	46	0,40	0,08	0,00	0,00	11,51	0,62	5,69	0,09	0,99	51	388,33
	COPO D	240,00	66	0,58	0,12	0,00	0,00	16,74	0,90	8,28	0,13	1,44	74	564,84
900	**SUCO DE CUPUAÇÚ C/AÇ**	**100,00**	**51**	**0,68**	**0,75**	**0,31**	**0,00**	**11,26**	**1,45**	**5,54**	**0,25**	**1,78**	**0**	**14,71**
	COPO P	165,00	84	1,12	1,24	0,51	0,00	18,58	2,40	9,14	0,40	2,93	0	24,26
	COPO D	240,00	123	1,63	1,80	0,75	0,00	27,03	3,48	13,30	0,59	4,26	0	35,29
901	**SUCO DE GOIABA C/AÇ**	**100,00**	**49**	**0,53**	**0,32**	**0,04**	**0,00**	**13,03**	**3,47**	**4,07**	**0,11**	**0,60**	**32**	**53,94**
	COPO P	165,00	81	0,88	0,52	0,06	0,00	21,50	5,72	6,72	0,18	0,99	53	89,00
	COPO D	240,00	118	1,27	0,76	0,09	0,00	31,28	8,32	9,77	0,26	1,44	76	129,46
902	**SUCO DE LARANJA**	**100,00**	**33**	**0,70**	**0,10**			**7,60**	**t**	**7,00**	**t**	**t**	**1**	**73,30**
	COPO P	165,00	54	1,16	0,17			12,54		11,55			2	120,95
	COPO D	240,00	79	1,68	0,24			18,24		16,80			2	175,92
903	**SUCO DE LARANJA C/AÇ**	**100,00**	**51**	**0,68**	**0,10**	**0,00**	**0,00**	**12,20**	**0,00**	**6,85**	**0,01**	**0,60**	**1**	**69,64**
	COPO P	165,00	84	1,12	0,16	0,00	0,00	20,12	0,00	11,30	0,01	0,99	2	114,90
	COPO D	240,00	122	1,63	0,23	0,00	0,00	29,27	0,00	16,44	0,01	1,44	2	167,12
904	**SUCO DE LARANJA E BETERRABA C/AÇ**	**100,00**	**56**	**1,08**	**0,10**	**0,00**	**0,00**	**13,63**	**1,01**	**9,42**	**0,10**	**3,52**	**1**	**52,25**
	COPO P	165,00	93	1,77	0,16	0,00	0,00	22,48	1,67	15,54	0,17	5,80	2	86,21
	COPO D	240,00	135	2,58	0,23	0,01	0,00	32,70	2,43	22,61	0,24	8,44	2	125,39
905	**SUCO DE LARANJA E CENOURA**	**100,00**	**32**	**0,83**	**0,13**	**0,01**	**0,00**	**7,59**	**0,89**	**11,32**	**0,14**	**3,33**	**112**	**52,85**
	COPO P	165,00	53	1,36	0,22	0,01	0,00	12,52	1,48	18,68	0,23	5,49	184	87,20
	COPO D	240,00	78	1,98	0,32	0,02	0,00	18,20	2,15	27,17	0,34	7,99	268	126,83
906	**SUCO DE LARANJA, CENOURA E BETERRABA**	**100,00**	**35**	**0,94**	**0,12**	**0,01**	**0,00**	**8,12**	**0,95**	**10,27**	**0,12**	**3,12**	**56**	**52,55**
	COPO P	165,00	57	1,56	0,19	0,01	0,00	13,39	1,57	16,95	0,20	5,15	93	86,70
	COPO D	240,00	83	2,26	0,28	0,01	0,00	19,48	2,29	24,65	0,28	7,50	135	126,11
907	**SUCO DE MAMÃO**	**100,00**	**26**	**0,34**	**0,15**	**0,05**	**0,00**	**6,43**	**1,10**	**10,98**	**0,13**	**1,46**	**35**	**48,22**
	COPO P	165,00	44	0,56	0,25	0,08	0,00	10,61	1,81	18,12	0,21	2,42	57	79,57
	COPO D	240,00	63	0,82	0,36	0,12	0,00	15,44	2,64	26,35	0,30	3,51	83	115,73
908	**SUCO DE MANGA**	**100,00**	**38**	**0,32**	**0,19**	**0,06**	**0,00**	**9,58**	**1,28**	**5,47**	**0,07**	**0,55**	**86**	**18,17**
	COPO P	165,00	63	0,52	0,31	0,10	0,00	15,80	2,12	9,03	0,12	0,91	143	29,99
	COPO D	240,00	92	0,76	0,45	0,14	0,00	22,98	3,08	13,13	0,17	1,32	207	43,62
909	**SUCO DE MARACUJÁ CONCENTRADO E ENVASADO**	**100,00**	**42**	**0,80**	**0,20**			**9,60**	**0,40**	**4,00**	**0,30**	**22,00**	**NA**	**13,70**
	COPO P	165,00	69	1,32	0,33			15,84	0,66	6,60	0,50	36,30		22,61
	COPO D	240,00	101	1,92	0,48			23,04	0,96	9,60	0,72	52,80		32,88

Cód.	Alimentos e medidas caseiras	Quant.	Energia kcal	Ptn g	G.tot g	G.sat g	G.trans g	Carb. g	Fibra g	Ca mg	Fe mg	Na mg	Vit. A mcg RAE	Vit. C mg
910	**SUCO DE MELÃO**	**100,00**	**14**	**0,37**	**0,09**	**0,02**	**0,00**	**3,42**	**0,73**	**1,52**	**0,11**	**5,38**	**1**	**4,18**
	COPO P	165,00	24	0,60	0,15	0,04	0,00	5,64	1,21	2,50	0,19	8,87	2	6,90
	COPO D	240,00	35	0,88	0,22	0,06	0,00	8,21	1,76	3,64	0,27	12,90	2	10,04
911	**SUCO DE MORANGO C/AÇ**	**100,00**	**34**	**0,43**	**0,20**	**0,01**	**0,00**	**8,25**	**0,84**	**7,90**	**0,15**	**6,10**	**2**	**34,90**
	COPO P	165,00	57	0,70	0,33	0,02	0,00	13,60	1,38	13,04	0,24	10,07	4	57,59
	COPO D	240,00	82	1,02	0,48	0,02	0,00	19,79	2,00	18,96	0,35	14,64	5	83,76
912	**SUCO DE UVA CONCENTRADO E ENVASADO**	**100,00**	**58**	**t**	**t**			**14,70**	**0,20**	**9,00**	**0,10**	**10,00**	**NA**	**21,00**
	COPO P	165,00	96					24,26	0,33	14,85	0,17	16,50		34,65
	COPO D	240,00	139					35,28	0,48	21,60	0,24	24,00		50,40
913	**SUFLÊ DE COUVE-FLOR**	**100,00**	**112**	**4,29**	**6,83**	**3,65**	**0,17**	**9,23**	**1,32**	**55,92**	**0,81**	**77,74**	**89**	**19,01**
	COL SOPA CH	55,00	62	2,36	3,76	2,01	0,10	5,07	0,73	30,76	0,45	42,76	49	10,45
	COL SERVIR CH	85,00	95	3,65	5,80	3,10	0,15	7,84	1,12	47,53	0,69	66,08	75	16,16
	ESC M CH	100,00	112	4,29	6,83	3,65	0,17	9,23	1,32	55,92	0,81	77,74	89	19,01
	PED P	70,00	79	3,00	4,78	2,56	0,12	6,46	0,92	39,14	0,57	54,42	62	13,31
	PED M	90,00	101	3,86	6,15	3,29	0,16	8,30	1,19	50,33	0,73	69,97	80	17,11
	PED G	120,00	135	5,15	8,19	4,38	0,21	11,07	1,58	67,10	0,98	93,29	107	22,81
914	**SUFLÊ DE QUEIJO**	**100,00**	**268**	**14,14**	**17,30**	**8,23**	**0,64**	**14,21**	**0,38**	**411,94**	**1,25**	**426,83**	**100**	**0,00**
	PED P	70,00	187	9,90	12,11	5,76	0,45	9,95	0,27	288,36	0,87	298,78	70	0,00
	PED M	90,00	241	12,73	15,57	7,41	0,57	12,79	0,35	370,75	1,12	384,15	90	0,00
	PED G	120,00	321	16,97	20,76	9,88	0,77	17,05	0,46	494,33	1,50	512,20	120	0,00
915	**SUMO DE LIMÃO**	**100,00**	**22**	**0,60**	**0,10**			**7,30**	**t**	**5,00**	**0,10**	**t**	**NA**	**34,50**
	SUMO DE 1 LIMÃO M	50,00	11	0,30	0,05			3,65		2,50	0,05			17,25
916	**SUNDAE DE CHOCOLATE (FAST FOOD)**	**100,00**	**212**	**3,93**	**8,68**	**3,79**	**0,41**	**29,04**	**0,82**			**123,39**		
	UND	154,00	327	6,05	13,36	5,84	0,63	44,72	1,26			190,02		
917	**SUPLEMENTO ALIMENTAR BAUNILHA (PÓ)**	**100,00**	**451**	**17,00**	**16,00**	**3,00**	**0,00**	**59,00**	**1,80**	**276,50**	**4,90**	**392,50**	**407**	**57,50**
	COL SOPA CH	15,00	68	2,55	2,40	0,45	0,00	8,85	0,27	41,48	0,74	58,88	61	8,63
918	**SUPLEMENTO ALIMENTAR BAUNILHA (PREP)**	**100,00**	**101**	**3,85**	**3,55**	**0,35**	**0,00**	**13,00**	**0,50**	**82,00**	**1,07**	**87,50**	**95**	**11,50**
	COPO P	165,00	166	6,35	5,86	0,58	0,00	21,45	0,83	135,30	1,77	144,38	156	18,98
	COPO D	240,00	241	9,24	8,52	0,84	0,00	31,20	1,20	196,80	2,57	210,00	227	27,60
919	**SUSHI DE ATUM**	**100,00**	**99**	**9,66**	**0,29**	**0,08**		**13,40**	**0,60**	**3,00**	**0,35**	**306,00**	**6**	**0,00**
	UND	26,00	26	2,51	0,08	0,02		3,48	0,16	0,78	0,09	79,56	2	0,00
920	**SUSHI DE CAMARÃO**	**100,00**	**103**	**9,10**	**0,70**	**0,20**		**13,90**	**0,60**	**33,00**	**0,20**	**329,00**	**31**	**0,00**
	UND	25,00	26	2,28	0,18	0,05		3,48	0,15	8,25	0,05	82,25	8	0,00
921	**SUSHI DE SALMÃO**	**100,00**	**107**	**8,92**	**1,74**	**0,32**		**13,40**	**0,60**	**5,00**	**0,23**	**317,00**	**17**	**0,00**
	UND	26,00	28	2,32	0,45	0,08		3,48	0,16	1,30	0,06	82,42	4	0,00
922	**SUSHI ROLL CALIFORNIA**	**100,00**	**92**	**2,92**	**0,67**	**0,13**		**18,40**	**1,00**	**6,00**	**0,22**	**428,00**	**4**	**0,90**
	UND	19,00	17	0,55	0,13	0,03		3,50	0,19	1,14	0,04	81,32	1	0,17
923	**SUSHI ROLL SALMÃO**	**100,00**	**103**	**6,88**	**1,28**	**0,23**		**15,30**	**0,70**	**5,00**	**0,22**	**350,00**	**15**	**0,50**
	UND	19,00	20	1,31	0,24	0,04		2,91	0,13	0,95	0,04	66,50	3	0,10

Cód.	Alimentos e medidas caseiras	Quant.	Energia kcal	Ptn g	G.tot g	G.sat g	G.trans g	Carb. g	Fibra g	Ca mg	Fe mg	Na mg	Vit. A mcg RAE	Vit. C mg
924	**SUSPIRO**	**100,00**	**320**	**3,50**				**76,67**				**43,67**		
	UND P	6,00	19	0,21				4,60				2,62		
	UND M	10,00	32	0,35				7,67				4,37		
	UND G	60,00	192	2,10				46,00				26,20		
925	**TABULE**	**100,00**	**57**	**2,00**	**1,20**	**0,20**		**10,60**	**2,10**	**19,00**	**0,60**	**1,00**	**NA**	**16,20**
	COL SOPA CH	35,00	20	0,70	0,42	0,07		3,71	0,74	6,65	0,21	0,35		5,67
	COL SERVIR CH	65,00	37	1,30	0,78	0,13		6,89	1,37	12,35	0,39	0,65		10,53
	ESC M CH	135,00	77	2,70	1,62	0,27		14,31	2,84	25,65	0,81	1,35		21,87
	ESC G CH	166,00	95	3,32	1,99	0,33		17,60	3,49	31,54	1,00	1,66		26,89
926	**TACACÁ**	**100,00**	**47**	**7,00**	**0,40**	**0,20**		**3,40**	**0,20**	**45,00**	**0,90**	**1349,00**	**18**	**t**
	TIGELA M	400,00	188	28,00	1,60	0,80		13,60	0,80	180,00	3,60	5396,00	72	
	TIGELA G	500,00	235	35,00	2,00	1,00		17,00	1,00	225,00	4,50	6745,00	90	
927	**TÂMARA**	**100,00**	**282**	**2,45**	**0,39**	**0,03**		**75,00**	**8,00**	**39,00**	**1,02**	**2,00**	**0**	**0,40**
	UND P	8,00	23	0,20	0,03	0,00		6,00	0,64	3,12	0,08	0,16	0	0,03
	UND M	10,00	28	0,25	0,04	0,00		7,50	0,80	3,90	0,10	0,20	0	0,04
	UND G	21,00	59	0,51	0,08	0,01		15,75	1,68	8,19	0,21	0,42	0	0,08
928	**TAMARINDO**	**100,00**	**276**	**3,20**	**0,50**	**0,10**	**t**	**72,50**	**6,40**	**37,00**	**0,60**	**0,00**	**NA**	**7,20**
	UND P	6,00	17	0,19	0,03	0,01		4,35	0,38	2,22	0,04	0,00		0,43
	UND M	12,00	33	0,38	0,06	0,01		8,70	0,77	4,44	0,07	0,00		0,86
	UND G	14,00	39	0,45	0,07	0,01		10,15	0,90	5,18	0,08	0,00		1,01
929	**TANGERINA/ MEXERICA**	**100,00**	**38**	**0,80**	**0,10**			**9,60**	**0,90**	**13,00**	**0,10**	**t**	**24**	**48,80**
	GOMO	10,00	4	0,08	0,01			0,96	0,09	1,30	0,01		2	4,88
	UND P	100,00	38	0,80	0,10			9,60	0,90	13,00	0,10		24	48,80
	UND M	135,00	51	1,08	0,14			12,96	1,22	17,55	0,14		32	65,88
	UND G	270,00	103	2,16	0,27			25,92	2,43	35,10	0,27		65	131,76
930	**TANGERINA/ MEXERICA MURCOTE**	**100,00**	**58**	**0,90**	**0,10**			**14,90**	**3,10**	**33,00**	**0,10**	**1,00**	**NA**	**21,80**
	UND P	70,00	41	0,63	0,07			10,43	2,17	23,10	0,07	0,70		15,26
	UND M	100,00	58	0,90	0,10			14,90	3,10	33,00	0,10	1,00		21,80
	UND G	135,00	78	1,22	0,14			20,12	4,19	44,55	0,14	1,35		29,43
931	**TAPIOCA GRANULADA**	**100,00**	**355**	**0,00**	**0,00**	**0,00**	**0,00**	**88,33**	**0,00**			**0,00**		
	COL CAFÉ R	2,00	7	0,00	0,00	0,00	0,00	1,77	0,00			0,00		
	COL CAFE CH	3,00	11	0,00	0,00	0,00	0,00	2,65	0,00			0,00		
	COL CHÁ R	4,50	16	0,00	0,00	0,00	0,00	3,98	0,00			0,00		
	COL CHÁ CH	6,00	21	0,00	0,00	0,00	0,00	5,30	0,00			0,00		
	COL SOBREMESA R	8,50	30	0,00	0,00	0,00	0,00	7,51	0,00			0,00		
	COL SOBREMESA CH	11,50	41	0,00	0,00	0,00	0,00	10,16	0,00			0,00		
	COL SOPA R	11,00	39	0,00	0,00	0,00	0,00	9,72	0,00			0,00		
	COL SOPA CH	15,00	53	0,00	0,00	0,00	0,00	13,25	0,00			0,00		
	POTE N	175,00	621	0,00	0,00	0,00	0,00	154,58	0,00			0,00		
932	**TAPIOCA GOMA HIDRATADA**	**100,00**	**222**	**0,00**	**0,00**	**0,00**	**0,00**	**55,44**	**0,00**			**0,00**		
	COL CAFÉ R	2,50	6	0,00	0,00	0,00	0,00	1,39	0,00			0,00		
	COL CAFÉ CH	5,00	11	0,00	0,00	0,00	0,00	2,77	0,00			0,00		
	COL CHÁ R	4,00	9	0,00	0,00	0,00	0,00	2,22	0,00			0,00		
	COL CHÁ CH	7,00	16	0,00	0,00	0,00	0,00	3,88	0,00			0,00		
	COL SOBREMESA R	6,00	13	0,00	0,00	0,00	0,00	3,33	0,00			0,00		
	COL SOBREMESA CH	13,00	29	0,00	0,00	0,00	0,00	7,21	0,00			0,00		

(Continua)

Cód.	Alimentos e medidas caseiras	Quant.	Energia kcal	Ptn g	G.tot g	G.sat g	G.trans g	Carb. g	Fibra g	Ca mg	Fe mg	Na mg	Vit. A mcg RAE	Vit. C mg
(Cont.) 932	COL SOPA R	12,00	27	0,00	0,00	0,00	0,00	6,65	0,00			0,00		
	COL SOPA CH	17,00	38	0,00	0,00	0,00	0,00	9,43	0,00			0,00		
	COL SERVIR R	21,00	47	0,00	0,00	0,00	0,00	11,64	0,00			0,00		
	COL SERVIR CH	40,00	89	0,00	0,00	0,00	0,00	22,18	0,00			0,00		
933	**TAPIOCA PREPARADA C/COCO**	**100,00**	**338**	**1,55**	**9,00**	**8,25**	**0,00**	**63,62**	**2,30**	**19,30**	**0,36**	**11,12**	**0**	**0,00**
	UND P	48,00	162	0,74	4,32	3,96	0,00	30,54	1,10	9,26	0,17	5,34	0	0,00
	UND M	73,00	247	1,13	6,57	6,02	0,00	46,44	1,68	14,09	0,26	8,12	0	0,00
934	**TAPIOCA PREPARADA C/MANTEIGA**	**100,00**	**348**	**0,10**	**10,90**	**6,00**	**0,33**	**63,60**	**t**	**30,00**	**0,20**	**158,00**	**75**	**t**
	UND P (FINA E DIÂMETRO 15 cm)	41,00	143	0,04	4,47	2,46	0,14	26,08		12,30	0,08	64,78	31	
	UND M (FINA E DIÂMETRO 18 cm)	62,00	216	0,06	6,76	3,72	0,20	39,43		18,60	0,12	97,96	47	
935	**TAPIOCA PREPARADA C/QUEIJO COALHO E MANTEIGA**	**100,00**	**321**	**5,04**	**9,29**	**5,24**	**0,37**	**54,31**	**0,15**	**163,82**	**0,37**	**135,29**	**70**	**0,11**
	UND P	55,00	176	2,77	5,11	2,88	0,21	29,87	0,08	90,10	0,20	74,41	39	0,06
	UND M	83,00	266	4,18	7,71	4,35	0,31	45,08	0,12	135,97	0,31	112,29	58	0,09
936	**TOMATE**	**100,00**	**15**	**1,10**	**0,20**			**3,10**	**1,20**	**7,00**	**0,20**	**1,00**	**27**	**21,20**
	COL SOPA CH (PICADO)	15,00	2	0,17	0,03			0,47	0,18	1,05	0,03	0,15	4	3,18
	FATIA P	10,00	2	0,11	0,02			0,31	0,12	0,70	0,02	0,10	3	2,12
	FATIA M	15,00	2	0,17	0,03			0,47	0,18	1,05	0,03	0,15	4	3,18
	FATIA G	30,00	5	0,33	0,06			0,93	0,36	2,10	0,06	0,30	8	6,36
	UND P	50,00	8	0,55	0,10			1,55	0,60	3,50	0,10	0,50	14	10,60
	UND M	100,00	15	1,10	0,20			3,10	1,20	7,00	0,20	1,00	27	21,20
	UND G	150,00	23	1,65	0,30			4,65	1,80	10,50	0,30	1,50	41	31,80
937	**TOMATE CEREJA**	**100,00**	**27**	**0,83**	**0,63**			**5,51**	**2,10**	**11,00**	**0,33**	**6,00**	**0**	**27,20**
	UND P	2,80	1	0,02	0,02			0,15	0,06	0,31	0,01	0,17	0	0,76
	UND M	6,00	2	0,05	0,04			0,33	0,13	0,66	0,02	0,36	0	1,63
	UND G	10,00	3	0,08	0,06			0,55	0,21	1,10	0,03	0,60	0	2,72
938	**TOMATE SECO**	**100,00**	**228**	**5,33**	**15,67**	**0,00**	**#**	**14,33**	**4,07**			**436,67**		
	COL SOPA	15,00	34	0,80	2,35	0,00	0,00	2,15	0,61			65,50		
	1/2 UND	6,00	14	0,32	0,94	0,00	0,00	0,86	0,24			26,20		
939	**TORRADA CASEIRA**	**100,00**	**377**	**10,50**	**3,30**	**0,90**	**0,45**	**74,60**	**3,40**	**19,00**	**1,20**	**829,00**	**NA**	**t**
	UND M	6,00	23	0,63	0,20	0,05	0,03	4,48	0,20	1,14	0,07	49,74		
940	**TORRADA IND**	**100,00**	**308**	**10,00**	**6,17**	**3,00**	**#**	**53,33**	**2,33**			**590,00**		
	UND P	2,00	6	0,20	0,12	0,06	0,00	1,07	0,05			11,80		
	UND M	8,00	25	0,80	0,49	0,24	0,00	4,27	0,19			47,20		
941	**TORRADA IND INTEGRAL**	**100,00**	**307**	**10,00**	**6,00**	**3,00**	**#**	**53,33**	**6,00**			**630,00**		
	UND M	10,00	31	1,00	0,60	0,30	0,00	5,33	0,60			63,00		
942	**TORTA DE LIMÃO**	**100,00**	**389**	**5,19**	**18,79**	**10,49**	**0,69**	**51,08**	**0,76**	**22,63**	**1,74**	**155,08**	**222**	**5,35**
	FATIA P	60,00	233	3,11	11,27	6,30	0,41	30,65	0,46	13,58	1,04	93,05	133	3,21
	FATIA M	85,00	330	4,41	15,97	8,92	0,58	43,42	0,65	19,24	1,48	131,82	189	4,55
	FATIA G	120,00	466	6,23	22,55	12,59	0,82	61,30	0,91	27,16	2,08	186,10	267	6,42
943	**TREMOÇOS CONSERVA**	**100,00**	**121**	**11,10**	**3,80**	**0,40**		**12,40**	**14,40**	**16,00**	**0,30**	**1809,00**	**NA**	**t**
	COL S	20,00	24	2,22	0,76	0,08		2,48	2,88	3,20	0,06	361,80		

Cód.	Alimentos e medidas caseiras	Quant.	Energia kcal	Ptn g	G.tot g	G.sat g	G.trans g	Carb. g	Fibra g	Ca mg	Fe mg	Na mg	Vit. A mcg RAE	Vit. C mg
944	**TUTU DE FEIJÃO**	**100,00**	**122**	**3,82**	**6,39**	**0,99**	**0,04**	**15,19**	**5,71**	**25,31**	**1,12**	**352,19**	**0**	**0,36**
	COL SOPA R	20,00	24	0,76	1,28	0,20	0,01	3,04	1,14	5,06	0,22	70,44	0	0,07
	COL SOPA CH	35,00	43	1,34	2,24	0,35	0,01	5,32	2,00	8,86	0,39	123,27	0	0,13
	COL SERVIR R	50,00	61	1,91	3,20	0,50	0,02	7,59	2,86	12,65	0,56	176,09	0	0,18
	COL SERVIR CH	85,00	104	3,25	5,43	0,84	0,03	12,91	4,86	21,51	0,95	299,36	0	0,31
	CONCHA M CH	190,00	232	7,26	12,15	1,88	0,07	28,86	10,86	48,08	2,13	669,16	0	0,68
	ESC M CH	140,00	171	5,35	8,95	1,39	0,05	21,26	8,00	35,43	1,57	493,06	0	0,50
	PRATO RASO	280,00	342	10,69	17,90	2,77	0,11	42,53	16,00	70,86	3,14	986,13	0	1,01
945	**UISQUE**	**100,00**	**149**	**0,00**	**0,03**	**0,01**	**0,00**	**13,20**	**0,00**	**1,00**	**0,08**	**20,00**	**4**	**1,60**
	DOSE	50,00	75	0,00	0,02	0,00	0,00	6,60	0,00	0,50	0,04	10,00	2	0,80
946	**UMBU**	**100,00**	**37**	**0,80**	**t**			**9,40**	**2,00**	**12,00**	**0,10**	**t**	**NA**	**24,10**
	UND P	7,00	3	0,06				0,66	0,14	0,84	0,01			1,69
	UND M	12,00	4	0,10				1,13	0,24	1,44	0,01			2,89
	UND G	18,00	7	0,14				1,69	0,36	2,16	0,02			4,34
947	**UMBU C/CASCA**	**100,00**	**40**	**0,68**	**0,07**			**8,09**	**2,00**	**18,00**	**0,36**	**1,00**	**2**	**14,97**
	UND P	9,00	4	0,06	0,01			0,73	0,18	1,62	0,03	0,09	0	1,35
	UND M	18,00	7	0,12	0,01			1,46	0,36	3,24	0,06	0,18	0	2,69
	UND G	25,00	10	0,17	0,02			2,02	0,50	4,50	0,09	0,25	0	3,74
948	**UVA ITÁLIA**	**100,00**	**53**	**0,70**	**0,20**			**13,60**	**0,90**	**7,00**	**0,10**	**t**	**3**	**3,30**
	CACHO P	105,00	56	0,74	0,21			14,28	0,95	7,35	0,11		3	3,47
	CACHO M	233,00	123	1,63	0,47			31,69	2,10	16,31	0,23		7	7,69
	CACHO G	463,00	245	3,24	0,93			62,97	4,17	32,41	0,46		14	15,28
	CACHO GG	638,00	338	4,47	1,28			86,77	5,74	44,66	0,64		19	21,05
	UND M (S/SEMENTE)	8,50	5	0,06	0,02			1,16	0,08	0,60	0,01		0	0,28
	UND M (S/SEMENTE E S/CASCA)	7,60	4	0,05	0,02			1,03	0,07	0,53	0,01		0	0,25
949	**UVA PASSA PRETA S/SEMENTE**	**100,00**	**299**	**3,30**	**0,25**	**0,09**		**79,30**	**4,50**	**62,00**	**1,79**	**26,00**	**0**	**2,30**
	COL SOPA R	10,00	30	0,33	0,03	0,01		7,93	0,45	6,20	0,18	2,60	0	0,23
	COL SOPA CH	18,00	54	0,59	0,05	0,02		14,27	0,81	11,16	0,32	4,68	0	0,41
	CAIXA P	30,00	90	0,99	0,08	0,03		23,79	1,35	18,60	0,54	7,80	0	0,69
	PUNHADO	24,00	72	0,79	0,06	0,02		19,03	1,08	14,88	0,43	6,24	0	0,55
	POTE N	130,00	389	4,29	0,33	0,12		103,09	5,85	80,60	2,33	33,80	0	2,99
	UND M	0,30	1	0,01	0,00	0,00		0,24	0,01	0,19	0,01	0,08	0	0,01
950	**UVA RUBI**	**100,00**	**49**	**0,60**	**0,20**			**12,70**	**0,90**	**8,00**	**0,20**	**8,00**	**NA**	**1,90**
	CACHO P	102,00	50	0,61	0,20			12,95	0,92	8,16	0,20	8,16		1,94
	CACHO M	239,00	117	1,43	0,48			30,35	2,15	19,12	0,48	19,12		4,54
	CACHO G	368,00	180	2,21	0,74			46,74	3,31	29,44	0,74	29,44		6,99
	UND M (S/SEMENTE)	8,20	4	0,05	0,02			1,04	0,07	0,66	0,02	0,66		0,16
	UND M (S/SEMENTE E S/CASCA)	7,20	4	0,04	0,01			0,91	0,06	0,58	0,01	0,58		0,14
951	**UVA VITÓRIA**	**100,00**	**67**	**0,63**	**0,35**			**17,14**	**1,00**	**14,00**	**0,29**	**2,00**	**10**	**4,00**
	CACHO P	90,00	60	0,57	0,32			15,43	0,90	12,60	0,26	1,80	9	3,60
	CACHO M	130,00	87	0,82	0,46			22,28	1,30	18,20	0,38	2,60	13	5,20
	CACHO G	250,00	168	1,58	0,88			42,85	2,50	35,00	0,73	5,00	25	10,00
	UND M	3,00	2	0,02	0,01			0,51	0,03	0,42	0,01	0,06	0	0,12
952	**VACA ATOLADA**	**100,00**	**297**	**11,20**	**21,66**	**9,64**	**0,58**	**14,91**	**1,22**	**7,95**	**0,95**	**154,58**	**12**	**13,49**
	COL SERVIR CH	77,00	229	8,62	16,68	7,43	0,45	11,48	0,94	6,12	0,73	119,02	9	10,39
	CONCHA M CH	100,00	297	11,20	21,66	9,64	0,58	14,91	1,22	7,95	0,95	154,58	12	13,49

Cód.	Alimentos e medidas caseiras	Quant.	Energia kcal	Ptn g	G.tot g	G.sat g	G.trans g	Carb. g	Fibra g	Ca mg	Fe mg	Na mg	Vit. A mcg RAE	Vit. C mg
953	**VAGEM COZIDA**	**100,00**	**29**	**2,12**	**0,19**	**0,05**	**0,00**	**6,24**	**2,95**	**49,44**	**0,52**	**199,72**	**19**	**1,38**
	COL SOPA R (PICADA)	15,00	4	0,32	0,03	0,01	0,00	0,94	0,44	7,42	0,08	29,96	3	0,21
	COL SOPA CH (PICADA)	20,00	6	0,42	0,04	0,01	0,00	1,25	0,59	9,89	0,10	39,94	4	0,28
954	**VAGEM REFOGADA**	**100,00**	**76**	**2,21**	**5,20**	**0,81**	**0,03**	**6,70**	**3,05**	**50,14**	**0,53**	**199,75**	**19**	**1,62**
	COL SOPA R (PICADA)	15,00	11	0,33	0,78	0,12	0,00	1,01	0,46	7,52	0,08	29,96	3	0,24
	COL SOPA CH (PICADA)	35,00	27	0,77	1,82	0,28	0,01	2,35	1,07	17,55	0,19	69,91	7	0,57
	COL SERVIR R (PICADA)	45,00	34	1,00	2,34	0,36	0,01	3,02	1,37	22,56	0,24	89,89	9	0,73
	COL SERVIR CH (PICADA)	73,00	55	1,61	3,79	0,59	0,02	4,89	2,23	36,60	0,39	145,81	14	1,19
955	**VATAPÁ**	**100,00**	**255**	**6,00**	**23,20**	**7,50**	**0,15**	**9,70**	**1,70**	**47,00**	**1,40**	**880,00**	**t**	**t**
	COL SOPA CH	35,00	89	2,10	8,12	2,63	0,05	3,40	0,60	16,45	0,49	308,00		
	COL SERVIR CH	70,00	179	4,20	16,24	5,25	0,11	6,79	1,19	32,90	0,98	616,00		
	CONCHA M CH	137,00	349	8,22	31,78	10,28	0,21	13,29	2,33	64,39	1,92	1205,60		
956	**VINHO TINTO**	**100,00**	**85**	**0,07**	**0,00**	**0,00**	**0,00**	**2,61**	**0,00**	**8,00**	**0,46**	**4,00**	**0**	**0,00**
	CANECA	300,00	255	0,21	0,00	0,00	0,00	7,83	0,00	24,00	1,38	12,00	0	0,00
	COPO P	165,00	140	0,12	0,00	0,00	0,00	4,31	0,00	13,20	0,76	6,60	0	0,00
	COPO D	240,00	204	0,17	0,00	0,00	0,00	6,26	0,00	19,20	1,10	9,60	0	0,00
	TAÇA	150,00	128	0,11	0,00	0,00	0,00	3,92	0,00	12,00	0,69	6,00	0	0,00
957	**WHEY PROTEINA SABOR BAUNILHA PÓ**	**100,00**	**403**	**71,67**	**6,33**	**1,83**		**15,00**				**198,33**		
	COL SOBREMESA R	6,00	24	4,30	0,38	0,11		0,90				11,90		
	COL SOBREMESA CH	11,00	44	7,88	0,70	0,20		1,65				21,82		
	COL SOPA R	9,00	36	6,45	0,57	0,17		1,35				17,85		
	COL SOPA CH	14,50	58	10,39	0,92	0,27		2,18				28,76		
	SCOOP	30,00	121	21,50	1,90	0,55		4,50				59,50		
958	**XAROPE DE GLICOSE DE MILHO**	**100,00**	**315**					**80,00**						
	COL CAFÉ	2,00	6					1,60						
	COL CHÁ	3,00	9					2,40						
	COL SOBREMESA	9,00	28					7,20						
	COL SOPA	15,00	47					12,00						
959	**XILITOL**	**100,00**	**238**					**100,00**						
	COL CHÁ N	1,00	2					1,00						
	COL CHÁ R	3,50	8					3,50						
	COL CHÁ CH	5,00	12					5,00						
	COL SOBREMESA N	4,00	10					4,00						
	COL SOBREMESA R	8,00	19					8,00						
	COL SOBREMESA CH	10,00	24					10,00						
	COL SOPA N	6,00	14					6,00						
	COL SOPA R	11,00	26					11,00						
	COL SOPA CH	14,00	33					14,00						

4. Referências da composição centesimal dos alimentos

O **Quadro 4.1** apresenta a fonte da composição centesimal dos alimentos presentes na TMC. As principais tabelas usadas foram a Tabela Brasileira de Composição de Alimentos (TACO) e a do United States Department of Agriculture (USDA). Para os alimentos processados e ultraprocessados, são apresentadas as marcas dos produtos que foram utilizados para calcular a média da composição centesimal. Para as preparações culinárias preparadas pela equipe da TMC, são apresentados seus ingredientes. Também é possível encontrar informações sobre os alimentos cuja unidade da vitamina A é retinol equivalente (mcg RE), a qual era utilizada quando não havia dados em equivalentes de atividade de retinol (mcg RAE).

Quadro 4.1 – Fonte da composição centesimal do alimento e informação sobre unidade da vitamina A.

Código	Fonte da composição centesimal e informação sobre unidade da vitamina A
1	TACO (alimento #163). Vit. A em mcg de retinol equivalente.
2	TACO (alimento #164). Vit. A em mcg de retinol equivalente.
3	Média da composição nutricional informada pelo fabricante referente às marcas Olé e Schramm.
4	Santos MAF. Composição química e valor nutritivo de acarajé e abará comercializados em Salvador – BA. Salvador, 2004, 84f.
5	TACO (alimento #166). Vit. A em mcg de retinol equivalente.
6	TACO (alimento #64). Vit. A em mcg de retinol equivalente.
7	TACO (alimento #67).
8	TACO (alimento #68).
9	TACO (alimento #73). Vit. A em mcg de retinol equivalente.
10	TACO (alimento #70). Vit. A em mcg de retinol equivalente.
11	Composição nutricional de preparação culinária contendo abobrinha refogada sem sal, carne moída refogada com sal e queijo parmesão.
12	TACO (alimento #72).
13	TACO (alimento #167). Vit. A em mcg de retinol equivalente.
14	TACO (alimento #168). Vit. A em mcg de retinol equivalente.

Código	Fonte da composição centesimal e informação sobre unidade da vitamina A
15	TACO (alimento #525). Vit. A em mcg de retinol equivalente.
16	TACO (alimento #74). Vit. A em mcg de retinol equivalente.
17	Composição nutricional de preparação culinária contendo acelga e sal.
18	Composição nutricional de preparação culinária contendo acelga, óleo de soja, cebola e sal.
19	TACO (alimento #169).
20	TACO (alimento #491). Vit. A em mcg de retinol equivalente.
21	Média da composição nutricional informada pelo fabricante referente às marcas Nescau Light e Toddy Light. Vit. A em mcg de retinol equivalente.
22	Composição nutricional informada pelo fabricante referente à marca Ovomaltine de chocolate.
23	TACO (alimento #492). Vit. A em mcg de retinol equivalente.
24	USDA (*Demerara sugar*).
25	Média da composição nutricional informada pelo fabricante referente às marcas União Fit e Magro Light.
26	TACO (alimento #493). Vit. A em mcg de retinol equivalente.
27	TACO (alimento #494). Vit. A em mcg de retinol equivalente.
28	TACO (alimento #75).
29	Composição nutricional de preparação culinária contendo agrião, óleo de soja, cebola e sal.
30	TACO (alimento #478). Vit. A em mcg de retinol equivalente.
31	Média da composição nutricional informada pelo fabricante referente às marcas Kero Coco e Taeq.
32	TACO (alimento #472). Vit. A em mcg de retinol equivalente.
33	TACO (alimento #129). Vit. A em mcg de retinol equivalente.
34	Composição nutricional de preparação culinária contendo aipim cozido.
35	TACO (alimento #132). Vit. A em mcg de retinol equivalente.
36	TACO (alimento #76).
37	TACO (alimento #77). Vit. A em mcg de retinol equivalente.
38	TACO (alimento #78).
39	TACO (alimento #79).
40	TACO (alimento #80).
41	TACO (alimento #81). Vit. A em mcg de retinol equivalente.
42	TACO (alimento #82). Vit. A em mcg de retinol equivalente.
43	Média da composição nutricional informada pelo fabricante referente às marcas All Nuts e Bendito Grão.
44	Média da composição nutricional informada pelo fabricante referente às marcas Cerealista e Relva Verde.
45	TACO (alimento #83).
46	TACO (alimento #85). Vit. A em mcg de retinol equivalente.
47	TACO (alimento #331). Vit. A em mcg de retinol equivalente.
48	Média da composição nutricional informada pelo fabricante referente às marcas Sadia e Seara.
49	USDA (*Amaranth grain uncooked*).
50	USDA (*Amaranth grain cooked*).
51	TACO (alimento #172).

Código	Fonte da composição centesimal e informação sobre unidade da vitamina A
52	TACO (alimento #173). Vit. A em mcg de retinol equivalente.
53	USDA (*Plum dried, uncooked*).
54	USDA (*Almond, unroasted*).
55	USDA (*Almond, sugar coated*).
56	TACO (alimento #587). Vit. A em mcg de retinol equivalente.
57	TACO (alimento #557). Vit. A em mcg de retinol equivalente.
58	Média da composição nutricional informada pelo fabricante referente às marcas Disqueti e M&M.
59	USDA (*Peanuts, sugar coated*).
60	Média da composição nutricional informada pelo fabricante referente às marcas Amendupã e Santa Helena.
61	Média da composição nutricional informada pelo fabricante referente às marcas Amendupã e Dori.
62	TACO (alimento #558). Vit. A em mcg de retinol equivalente.
63	TACO (alimento #42). Vit. A em mcg de retinol equivalente.
64	Média da composição nutricional informada pelo fabricante referente às marcas Cremogema e Cremokrem.
65	USDA (*Blackberries, raw*).
66	Composição nutricional de preparação culinária contendo flocão de milho e sal.
67	Composição nutricional de preparação culinária contendo angu com sal e sarapatel).
68	TACO (alimento #323). Vit. A em mcg de retinol equivalente.
69	Ministério da Saúde, Alimentos Regionais Brasileiros, 2015. Vit. A em mcg de retinol equivalente.
70	Composição nutricional de preparação culinária contendo arroz cozido com sal, cenoura cozida, pimentão, uva-passa, ervilha em conserva e óleo de soja.
71	TACO (alimento #03). Vit. A em mcg de retinol equivalente.
72	Composição nutricional de preparação culinária contendo arroz cozido com sal, lentilha cozida e cebola refogada.
73	TACO (alimento #526).
74	Composição nutricional de preparação culinária contendo arroz, polvo, molho de tomate, cebola, azeite e sal.
75	Composição nutricional de preparação culinária contendo arroz, leite de vaca integral e açúcar refinado.
76	Composição nutricional de preparação culinária contendo arroz integral, óleo de soja, cenoura cozida, pimentão, uva passa, ervilha em conserva e sal.
77	TACO (alimento #01). Vit. A em mcg de retinol equivalente.
78	USDA (*Asparagus, raw*).
79	Média da composição nutricional informada pelo fabricante referente às marcas Raiola e Vale Fértil.
80	USDA (*Asparagus, fresh cooked with oil*).
81	TACO (alimento #174). Vit. A em mcg de retinol equivalente.
82	USDA (*Fish, tuna, white, canned in water, drained solids*).
83	TACO (alimento #277).
84	Média da composição nutricional informada pelo fabricante referente às marcas Naturale e Quaker.
85	Média da composição nutricional informada pelo fabricante referente às marcas Mãe Terra e Yoki.
86	TACO (alimento #07). Vit. A em mcg de retinol equivalente.
87	USDA (*Nuts, hazelnuts or filberts*).
88	TACO (alimento #259). Vit. A em mcg de retinol equivalente.

Código	Fonte da composição centesimal e informação sobre unidade da vitamina A
89	TACO (alimento #260). Vit. A em mcg de retinol equivalente.
90	TACO (alimento #520). Vit. A em mcg de retinol equivalente.
91	TACO (alimento #521). Vit. A em mcg de retinol equivalente.
92	Composição nutricional de preparação culinária contendo açúcar refinado, gema de ovo de galinha e leite de coco.
93	TACO (alimento #280).
94	USDA (*Pork, cured, bacon, pre-sliced, cooked, pan-fried*).
95	TACO (alimento #527). Vit. A em mcg de retinol equivalente.
96	Média da composição nutricional informada pelo fabricante referente às marcas Butter toffee e My Toffee.
97	Média da composição nutricional informada pelo fabricante referente às marcas 7 Belo e Lua Cheia.
98	Média da composição nutricional informada pelo fabricante referente às marcas Fini e Haribo.
99	Média da composição nutricional informada pelo fabricante referente às marcas Empório Figueira e Fini Diet.
100	Média da composição nutricional informada pelo fabricante referente às marcas Arcor e Guaraná Antarctica.
101	Composição nutricional de preparação culinária contendo banana-d'água, farinha de rosca, óleo de soja e ovo de galinha.
102	TACO (alimento #179).
103	Composição nutricional de preparação culinária contendo banana-d'água.
104	TACO (alimento #175).
105	Composição nutricional de preparação culinária contendo banana-da-terra e óleo de soja.
106	Composição nutricional de preparação culinária contendo banana-da-terra, óleo de soja e açúcar refinado.
107	TACO (alimento #178).
108	TACO (alimento #180).
109	Média da composição nutricional informada pelo fabricante referente às marcas Banana Brasil e Fumel.
110	TACO (alimento #182).
111	TACO (alimento #176).
112	Média da composição nutricional informada pelo fabricante referente às marcas Banana Brasil e Tachão de Ubatuba.
113	Média da composição nutricional informada pelo fabricante referente às marcas Frutabella Gourmet e Fumel.
114	Composição nutricional de preparação culinária contendo manteiga com sal, farinha de trigo e salada de legumes com maionese.
115	TACO (alimento #86). Vit. A em mcg de retinol equivalente.
116	TACO (alimento #88). Vit. A em mcg de retinol equivalente.
117	USDA (Sweet potato fries, from fresh, fried).
118	TACO (alimento #90). Vit. A em mcg de retinol equivalente.
119	Composição nutricional de preparação culinária contendo batata inglesa, óleo de soja e sal.
120	TACO (alimento #91). Vit. A em mcg de retinol equivalente.
121	TACO (alimento #93). Vit. A em mcg de retinol equivalente.
122	Média da composição nutricional informada pelo fabricante referente às marcas Burguer King e McDonald's
123	Média da composição nutricional informada pelo fabricante referente às marcas Elma Chips e Yoki.
124	TACO (alimento #94). Vit. A em mcg de retinol equivalente.
125	Média da composição nutricional informada pelo fabricante referente às marcas Almond Breeze e Silk.
126	Média da composição nutricional informada pelo fabricante referente às marcas Nature's Heart e Nesfit.

Código	Fonte da composição centesimal e informação sobre unidade da vitamina A
127	Média da composição nutricional informada pelo fabricante referente às marcas Nature's Heart e Nude.
128	Média da composição nutricional informada pelo fabricante referente às marcas Nature's Heart e Silk.
129	Média da composição nutricional informada pelo fabricante referente às marcas Soy Mix e Soymilke. Vit. A em mcg de retinol equivalente.
130	Média da composição nutricional informada pelo fabricante referente às marcas Soy Mix e Soymilke. Vit. A em mcg de retinol equivalente.
131	Média da composição nutricional informada pelo fabricante referente às marcas Soy Mix e Soymilk. Vit. A em mcg de retinol equivalente.
132	Média da composição nutricional informada pelo fabricante referente às marcas Soy Mix e Soymilk. Vit. A em mcg de retinol equivalente.
133	Média da composição nutricional informada pelo fabricante referente às marcas Monster e Red Bull.
134	TACO (alimento #470). Vit. A em mcg de retinol equivalente.
135	Média da composição nutricional informada pelo fabricante referente às marcas Nescau e Toddynho. Vit. A em mcg de retinol equivalente.
136	Média da composição nutricional informada pelo fabricante referente às marcas Nescau menos açúcar e Toddynho Light. Vit. A em mcg de retinol equivalente.
137	Média da composição nutricional informada pelo fabricante referente às marcas Italaquinho e Nesquik.
138	TACO (alimento #446). Vit. A em mcg de retinol equivalente.
139	Composição nutricional de preparação culinária contendo leite condensado, coco ralado e manteiga com sal.
140	Composição nutricional informada pelo fabricante referente à marca Pão de Festa.
141	Composição nutricional de preparação culinária contendo ovo de galinha, açúcar refinado, farinha de trigo e doce de leite.
142	TACO (alimento #95). Vit. A em mcg de retinol equivalente.
143	Composição nutricional de preparação culinária contendo berinjela, tomate, óleo de soja e sal.
144	Composição nutricional de preparação culinária contendo berinjela, óleo de soja e sal.
145	Composição nutricional de preparação culinária contendo berinjela cozida sem sal e carne bovina moída refogada com sal.
146	Composição nutricional de preparação culinária contendo bertalha, cebola, óleo de soja e sal.
147	TACO (alimento #98). Vit. A em mcg de retinol equivalente.
148	TACO (alimento #97). Vit. A em mcg de retinol equivalente.
149	Composição nutricional de preparação culinária contendo carne bovina [contrafilé] frito com sal e ovo de galinha frito.
150	TACO (alimento #335).
151	TACO (alimento #340). Vit. A em mcg de retinol equivalente.
152	Composição nutricional de preparação culinária contendo carne de boi magra, ovo de galinha, farinha de rosca, tomate, cebola, óleo de soja, queijo prato, presunto e sal.
153	Composição nutricional de preparação culinária contendo carne de boi magra, cenoura, óleo de soja e sal.
154	Composição nutricional de preparação culinária contendo coração bovino, óleo de soja e sal.
155	TACO (alimento #356).
156	Média da composição nutricional informada pelo fabricante referente às marcas Piraquê e Tostines.
157	Média da composição nutricional informada pelo fabricante referente às marcas Piraquê, Scharr e Vitarella.
158	Composição nutricional de preparação culinária contendo farinha de trigo, manteiga com sal e açúcar refinado.
159	Média da composição nutricional informada pelo fabricante referente às marcas Gusman e Temabi.
160	Média da composição nutricional informada pelo fabricante referente às marcas Camil e Natural Life.
161	Média da composição nutricional informada pelo fabricante referente às marcas Adria e Nesfit.
162	Média da composição nutricional informada pelo fabricante referente às marcas Bauducco e Porto Alegre.
163	TACO (alimento #13). Vit. A em mcg de retinol equivalente.

Código	Fonte da composição centesimal e informação sobre unidade da vitamina A
164	Média da composição nutricional informada pelo fabricante referente às marcas Bauducco e Piraquê.
165	Média da composição nutricional informada pelo fabricante referente às marcas Marilan e Piraquê.
166	TACO (alimento #08). Vit. A em mcg de retinol equivalente.
167	Média da composição nutricional informada pelo fabricante referente às marcas Marilan e Vitarella.
168	Média da composição nutricional informada pelo fabricante referente às marcas Marilan e Renata.
169	Média da composição nutricional informada pelo fabricante referente às marcas Biscoitê e Minas Padaria.
170	TACO (alimento #99). Vit. A em mcg de retinol equivalente.
171	TACO (alimento #09). Vit. A em mcg de retinol equivalente.
172	TACO (alimento #10). Vit. A em mcg de retinol equivalente.
173	Média da composição nutricional informada pelo fabricante referente às marcas Bauducco e Piraquê.
174	Média da composição nutricional informada pelo fabricante referente às marcas Mabel e Marilan.
175	Média da composição nutricional informada pelo fabricante referente às marcas Cheetos cheddar e Cheetos requeijão.
176	Média da composição nutricional informada pelo fabricante referente às marcas Fandangos queijo e Skinny.
177	TACO (alimento #11). Vit. A em mcg de retinol equivalente.
178	Média da composição nutricional informada pelo fabricante referente às marcas Bis ao leite, Bix Xtra e Hershey's Mais chocolate ao leite.
179	Média da composição nutricional informada pelo fabricante referente às marcas Lowçucar Baunilha e Lowçucar Limão.
180	TACO (alimento #12). Vit. A em mcg de retinol equivalente.
181	Média da composição nutricional informada pelo fabricante referente às marcas Sadia e Seara.
182	Composição nutricional de preparação culinária contendo aipim, camarão sem casca, azeite de dendê, azeite, cebola, tomate, leite de coco e sal.
183	Composição nutricional de preparação culinária contendo queijo prato, queijo parmesão, ovo de galinha, farinha de trigo, óleo de soja e farinha de rosca.
184	Composição nutricional de preparação culinária contendo aipim, carne moída refogada com sal, cebola e óleo de soja.
185	TACO (alimento #530). Vit. A em mcg de retinol equivalente.
186	Composição nutricional de preparação culinária contendo batata inglesa, bacalhau, tomate, ovo de galinha, farinha de trigo e óleo de soja.
187	Composição nutricional de preparação culinária contendo ovo de galinha, manteiga com sal, açúcar refinado, leite de vaca integral, farinha de trigo e óleo de soja.
188	Composição nutricional de preparação culinária contendo batata inglesa, filé de pescada, tomate, ovo de galinha, farinha de trigo, óleo de soja e sal.
189	Composição nutricional de preparação culinária contendo vagem cozida, ovo de galinha, farinha de trigo, óleo de soja e sal.
190	Composição nutricional de preparação culinária contendo manteiga com sal, açúcar, farinha de trigo, leite de vaca integral e ovo de galinha.
191	Composição nutricional de preparação culinária contendo bolo de trigo, clara de ovo, açúcar refinado e doce de leite.
192	TACO (alimento #15). Vit. A em mcg de retinol equivalente.
193	Composição nutricional de preparação culinária contendo ovo de galinha, açúcar refinado, manteiga, farinha de trigo, banana-prata e leite de vaca integral.
194	Composição nutricional de preparação culinária contendo cenoura, óleo de soja, farinha de trigo, açúcar refinado, fermento em pó e ovo de galinha.
195	TACO (alimento #16). Vit. A em mcg de retinol equivalente.
196	Composição nutricional de preparação culinária contendo manteiga com sal, açúcar refinado, farinha de trigo, achocolatado, ovo de galinha, leite condensado e fermento em pó.

Código	Fonte da composição centesimal e informação sobre unidade da vitamina A
197	Composição nutricional de preparação culinária contendo leite de vaca integral, manteiga, ovo de galinha, fubá, açúcar refinado, fermento em pó e farinha de trigo.
198	Composição nutricional de preparação culinária contendo milho em conserva, água, leite condensado, leite de coco, ovo de galinha, óleo de soja, flocos de milho pré-cozido, açúcar refinado, farinha de trigo, queijo parmesão e fermento em pó.
199	Composição nutricional de preparação culinária contendo farinha de puba, leite de coco, leite de vaca integral, coco ralado, ovo de galinha, açúcar refinado, manteiga e farinha de trigo.
200	Composição nutricional de preparação culinária contendo manteiga com sal, açúcar refinado, ovo de galinha, farinha de trigo e goiabada).
201	Composição nutricional de preparação culinária contendo farinha de arroz, açúcar refinado, fermento em pó, óleo de girassol e suco de laranja.
202	USDA (*Cream puff eclair, custard or cream filled not iced*).
203	Composição nutricional de preparação culinária contendo ovo de galinha leite de vaca integral, manteiga com sal, flocos de milho pré-cozido, farinha de trigo, coco ralado, leite de coco e açúcar.
204	Média da composição nutricional informada pelo fabricante referente às marcas Lacta e Garoto.
205	Média da composição nutricional informada pelo fabricante referente às marcas Ferrero Rocher e Flormel.
206	Média da composição nutricional informada pelo fabricante referente às marcas Smash Nestlé e Star Lacta.
207	Média da composição nutricional informada pelo fabricante referente às marcas Cacau Show e Kopenhagen.
208	Média da composição nutricional informada pelo fabricante referente às marcas It Coco e Prestígio.
209	Média da composição nutricional informada pelo fabricante referente às marcas Crocante Garoto e Diamante Negro.
210	Média da composição nutricional informada pelo fabricante referente às marcas Cacau Show e Laka.
211	Composição nutricional de preparação culinária contendo leite condensado, chocolate em pó e manteiga com sal.
212	TACO (alimento #101).
213	TACO (alimento #100). Vit. A em mcg de retinol equivalente.
214	Composição nutricional de preparação culinária contendo brócolis cozido sem sal, óleo de soja e sal.
215	USDA (*Alfafa sprouts*).
216	TACO (alimento #125). Vit. A em mcg de retinol equivalente.
217	Composição nutricional de preparação culinária contendo farinha de trigo, açúcar, chocolate em pó, manteiga, chocolate ao leite e ovo.
218	TACO (alimento #183). Vit. A em mcg de retinol equivalente.
219	Composição nutricional de preparação culinária contendo pão francês, salsicha, tomate, cebola, pimentão, óleo de soja e sal.
220	Composição nutricional de preparação culinária contendo leite de vaca integral e café infusão 10%.
221	Composição nutricional de preparação culinária contendo leite de vaca integral, café infusão 10% e açúcar refinado.
222	Média da composição nutricional informada pelo fabricante referente às marcas 3 Corações e Melitta.
223	TACO (alimento #471). Vit. A em mcg de retinol equivalente.
224	Composição nutricional de preparação culinária contendo café infusão 10% e açúcar refinado.
225	USDA (*Beverages, coffee, instant, regular, powder*).
226	Média da composição nutricional informada pelo fabricante referente às marcas Madero e Raggazzo.
227	TACO (alimento #184). Vit. A em mcg de retinol equivalente.
228	TACO (alimento #186).
229	Composição nutricional de preparação culinária contendo amendoim, leite de vaca integral, açúcar refinado, chocolate em pó e ovo de galinha.
230	TACO (alimento #473). Vit. A em mcg de retinol equivalente.

Código	Fonte da composição centesimal e informação sobre unidade da vitamina A
231	TACO (alimento #324). Vit. A em mcg de retinol equivalente.
232	Composição nutricional informada pelo fabricante referente à marca Knorr.
233	TACO (alimento #325). Vit. A em mcg de retinol equivalente.
234	Composição nutricional informada pelo fabricante referente à marca Maggi.
235	Composição nutricional de preparação culinária contendo batata inglesa, paio, couve e azeite.
236	Composição nutricional informada pelo fabricante referente à marca Vono.
237	TACO (alimento #284).
238	TACO (alimento #286).
239	USDA (*Shrimp, dried*).
240	Composição nutricional de preparação culinária contendo massa de lasanha cozida, carne moída pronta com sal e molho de tomate.
241	Composição nutricional de preparação culinária contendo massa de lasanha cozida, frango refogado e molho de tomate.
242	Composição nutricional de preparação culinária contendo massa de lasanha cozida, ricota, cebola e sal.
243	Composição nutricional de preparação culinária contendo frango cozido, arroz, cenoura, tomate, óleo de soja e sal.
244	TACO (alimento #20). Vit. A em mcg de retinol equivalente.
245	Composição nutricional de preparação culinária contendo leite em pó integral, café solúvel, chocolate em pó e açúcar refinado.
246	Composição nutricional de preparação culinária contendo capuccino caseiro pó e água.
247	TACO (alimento #512). Vit. A em mcg de retinol equivalente.
248	Composição nutricional de preparação culinária contendo capuccino industrializado pó e água.
249	Composição nutricional informada pelo fabricante referente à marca 3 Corações.
250	Composição nutricional de preparação culinária contendo capuccino industriaizado diet pó e água.
251	TACO (alimento #189). Vit. A em mcg de retinol equivalente.
252	TACO (alimento #102). Vit. A em mcg de retinol equivalente.
253	TACO (alimento #190). Vit. A em mcg de retinol equivalente.
254	TACO (alimento #287).
255	TACO (alimento #363).
256	TACO (alimento #328).
257	TACO (alimento #378).
258	Composição nutricional de preparação culinária contendo carne de boi magra, batata inglesa, cenoura, tomate, massa de tomate, cebola, óleo de soja e sal.
259	TACO (alimento #326).
260	TACO (alimento #338).
261	Composição nutricional de preparação culinária contendo charque cozido, abóbora, cebola, alho, pimentão verde e óleo de soja.
262	TACO (alimento #427).
263	Composição nutricional de preparação culinária contendo quiabo cozido, cebola, tomate, camarão cozido, azeite de dendê e amendoim e sal.
264	Composição nutricional de preparação culinária contendo caruru verdura cozida, cebola, alho, óleo vegetal e sal.
265	Ministério da Ciência e Tecnologia e Inovações (MCTI). Sistema de Informação sobre a Biodiversidade Brasileira. Baru castanha sem pele torrada.
266	Composição nutricional de preparação culinária contendo castanha de caju e açúcar refinado.

Código	Fonte da composição centesimal e informação sobre unidade da vitamina A
267	TACO (alimento #588). Vit. A em mcg de retinol equivalente.
268	TACO (alimento #589). Vit. A em mcg de retinol equivalente.
269	USDA (*Chestnuts*).
270	TACO (alimento #107). Vit. A em mcg de retinol equivalente.
271	Composição nutricional de preparação culinária contendo cebola, farinha de trigo, ovo, leite de vaca integral, óleo de soja e sal.
272	TACO (alimento #108).
273	TACO (alimento #110).
274	TACO (alimento #109).
275	Composição nutricional de preparação culinária contendo cenoura, cebola, óleo de soja e sal.
276	Média da composição nutricional informada pelo fabricante referente às marcas Da Colônia e Okoshi.
277	Média da composição nutricional informada pelo fabricante referente às marcas Ritter (banana e aveia e mel light) e Naturale (morango e aveia e chocolate Light).
278	Média da composição nutricional informada pelo fabricante referente às marcas Nutry (Nuts e damasco) e Nutry (trufas).
279	Média da composição nutricional informada pelo fabricante referente às marcas Neston 3 cereais e Neston pera/morango.
280	Média da composição nutricional informada pelo fabricante referente às marcas Mucilon arroz e Nutrilon Arroz. Vit. A em mcg de retinol equivalente.
281	Média da composição nutricional informada pelo fabricante referente às marcas Italac milho e Mucilon milho. Vit. A em mcg de retinol equivalente.
282	Composição nutricional informada pelo fabricante referente à marca Mucilon sem açúcar.
283	Média da composição nutricional informada pelo fabricante referente às marcas Native fibras orgânicas e Kellogg's all bran.
284	TACO (alimento #26).
285	Média da composição nutricional informada pelo fabricante referente às marcas Nescau ball e Sucrilhos chocolate.
286	TACO (alimento #25).
287	USDA (*Cherries, raw*).
288	USDA (*Cherries, maraschino*).
289	Média da composição nutricional informada pelo fabricante referente às marcas Michelolab Ultra e Salz.
290	TACO (alimento #474). Vit. A em mcg de retinol equivalente.
291	Composição nutricional informada pelo fabricante referente à marca Caracu.
292	Média da composição nutricional informada pelo fabricante referente às marcas Brahma e Heineken.
293	Média da composição nutricional informada pelo fabricante referente às marcas Ice Tea Leão Limão e Lipton Ice Tea Pêssego.
294	Média da composição nutricional informada pelo fabricante referente às marcas Ice Tea Leão Pêssego zero e Lipton Ice Tea Pêssego zero.
295	Composição nutricional de preparação culinária contendo creme de leite e açúcar refinado.
296	TACO (alimento #522). Vit. A em mcg de retinol equivalente.
297	TACO (alimento #532). Vit. A em mcg de retinol equivalente.
298	Composição nutricional de preparação culinária contendo pão de hamburguer, hamburguer e queijo prato.
299	Média da composição nutricional informada pelo fabricante referente às marcas Burguer King (Big King) e McDonald's (Big Tasty).
300	Média da composição nutricional informada pelo fabricante referente às marcas Burguer King e McDonald's.
301	USDA (*Chia seeds*).
302	TACO (alimento #111). Vit. A em mcg de retinol equivalente.

Código	Fonte da composição centesimal e informação sobre unidade da vitamina A
303	Composição nutricional de preparação culinária contendo chicória, cebola, óleo de soja e sal.
304	Composição nutricional de preparação culinária contendo óleo vegetal, polvilho doce, leite de vaca integral, queijo parmesão e ovo de galinha.
305	Média da composição nutricional informada pelo fabricante referente às marcas Mãe Terra e Nestlé 100%.
306	Média da composição nutricional informada pelo fabricante referente às marcas Fleischmann 50% e Nestlé 50%.
307	Média da composição nutricional informada pelo fabricante referente às marcas Hershey's e Kopenhagen.
308	Média da composição nutricional informada pelo fabricante referente às marcas Cacau Show e Kopenhagen.
309	Média da composição nutricional informada pelo fabricante referente às marcas Chocolah e Kopenhagen.
310	TACO (alimento #495). Vit. A em mcg de retinol equivalente.
311	Média da composição nutricional informada pelo fabricante referente às marcas Hershey's e Lacta Shot.
312	TACO (alimento #496). Vit. A em mcg de retinol equivalente.
313	TACO (alimento #497). Vit. A em mcg de retinol equivalente.
314	Média da composição nutricional informada pelo fabricante referente às marcas Disquetti e M&M.
315	Média da composição nutricional informada pelo fabricante referente às marcas Galak e Laka.
316	TACO (alimento #498). Vit. A em mcg de retinol equivalente.
317	Composição nutricional informada pelo fabricante referente à marca Brahma.
318	Composição nutricional de preparação culinária contendo chuchu, ovo de galinha, farinha de rosca e óleo de soja.
319	Composição nutricional de preparação culinária contendo chuchu, manteiga com sal, leite de vaca integral, farinha de trigo, queijo parmesão e sal.
320	TACO (alimento #112). Vit. A em mcg de retinol equivalente.
321	Composição nutricional de preparação culinária contendo chuchu, cebola, óleo de soja e sal.
322	TACO (alimento #381).
323	Composição nutricional de preparação culinária contendo carne assada e farofa.
324	TACO (alimento #395).
325	Composição nutricional de preparação culinária contendo coração de galinha grelhado e farofa).
326	TACO (alimento #403).
327	Composição nutricional de preparação culinária contendo frango assado e farofa.
328	Composição nutricional de preparação culinária contendo carne assada, frango assado e linguiça grelhada).
329	Composição nutricional de preparação culinária contendo carne assada, frango assado, linguiça grelhada e farofa).
330	Composição nutricional de preparação culinária contendo carne de boi magra cozida, óleo de soja e sal.
331	Média da composição nutricional informada pelo fabricante referente às marcas Doce D'ocê e Zin Pão.
332	Média da composição nutricional informada pelo fabricante referente às marcas São Lourenço e Sítio Humaitá.
333	TACO (alimento #191). Vit. A em mcg de retinol equivalente.
334	Média da composição nutricional informada pelo fabricante referente às marcas Alibey e Flor de Sal.
335	TACO (alimento #499). Vit. A em mcg de retinol equivalente.
336	Média da composição nutricional informada pelo fabricante referente às marcas Tia Sonia e WS.
337	TACO (alimento #590). Vit. A em mcg de retinol equivalente.
338	Média da composição nutricional informada pelo fabricante referente às marcas Chinezinho e Sococo.
339	USDA (*Mushrooms, shiitake, raw*).

Código	Fonte da composição centesimal e informação sobre unidade da vitamina A
340	Média da composição nutricional informada pelo fabricante referente às marcas Pramesa e Tio Paco
341	Composição nutricional de preparação culinária contendo cogumelo Paris, azeite e sal.
342	Média da composição nutricional informada pelo fabricante referente às marcas Aurora e Sadia.
343	TACO (alimento #395).
344	TACO (alimento #347).
345	TACO (alimento #430).
346	TACO (alimento #115).
347	TACO (alimento #116).
348	Composição nutricional de preparação culinária contendo couve-flor cozida, farinha de rosca, ovo de galinha, óleo de soja e sal.
349	TACO (alimento #118). Vit. A em mcg de retinol equivalente.
350	TACO (alimento #386). Vit. A em mcg de retinol equivalente.
351	USDA (*Cranberries, dried*).
352	Média da composição nutricional informada pelo fabricante referente às marcas Philadelphia e Polenghi.
353	Média da composição nutricional informada pelo fabricante referente às marcas Philadelphia e Polenghi.
354	Média da composição nutricional informada pelo fabricante referente às marcas Superbom e Veg-ir.
355	Composição nutricional de preparação culinária contendo abacate e açúcar refinado.
356	Composição nutricional de preparação culinária contendo espinafre cozido, farinha de trigo, leite de vaca integral, cebola, manteiga com sal e sal.
357	TACO (alimento #447). Vit. A em mcg de retinol equivalente.
358	Média da composição nutricional informada pelo fabricante referente às marcas Italac e Mococa.
359	Composição nutricional de preparação culinária contendo mamão, creme de leite e açúcar refinado.
360	Composição nutricional de preparação culinária contendo cebola, manteiga com sal, leite de vaca integral, farinha de trigo e milho em conserva.
361	Composição nutricional de preparação culinária contendo ovo de galinha, goma de tapioca hidratada e queijo prato).
362	USDA (*Croissant*).
363	Composição nutricional de preparação culinária contendo croissant e queijo prato).
364	TACO (alimento #388). Vit. A em mcg de retinol equivalente.
365	Composição nutricional de preparação culinária contendo farinha de trigo, leite de vaca integral, manteiga com sal, milho em conserva, ovo de galinha, farinha de rosca e óleo de soja.
366	TACO (alimento #192). Vit. A em mcg de retinol equivalente.
367	TACO (alimento #193). Vit. A em mcg de retinol equivalente.
368	TACO (alimento #29).
369	USDA (*Spices e curry powder*).
370	TACO (alimento #533). Vit. A em mcg de retinol equivalente.
371	Composição nutricional de preparação culinária contendo cuscuz de milho e leite de vaca integral.
372	Composição nutricional de preparação culinária contendo açúcar refinado, leite de vaca integral, leite de coco e tapioca granulada.
373	Composição nutricional de preparação culinária contendo castanha de caju, azeite, cenoura, uva passa, semolina cuscuz marroquino cru e sal.
374	Composição nutricional de preparação culinária contendo tapioca granulada, queijo coalho, leite de vaca integral e sal.

Código	Fonte da composição centesimal e informação sobre unidade da vitamina A
375	USDA (*Apricots, raw*).
376	TACO (alimento #536). Vit. A em mcg de retinol equivalente.
377	TACO (alimento #500). Vit. A em mcg de retinol equivalente.
378	Composição nutricional informada pelo fabricante referente à marca *Japanese Style Red Bean Mochi*.
379	Composição nutricional de preparação culinária contendo banana-prata e açúcar refinado.
380	Composição nutricional de preparação culinária contendo cupuaçu e açúcar refinado.
381	Composição nutricional informada pelo fabricante referente à marca Delphi.
382	Média da composição nutricional informada pelo fabricante referente às marcas Olé e Tozzi.
383	Composição nutricional de preparação culinária contendo jaca e açúcar refinado.
384	Média da composição nutricional informada pelo fabricante referente às marcas Helomar e Vovó de São Lourenço.
385	Média da composição nutricional informada pelo fabricante referente às marcas Frimesa e Nestlé Moça.
386	TACO (alimento #501).
387	Composição nutricional informada pelo fabricante referente à marca Soymilke.
388	TACO (alimento #227). Vit. A em mcg de retinol equivalente.
389	Composição nutricional de preparação culinária contendo leite condensado, nozes e manteiga com sal.
390	Composição nutricional de preparação culinária contendo pão de hamburguer, ovo de galinha frito e hamburguer.
391	Composição nutricional de preparação culinária contendo pão de hamburguer, ovo de galinha frito, hambúrguer e queijo prato.
392	Composição nutricional de preparação culinária contendo farinha de trigo, manteiga com sal, gema de ovo, clara de ovo, camarão, tomate, azeitona verde, óleo de soja e sal.
393	Composição nutricional de preparação culinária contendo farinha de trigo, manteiga com sal, gema de ovo de galinha, clara de ovo de galinha, frango, tomate, azeitona, óleo de soja e sal.
394	Composição nutricional de preparação culinária contendo farinha de trigo, manteiga com sal, gema de ovo de galinha, clara de ovo de galinha, queijo prato, óleo de soja e sal.
395	Composição nutricional de preparação culinária contendo massa brise assada, frango cozido desfiado).
396	Composição nutricional de preparação culinária contendo massa para pastelaria, salsicha e óleo de soja.
397	Composição nutricional de preparação culinária contendo cenoura, chuchu, óleo de soja e sal.
398	TACO (alimento #560).
399	Composição nutricional de preparação culinária contendo ervilha vagem e sal.
400	Composição nutricional de preparação culinária contendo ervilha vagem cozida, óleo de soja, cebola e sal.
401	Composição nutricional de preparação culinária contendo purê de batata, carne moída refogada com sal e queijo parmesão).
402	Composição nutricional de preparação culinária contendo purê de batata, frango refogado desfiado e queijo parmesão).
403	Composição nutricional de preparação culinária contendo massa de pizza assada e carne moída refogada com sal.
404	Composição nutricional de preparação culinária contendo massa de pizza assada e ricota).
405	Composição nutricional de preparação culinária contendo espinafre e sal.
406	TACO (alimento #120).
407	TACO (alimento #537). Vit. A em mcg de retinol equivalente.
408	TACO (alimento #538). Vit. A em mcg de retinol equivalente.
409	TACO (alimento #158).
410	USDA (*Oat bran, raw*).

Código	Fonte da composição centesimal e informação sobre unidade da vitamina A
411	USDA (*Wheat bran, crude*).
412	TACO (alimento #31). Vit. A em mcg de retinol equivalente.
413	TACO (alimento #32). Vit. A em mcg de retinol equivalente.
414	TACO (alimento #122). Vit. A em mcg de retinol equivalente.
415	TACO (alimento #123). Vit. A em mcg de retinol equivalente.
416	TACO (alimento #34). Vit. A em mcg de retinol equivalente.
417	TACO (alimento #35). Vit. A em mcg de retinol equivalente.
418	Composição nutricional informada pelo fabricante referente à marca Pankho. Vit. A em mcg de retinol equivalente.
419	TACO (alimento #36). Vit. A em mcg de retinol equivalente.
420	Média da composição nutricional informada pelo fabricante referente às marcas Farinha de arroz Tio João e Farinha sem glúten Mixture.
421	TACO (alimento #131). Vit. A em mcg de retinol equivalente.
422	Composição nutricional de preparação culinária contendo farinha de mandioca, ameixa, cebola, manteiga com sal, óleo de soja e sal.
423	Composição nutricional de preparação culinária contendo farinha de mandioca, linguiça, azeitona verde, cebola, óleo de soja e manteiga com sal.
424	Composição nutricional de preparação culinária contendo farinha de mandioca, ovo de galinha, azeitona verde, cebola, óleo de soja, manteiga com sal e sal.
425	USDA (*Beans, white, mature seeds, cooked and boiled with salt*).
426	TACO (alimento #561). Vit. A em mcg de retinol equivalente.
427	TACO (alimento #567). Vit. A em mcg de retinol equivalente.
428	TACO (alimento #539). Vit. A em mcg de retinol equivalente.
429	TACO (alimento #540). Vit. A em mcg de retinol equivalente.
430	Média da composição nutricional informada pelo fabricante referente às marcas Goshen e Vegabon.
431	TACO (alimento #513). Vit. A em mcg de retinol equivalente.
432	Composição nutricional de preparação culinária contendo fígado de frango, óleo de soja e sal.
433	TACO (alimento #194). Vit. A em mcg de retinol equivalente.
434	Média da composição nutricional informada pelo fabricante referente às marcas Batavo e Frimesa.
435	USDA (*Focaccia, Italian flatbread, plain*).
436	Composição nutricional informada pelo fabricante referente à marca Danone. Vit. A em mcg de retinol equivalente.
437	Composição nutricional informada pelo fabricante referente à marca Danone. Vit. A em mcg de retinol equivalente.
438	Composição nutricional informada pelo fabricante referente à marca Mead Johnson. Vit. A em mcg de retinol equivalente.
439	Composição nutricional informada pelo fabricante referente à marca Mead Johnson. Vit. A em mcg de retinol equivalente.
440	Composição nutricional informada pelo fabricante referente à marca Danone.
441	Composição nutricional informada pelo fabricante referente à marca Danone.
442	Composição nutricional informada pelo fabricante referente à marca Nestlé. Vit. A em mcg de retino equivalente.
443	Composição nutricional informada pelo fabricante referente à marca Nestlé. Vit. A em mcg de retino equivalente.
444	Composição nutricional informada pelo fabricante referente à marca Nestlé. Vit. A em mcg de retino equivalente.
445	Composição nutricional informada pelo fabricante referente à marca Nestlé. Vit. A em mcg de retino equivalente.
446	USDA (*Raspberries, raw*).
447	TACO (alimento #401).

Código	Fonte da composição centesimal e informação sobre unidade da vitamina A
448	Composição nutricional de preparação culinária contendo filé de frango, tomate, cebola, óleo de soja, sangue de galinha e sal.
449	TACO (alimento #403).
450	TACO (alimento #404).
451	USDA (*Chicken, broilers or fryers, meat only, cooked, fried*).
452	Composição nutricional de preparação culinária contendo pé de frango, extrato de tomate, óleo de soja e sal.
453	Média da composição nutricional informada pelo fabricante referente às marcas Perdigão e Seara.
454	TACO (alimento #246). Vit. A em mcg de retinol equivalente.
455	TACO (alimento #196). Vit. A em mcg de retinol equivalente.
456	Composição nutricional de preparação culinária contendo fruta pão e sal.
457	Média da composição nutricional informada pelo fabricante referente às marcas Brasil Frutt e Mãe Terra.
458	TACO (alimento #43).
459	Composição nutricional informada pelo fabricante referente à marca Dr. Oetker.
460	Média da composição nutricional informada pelo fabricante referente às marcas Apti e Royal.
461	USDA (*Jams and preserves*).
462	USDA (*Jams and preserves, no sugar, with sodium saccharin, any flavor*).
463	TACO (alimento #502). Vit. A em mcg de retinol equivalente.
464	Média da composição nutricional informada pelo fabricante referente às marcas DuCopo e Italianinho.
465	USDA (*Ginger root, raw*).
466	TACO (alimento #593). Vit. A em mcg de retinol equivalente.
467	USDA (*Wheat germ, crude*).
468	TACO (alimento #200).
469	TACO (alimento #198).
470	TACO (alimento #199).
471	Média da composição nutricional informada pelo fabricante referente às marcas Da Colônia e Hué.
472	USDA (*Goji berries, dried*).
473	Média da composição nutricional informada pelo fabricante referente às marcas Arcor e Bubbaloo.
474	Média da composição nutricional informada pelo fabricante referente às marcas Jasmine e Mãe Terra.
475	Média da composição nutricional informada pelo fabricante referente às marcas Jasmine e Mãe Terra.
476	USDA (*Chickpeas [garbanzo beans e bengal gram], mature seeds, cooked, boiled, with salt*).
477	TACO (alimento #201). Vit. A em mcg de retinol equivalente.
478	USDA (*Guacamole with tomatoes*).
479	Média da composição nutricional informada pelo fabricante referente às marcas Guaraplus e Guaravita.
480	Média da composição nutricional informada pelo fabricante referente às marcas Guaracamp e Guaravita.
481	TACO (alimento #416). Vit. A em mcg de retinol equivalente.
482	Média da composição nutricional informada pelo fabricante referente às marcas Sadia e Seara.
483	Média da composição nutricional informada pelo fabricante referente às marcas Marfrig e Seara.
484	Média da composição nutricional informada pelo fabricante referente às marcas Sadia e Seara.
485	Média da composição nutricional informada pelo fabricante referente às marcas Mr. Veggi e Tensei.

Código	Fonte da composição centesimal e informação sobre unidade da vitamina A
486	Composição nutricional de preparação culinária contendo filé de pescada, fécula de mandioca, água e sal.
487	Composição nutricional de preparação culinária contendo pão de hambúrguer e hambúrguer).
488	Composição nutricional de preparação culinária contendo inhame e sal.
489	Composição nutricional de preparação culinária contendo inhame, óleo de soja e sal.
490	Média da composição nutricional informada pelo fabricante referente às marcas Batavo e Itambé.
491	TACO (alimento #451). Vit. A em mcg de retinol equivalente.
492	TACO (alimento #452). Vit. A em mcg de retinol equivalente.
493	TACO (alimento #449). Vit. A em mcg de retinol equivalente.
494	Média da composição nutricional informada pelo fabricante referente às marcas Batavo e Itambé.
495	Média da composição nutricional informada pelo fabricante referente às marcas Danone e Vigor.
496	Média da composição nutricional informada pelo fabricante referente às marcas Danone e Vigor.
497	TACO (alimento #448). Vit. A em mcg de retinol equivalente.
498	Composição nutricional de preparação culinária contendo carne de porco, óleo de soja e sal.
499	Composição nutricional de preparação culinária contendo fígado bovino, óleo de soja e sal.
500	TACO (alimento #203). Vit. A em mcg de retinol equivalente.
501	TACO (alimento #204). Vit. A em mcg de retinol equivalente.
502	TACO (alimento #205). Vit. A em mcg de retinol equivalente.
503	Ministério da Saúde, Alimentos Regionais Brasileiros, 2015. Vit. A em mcg de retinol equivalente.
504	TACO (alimento #127).
505	Composição nutricional de preparação culinária contendo jiló e sal.
506	Composição nutricional de preparação culinária contendo jiló, óleo de soja e sal.
507	Composição nutricional de preparação culinária contendo jiló, óleo de soja, cebola e sal.
508	Média da composição nutricional informada pelo fabricante referente às marcas Costa Sul e Frescatto.
509	USDA (*Kefir*).
510	USDA (*Ketchup*).
511	TACO (alimento #207).
512	USDA (*Kombucha*).
513	TACO (alimento #208).
514	TACO (alimento #212). Vit. A em mcg de retinol equivalente.
515	TACO (alimento #214).
516	Composição nutricional de preparação culinária contendo massa de lasanha cozida, queijo mussarela, carne moída refogada com sal e molho de tomate.
517	Média da composição nutricional informada pelo fabricante referente às marcas Sadia e Seara.
518	Composição nutricional de preparação culinária contendo berinjela cozida, queijo mussarela e molho de tomate.
519	Composição nutricional de preparação culinária contendo carne moída refogada com sal, palmito, azeite, queijo mussarela, tomate pelado e tomate italiano.
520	Composição nutricional de preparação culinária contendo massa de lasanha cozida, queijo mussarela, presunto e molho de tomate.
521	Média da composição nutricional informada pelo fabricante referente às marcas Italac Light e Moça Light.
522	TACO (alimento #453). Vit. A em mcg de retinol equivalente.

Código	Fonte da composição centesimal e informação sobre unidade da vitamina A
523	Média da composição nutricional informada pelo fabricante referente às marcas Italac e Itambé.
524	TACO (alimento #454). Vit. A em mcg de retinol equivalente.
525	Média da composição nutricional informada pelo fabricante referente às marcas Caprilat e MT Capra.
526	TACO (alimento #523). Vit. A em mcg de retinol equivalente.
527	Média da composição nutricional informada pelo fabricante referente às marcas Coco do Vale e Sococo.
528	Composição nutricional de preparação culinária contendo leite de vaca integral, abacate e açúcar refinado.
529	Composição nutricional de preparação culinária contendo leite de vaca integral e achocolatado.
530	Composição nutricional de preparação culinária contendo leite de vaca integral, banana-prata e açúcar refinado.
531	Composição nutricional de preparação culinária contendo leite de vaca integral, banana-prata, aveia em flocos e açúcar refinado.
532	Composição nutricional de preparação culinária contendo leite de vaca integral, banana-prata, maçã e açúcar refinado.
533	Composição nutricional de preparação culinária contendo leite de vaca integral, mamão e açúcar refinado.
534	Composição nutricional de preparação culinária contendo leite de vaca integral, morango e açúcar refinado.
535	Média da composição nutricional informada pelo fabricante referente às marcas Batavo e Molico.
536	TACO (alimento #456). Vit. A em mcg de retinol equivalente.
537	Composição nutricional informada pelo fabricante referente à marca Molico.
538	Média da composição nutricional informada pelo fabricante referente às marcas Batavo e Piracanjuba.
539	TACO (alimento #459). Vit. A em mcg de retinol equivalente.
540	Média da composição nutricional informada pelo fabricante referente às marcas Batavo e Piracanjuba.
541	Média da composição nutricional informada pelo fabricante referente às marcas Itambé + Nutri e Ninho Forti. Vit. A em mcg de retinol equivalente.
542	TACO (alimento #460). Vit. A em mcg de retinol equivalente.
543	Média da composição nutricional informada pelo fabricante referente às marcas Apreciare e Yakult.
544	USDA (*Milk, human, mature*).
545	TACO (alimento #577). Vit. A em mcg de retinol equivalente.
546	USDA (*Yeast*).
547	USDA (Lychee).
548	USDA (*Cordial or liqueur*).
549	TACO (alimento #220). Vit. A em mcg de retinol equivalente.
550	TACO (alimento #220). Vit. A em mcg de retinol equivalente.
551	Composição nutricional de preparação culinária contendo suco de limão, açúcar refinado e água.
552	Composição nutricional de preparação culinária contendo língua bovina, cebola, tomate, pimentão, óleo de soja e sal.
553	TACO (alimento #420). Vit. A em mcg de retinol equivalente.
554	TACO (alimento #423). Vit. A em mcg de retinol equivalente.
555	Composição nutricional de preparação culinária contendo linguiça vegana sem adição de óleo.
556	TACO (alimento #594). Vit. A em mcg de retinol equivalente.
557	TACO (alimento #594). Vit. A em mcg de retinol equivalente.
558	TACO (alimento #432).
559	Composição nutricional de preparação culinária contendo lula, óleo de soja e alho).
560	TACO (alimento #221). Vit. A em mcg de retinol equivalente.

Código	Fonte da composição centesimal e informação sobre unidade da vitamina A
561	USDA (*Apple, dried*).
562	TACO (alimento #222).
563	USDA (*Apples, gala, with skin, raw*).
564	USDA (*Apples, raw, granny smith, with skin*).
565	TACO (alimento #542). Vit. A em mcg de retinol equivalente.
566	Composição nutricional de preparação culinária contendo macarrão cozido, alho, manteiga com sal, óleo de soja e sal.
567	Composição nutricional de preparação culinária contendo macarrão cozido e molho de tomate.
568	Composição nutricional de preparação culinária contendo macarrão e sal.
569	Composição nutricional de preparação culinária contendo macarrão de arroz e água.
570	Composição nutricional de preparação culinária contendo macarrão de farinha de arroz e água).
571	Composição nutricional de preparação culinária contendo macarrão instantâneo e tempero pó.
572	USDA (*Pasta, whole grain, cooked*).
573	Composição nutricional de preparação culinária contendo farinha de amêndoa, farinha de trigo, açúcar de confeiteiro, clara de ovo, chocolate em pó, manteiga com sal, chocolate ao leite e açúcar refinado.
574	Composição nutricional de preparação culinária contendo ovo de galinha, gema de ovo de galinha, vinagre, molho de mostarda, óleo de soja e sal.
575	Média da composição nutricional informada pelo fabricante referente às marcas Hellmann's e Oderich.
576	TACO (alimento #524). Vit. A em mcg de retinol equivalente.
577	Média da composição nutricional informada pelo fabricante referente às marcas Fugini e Hellmann's.
578	USDA (*Dextrose*).
579	TACO (alimento #225).
580	TACO (alimento #226).
581	Leal SS. Determinação de nutrientes da manga: variedades rosa e espada. Monografia de Graduação. Universidade Federal do Maranhão. Curso de Química. 2015.
582	TACO (alimento #229).
583	TACO (alimento #231).
584	Composição nutricional de preparação culinária contendo leite, leite de coco, coco ralado seco, amido de milho e açúcar.
585	TACO (alimento #133).
586	TACO (alimento #261). Vit. A em mcg de retinol equivalente.
587	TACO (alimento #262). Vit. A em mcg de retinol equivalente.
588	TACO (alimento #232).
589	TACO (alimento #263). Vit. A em mcg de retinol equivalente.
590	TACO (alimento #265). Vit. A em mcg de retinol equivalente.
591	TACO (alimento #506). Vit. A em mcg de retinol equivalente.
592	Composição nutricional de preparação culinária contendo açúcar, clara de ovo de galinha e água.
593	Média da composição nutricional informada pelo fabricante referente às marcas Dinda e Nhá Benta.
594	TACO (alimento #60). Vit. A em mcg de retinol equivalente.
595	Média da composição nutricional informada pelo fabricante referente às marcas Leão tradicional e Rei do Mate Lima Limão.
596	Composição nutricional de preparação culinária contendo mate, suco de limão e açúcar refinado.

Código	Fonte da composição centesimal e informação sobre unidade da vitamina A
597	TACO (alimento #134).
598	Composição nutricional de preparação culinária contendo maxixe e sal.
599	Composição nutricional de preparação culinária contendo maxixe, cebola, óleo de soja e sal.
600	TACO (alimento #507). Vit. A em mcg de retinol equivalente.
601	TACO (alimento #508). Vit. A em mcg de retinol equivalente.
602	TACO (alimento #235).
603	TACO (alimento #236).
604	Composição nutricional de preparação culinária contendo mexilhão, cebola, alho, pimentão, alho-poró, coentro, leite de coco, sal, água e azeite.
605	USDA (*Mollusks, mussel, blue, cooked, moist*).
606	TACO (alimento #21). Vit. A em mcg de retinol equivalente.
607	Média da composição nutricional informada pelo fabricante referente às marcas Milharina e Sinhá.
608	USDA (*Corn nuts*).
609	TACO (alimento #44).
610	TACO (alimento #45).
611	Composição nutricional de preparação culinária contendo leite de vaca integral, sorvete de chocolate e chocolate em pó.
612	Composição nutricional de preparação culinária contendo leite de vaca integral, amido de milho e açúcar refinado.
613	Composição nutricional de preparação culinária contendo leite de vaca integral, Mucilon de arroz e açúcar refinado.
614	Composição nutricional de preparação culinária contendo farinha de puba, açúcar refinado e leite de vaca integral.
615	USDA (*Blueberries, raw*).
616	USDA (*Blueberries, dried*).
617	USDA (*Miso*).
618	Composição nutricional de preparação culinária contendo água, misso, repolho e tofu.
619	Composição nutricional de preparação culinária contendo pão de forma, queijo prato, presunto e manteiga com sal.
620	USDA (*Gizzard, cooked*).
621	Composição nutricional de preparação culinária contendo carne moída e molho de tomate.
622	Composição nutricional de preparação culinária contendo tomate, cebola, pimentão, óleo de soja, vinagre e sal.
623	Média da composição nutricional informada pelo fabricante referente às marcas Burguer King e McDonald's.
624	Composição nutricional de preparação culinária contendo farinha de trigo, manteiga com sal, leite de vaca integral e sal.
625	TACO (alimento #159).
626	USDA (*Sauce, worcestershire*).
627	Composição nutricional de preparação culinária contendo alho, manjericão, nozes, queijo parmesão e azeite.
628	TACO (alimento #518). Vit. A em mcg de retinol equivalente.
629	Composição nutricional de preparação culinária contendo açúcar refinado, gengibre, vinagre e shoyu.
630	TACO (alimento #239).
631	TACO (alimento #424). Vit. A em mcg de retinol equivalente.
632	Média da composição nutricional informada pelo fabricante referente às marcas Perdigão e Seara.
633	Composição nutricional de preparação culinária contendo mostarda folha e sal.

Código	Fonte da composição centesimal e informação sobre unidade da vitamina A
634	USDA (*Mustard, prepared, yellow*).
635	Composição nutricional de preparação culinária contendo chocolate meio amargo, ovo de galinha e açúcar refinado.
636	Composição nutricional de preparação culinária contendo suco de maracujá, creme de leite e leite condensado.
637	Composição nutricional de preparação culinária contendo manteiga, açúcar refinado, farinha de trigo, achocolatado e ovo de galinha.
638	Ministério da Ciência e Tecnologia e Inovações (MCTI). Sistema de Informação sobre a Biodiversidade Brasileira. Murici polpa com casca sem semente, crua.
639	TACO (alimento #137). Vit. A em mcg de retinol equivalente.
640	Composição nutricional de preparação culinária contendo nabo e sal.
641	Média da composição nutricional informada pelo fabricante referente às marcas Del Valle e Maguary.
642	Média da composição nutricional informada pelo fabricante referente às marcas Dafruta e Maguary.
643	Média da composição nutricional informada pelo fabricante referente às marcas Del Valle e Jandaia.
644	Média da composição nutricional informada pelo fabricante referente às marcas Dafruta, Qualitá e Sufresh.
645	Média da composição nutricional informada pelo fabricante referente às marcas Maguary e Sufresh.
646	Média da composição nutricional informada pelo fabricante referente às marcas Maguary e Tial.
647	Média da composição nutricional informada pelo fabricante referente às marcas Dafruta e Tial.
648	Média da composição nutricional informada pelo fabricante referente às marcas Del Valle e Su Belo.
649	Média da composição nutricional informada pelo fabricante referente às marcas Maguary e Sufresh.
650	Média da composição nutricional informada pelo fabricante referente às marcas Qualitá e Tial.
651	Média da composição nutricional informada pelo fabricante referente às marcas Del Valle e Su Fresh.
652	Média da composição nutricional informada pelo fabricante referente às marcas Del Valle e Su Fresh.
653	TACO (alimento #240).
654	TACO (alimento #136). Vit. A em mcg de retinol equivalente.
655	Média da composição nutricional informada pelo fabricante referente às marcas Asakusa, Yaki suhi e Yakisushinori.
656	TACO (alimento #597). Vit. A em mcg de retinol equivalente.
657	USDA (*Nuts, pecans*).
658	Média da composição nutricional informada pelo fabricante referente às marcas Chicken Perdigão, Sadia e Tekitos Seara.
659	Média da composição nutricional informada pelo fabricante referente às marcas Burguer King e McDonald's.
660	Alves PDS, Lima LC, Brito IL. Caracterização da polpa e sementes de oiti (Licania Tomenosa [Benth]). In: AgronFood Academy. Disponível em: https://agronfoodacademy.com/caracterizacao-da-polpa-e-sementes-de-oiti-licania-tomentosa-benth/. Acesso em 22/06/2022.
661	USDA (*Oil, coconut*).
662	TACO (alimento #272). Vit. A em mcg de retinol equivalente.
663	TACO (alimento #484). Vit. A em mcg de retinol equivalente.
664	Ministério da Ciência e Tecnologia e Inovações (MCTI). Sistema de Informação sobre a Biodiversidade Brasileira. Ora-pro-nóbis folha crua.
665	Composição nutricional de preparação culinária contendo ora-pró-nobis, óleo de soja e alho.
666	TACO (alimento #485). Vit. A em mcg de retinol equivalente.
667	TACO (alimento #488). Vit. A em mcg de retinol equivalente.
668	TACO (alimento #486). Vit. A em mcg de retinol equivalente.
669	TACO (alimento #487). Vit. A em mcg de retinol equivalente.
670	TACO (alimento #489). Vit. A em mcg de retinol equivalente.

Código	Fonte da composição centesimal e informação sobre unidade da vitamina A
671	TACO (alimento #490). Vit. A em mcg de retinol equivalente.
672	Composição nutricional de preparação culinária contendo ovo de galinha, manteiga com sal e sal.
673	TACO (alimento #579). Vit. A em mcg de retinol equivalente.
674	Ministério da Saúde, Alimentos Regionais Brasileiros, 2015.
675	USDA (*Paella with seafood*). Vit. A em mcg de retinol equivalente.
676	Média da composição nutricional informada pelo fabricante referente às marcas Aurora e Perdigão.
677	Composição nutricional de preparação culinária contendo brigadeiro e biscoito maizena.
678	USDA (Palm hearts, raw).
679	USDA (*Palm hearts, cooked*).
680	TACO (alimento #139). Vit. A em mcg de retinol equivalente.
681	Composição nutricional de preparação culinária contendo milho verde, leite de vaca integral, manteiga com sal, óleo de soja e açúcar refinado.
682	Média da composição nutricional informada pelo fabricante referente às marcas Bauducco e Visconti.
683	Média da composição nutricional informada pelo fabricante referente às marcas Bauducco e Visconti.
684	Composição nutricional de preparação culinária contendo farinha de trigo, fermento em pó, açúcar refinado, manteiga com sal, ovo de galinha e leite de vaca integral e sal.
685	Composição nutricional de preparação culinária contendo farinha de trigo, leite de vaca integral, ovo de galinha, óleo de soja e banana e sal.
686	Composição nutricional de preparação culinária contendo farinha de trigo, leite de vaca integral, ovo de galinha, óleo de soja e carne moída refogada com sal.
687	Composição nutricional de preparação culinária contendo farinha de trigo, leite de vaca integral, ovo de galinha, óleo de soja e carne moída refogada com sal.
688	Composição nutricional de preparação culinária contendo farinha de trigo, leite de vaca integral, ovo de galinha, óleo de soja e frango desfiado e sal.
689	Composição nutricional de preparação culinária contendo farinha de trigo, leite de vaca integral, ovo de galinha, óleo de soja, ricota e gorgonzola e sal.
690	Composição nutricional de preparação culinária contendo leite de vaca integral, farinha de trigo, ovo de galinha e sal.
691	Média da composição nutricional informada pelo fabricante referente às marcas Panco e Wickbold.
692	TACO (alimento #54). Vit. A em mcg de retinol equivalente.
693	Composição nutricional de preparação culinária contendo pão francês e ovo de galinha frito).
694	Composição nutricional de preparação culinária contendo pão francês e linguiça de porco grelhada.
695	Média da composição nutricional informada pelo fabricante referente às marcas Bem Nutrir e Saúde Energia.
696	Média da composição nutricional informada pelo fabricante referente às marcas Faleiro e Mezzani.
697	Média da composição nutricional informada pelo fabricante referente às marcas Panco, Plus Vita e Wickbold.
698	TACO (alimento #48). Vit. A em mcg de retinol equivalente.
699	TACO (alimento #52). Vit. A em mcg de retinol equivalente.
700	Média da composição nutricional informada pelo fabricante referente às marcas Panco castanha e linhaça, Plus Vita castanha e Wickbold girassol/castanha.
701	Média da composição nutricional informada pelo fabricante referente às marcas Panco, Plus Vita e Wickbold.
702	Média da composição nutricional informada pelo fabricante referente às marcas Bauducco, Casa da Suíça e Panco.
703	Média da composição nutricional informada pelo fabricante referente às marcas Barion e Panco.

Código	Fonte da composição centesimal e informação sobre unidade da vitamina A
704	TACO (alimento #51). Vit. A em mcg de retinol equivalente.
705	TACO (alimento #140). Vit. A em mcg de retinol equivalente.
706	Média da composição nutricional informada pelo fabricante referente às marcas Forno de Minas, Perdigão e São Geraldo.
707	TACO (alimento #53). Vit. A em mcg de retinol equivalente.
708	Média da composição nutricional informada pelo fabricante referente às marcas Basilicata e Bola e Filão.
709	Média da composição nutricional informada pelo fabricante referente às marcas Beiruthe, Pita Bread e Tenda Árabe.
710	Média da composição nutricional informada pelo fabricante referente às marcas Pita Bread e Tenda Árabe.
711	Média da composição nutricional informada pelo fabricante referente às marcas Frontera e Rap10.
712	Composição nutricional informada pelo fabricante referente à marca Nestlé.
713	Composição nutricional informada pelo fabricante referente à marca Nestlé.
714	USDA (*Peanut butter*).
715	Composição nutricional de preparação culinária contendo atum em conserva e maionese.
716	Composição nutricional de preparação culinária contendo sardinha em conserva, maionese e cebola.
717	Composição nutricional de preparação culinária contendo tofu, manjericão, azeite e sal.
718	Composição nutricional de preparação culinária contendo farinha de trigo, manteiga com sal, ovo de galinha e carne moída refogada com sal.
719	TACO (alimento #56). Vit. A em mcg de retinol equivalente.
720	Composição nutricional de preparação culinária contendo farinha de trigo, manteiga com sal, ovo de galinha e queijo minas.
721	TACO (alimento #58).
722	Composição nutricional informada pelo fabricante referente à marca D'Or Seleção.
723	Média da composição nutricional informada pelo fabricante referente às marcas Excelsior e Swift.
724	Composição nutricional de preparação culinária contendo pato, óleo de soja, cebola, alho, jambu, chicória, tucupi e sal.
725	Composição nutricional de preparação culinária contendo abacaxi, biscoito de champagne, manteiga com sal, açúcar refinado, ovo de galinha e creme de leite.
726	Composição nutricional de preparação culinária contendo açúcar refinado, manteiga com sal, amendoim torrado e moído, creme de leite, gema de ovo de galinha e biscoito maizena.
727	Composição nutricional de preparação culinária contendo leite condensado, leite de vaca integral, gema de ovo de galinha, açúcar refinado, achocolatado, creme de leite, biscoito maisena e manteiga com sal.
728	TACO (alimento #580). Vit. A em mcg de retinol equivalente.
729	Média da composição nutricional informada pelo fabricante referente às marcas Sadia e Seara.
730	TACO (alimento #309). Vit. A em mcg de retinol equivalente.
731	Composição nutricional de preparação culinária contendo filé de pescada, farinha de rosca, ovo de galinha, óleo de soja e sal.
732	TACO (alimento #301).
733	TACO (alimento #274).
734	Composição nutricional de preparação culinária contendo filé de pescada, cebola, óleo de soja, tomate, pimentão e sal.
735	TACO (alimento #308).
736	Composição nutricional de preparação culinária contendo peixinho-da-horta, ovo de galinha, fubá, óleo de soja e sal.
737	TACO (alimento #142).
738	TACO (alimento #243). Vit. A em mcg de retinol equivalente.
739	Composição nutricional de preparação culinária contendo pernil suíno, alho, suco de limão, cebola, azeite, óleo de soja e sal.

Código	Fonte da composição centesimal e informação sobre unidade da vitamina A
740	TACO (alimento #425).
741	TACO (alimento #244). Vit. A em mcg de retinol equivalente.
742	TACO (alimento #245).
743	Composição nutricional de preparação culinária contendo ovo de galinha, chocolate meio amargo, manteiga com sal, farinha de trigo e açúcar.
744	Composição nutricional informada pelo fabricante referente à marca Kibon.
745	TACO (alimento #143).
746	TACO (alimento #144).
747	TACO (alimento #145).
748	TACO (alimento #595). Vit. A em mcg de retinol equivalente.
749	Média da composição nutricional informada pelo fabricante referente às marcas Bilu e Okoshi.
750	Média da composição nutricional informada pelo fabricante referente às marcas Bilu e Okoshi.
751	Composição nutricional de preparação culinária contendo milho de pipoca e açúcar refinado.
752	TACO (alimento #61). Vit. A em mcg de retinol equivalente.
753	Composição nutricional de preparação culinária contendo caldo de carne, farinha de mandioca, cebola, tomate e sal.
754	USDA (*Pistachio nuts, salted*).
755	USDA (*Red Dragon Pitaya Superfruit cubes*).
756	TACO (alimento #247).
757	Composição nutricional informada pelo fabricante referente à marca Zona Sul.
758	Média da composição nutricional informada pelo fabricante referente às marcas Sadia e Seara.
759	Média da composição nutricional informada pelo fabricante referente às marcas Forneria e Leve Pizza.
760	Composição nutricional de preparação culinária contendo massa para pizza assada, queijo mussarela, molho de tomate, azeite e calabresa.
761	Composição nutricional informada pelo fabricante referente à marca Aurora e Seara.
762	Média da composição nutricional informada pelo fabricante referente às marcas Sadia e Seara.
763	Composição nutricional de preparação culinária contendo massa para pizza assada, queijo mussarela, molho de tomate e azeite.
764	Composição nutricional informada pelo fabricante referente à marca Aurora e Seara.
765	Composição nutricional de preparação culinária contendo massa para pizza assada, queijo mussarela, presunto, molho de tomate e azeite.
766	Composição nutricional de preparação culinária contendo massa para pizza assada, queijo mussarela, presunto, ovo de galinha, tomate, cebola e azeitona verde.
767	Média da composição nutricional informada pelo fabricante referente às marcas Forneria e Leve Pizza.
768	TACO (alimento #146). Vit. A em mcg de retinol equivalente.
769	Composição nutricional de preparação culinária contendo polvo, óleo de soja, molho de tomate, cebola e sal.
770	TACO (alimento #438). Vit. A em mcg de retinol equivalente.
771	TACO (alimento #439). Vit. A em mcg de retinol equivalente.
772	Média da composição nutricional informada pelo fabricante referente às marcas Aurora e Sadia.
773	USDA (*Psyllium husk powder*).
774	Composição nutricional de preparação culinária contendo leite condensado, leite de vaca integral, ovo de galinha e açúcar refinado.
775	TACO (alimento #596).
776	Composição nutricional de preparação culinária contendo batata inglesa cozida, leite de vaca integral e manteiga com sal.
777	Composição nutricional de preparação culinária contendo inhame, leite de vaca integral, manteiga com sal, cebola e sal.

Código	Fonte da composição centesimal e informação sobre unidade da vitamina A
778	Composição nutricional de preparação culinária contendo açúcar refinado, manteiga com sal, ovo de galinha, coco ralado, farinha de trigo e gema de ovo de galinha.
779	USDA (*Brie*).
780	USDA (*Cheese, camembert*).
781	Média da composição nutricional informada pelo fabricante referente às marcas Polenghi e President.
782	Média da composição nutricional informada pelo fabricante referente às marcas President e Tirolez.
783	Composição nutricional de preparação culinária contendo queijo coalho).
784	Média da composição nutricional informada pelo fabricante referente às marcas Entre Rios e Quatá.
785	Média da composição nutricional informada pelo fabricante referente às marcas Polenguinho e President.
786	Média da composição nutricional informada pelo fabricante referente às marcas Polenguinho e A Vaca que Ri.
787	USDA (*Cheese, Blue or Roquefort*).
788	USDA (*Cheese, Gouda or Edam*).
789	TACO (alimento #461). Vit. A em mcg de retinol equivalente.
790	Média da composição nutricional informada pelo fabricante referente às marcas Tirolez e Vale Verde.
791	Média da composição nutricional informada pelo fabricante referente às marcas Basi.co e VidaVeg.
792	TACO (alimento #463). Vit. A em mcg de retinol equivalente.
793	Média da composição nutricional informada pelo fabricante referente às marcas Superbom e VidaVeg.
794	Média da composição nutricional informada pelo fabricante referente às marcas President e Quatá.
795	TACO (alimento #464). Vit. A em mcg de retinol equivalente.
796	TACO (alimento #466). Vit. A em mcg de retinol equivalente.
797	TACO (alimento #467). Vit. A em mcg de retinol equivalente.
798	Média da composição nutricional informada pelo fabricante referente às marcas Regina e Santa Clara.
799	Média da composição nutricional informada pelo fabricante referente às marcas President e Regina.
800	Média da composição nutricional informada pelo fabricante referente às marcas Natura Veg e Superbom.
801	Composição nutricional de preparação culinária contendo pão de forma, queijo prato e manteiga com sal.
802	TACO (alimento #584). Vit. A em mcg de retinol equivalente.
803	Composição nutricional de preparação culinária contendo quiabo, cebola, óleo de soja e sal.
804	TACO (alimento #440). Vit. A em mcg de retinol equivalente.
805	TACO (alimento #440). Vit. A em mcg de retinol equivalente.
806	TACO (alimento #442). Vit. A em mcg de retinol equivalente.
807	TACO (alimento #544).
808	Composição nutricional de preparação culinária contendo farinha de trigo, ovo de galinha, abobrinha, tomate, cebola, queijo parmesão, manteiga com sal, óleo de soja e sal.
809	Composição nutricional de preparação culinária contendo farinha de trigo, ovo de galinha, presunto, bacon, tomate, cebola, queijo parmesão, manteiga com sal, óleo de soja e sal.
810	Composição nutricional de preparação culinária contendo farinha de trigo, ovo de galinha, espinafre cozido, tomate, cebola, queijo parmesão, manteiga com sal, óleo de soja e sal.
811	Composição nutricional de preparação culinária contendo farinha de trigo, ovo de galinha, queijo minas, tomate, cebola, queijo parmesão, manteiga com sal, óleo de soja e sal.
812	TACO (alimento #509). Vit. A em mcg de retinol equivalente.
813	USDA (*Quinoa, cooked*).

Código	Fonte da composição centesimal e informação sobre unidade da vitamina A
814	USDA (*Quinoa, uncooked*).
815	Composição nutricional de preparação culinária contendo rabo bovino, cebola, tomate, limão, óleo de soja e sal.
816	Composição nutricional de preparação culinária contendo pão francês, leite de vaca integral, açúcar refinado, ovo de galinha e óleo de soja.
817	TACO (alimento #148). Vit. A em mcg de retinol equivalente.
818	Hernández-Hernández C, Aguilar CN, Rodríguez-Herrera R, Flores-Gallegos AC, Morlett-Chávez J, Govea-Salas M, Ascacio-Valdés JA. Rambutan (Nephelium lappaceum L.): Nutritional and functional properties. Trends in Food Science & Technology vol. 85, 201-210, 2019.
819	TACO (alimento #510). Vit. A em mcg de retinol equivalente.
820	Média da composição nutricional informada pelo fabricante referente às marcas Mezzani e Vila Itália.
821	Composição nutricional de preparação culinária contendo suco de caju concentrado e açúcar refinado.
822	Composição nutricional de preparação culinária contendo xarope de groselha.
823	Composição nutricional de preparação culinária contendo suco de laranja e açúcar refinado.
824	Composição nutricional de preparação culinária contendo suco de maracujá concentrado e açúcar refinado.
825	Média da composição nutricional informada pelo fabricante referente às marcas Clight limão e Clight uva.
826	TACO (alimento #479). Vit. A em mcg de retinol equivalente.
827	Média da composição nutricional informada pelo fabricante referente às marcas Coca-Cola e Pepsi.
828	Média da composição nutricional informada pelo fabricante referente às marcas Coca-Cola e Pepsi.
829	TACO (alimento #481). Vit. A em mcg de retinol equivalente.
830	Média da composição nutricional informada pelo fabricante referente às marcas Antarctica e Kuat.
831	TACO (alimento #482). Vit. A em mcg de retinol equivalente.
832	TACO (alimento #483). Vit. A em mcg de retinol equivalente.
833	Média da composição nutricional informada pelo fabricante referente às marcas Fanta e Sukita.
834	TACO (alimento #149).
835	Composição nutricional de preparação culinária contendo repolho branco cozido, cebola, óleo de soja e sal.
836	TACO (alimento #150).
837	TACO (alimento #468). Vit. A em mcg de retinol equivalente.
838	Média da composição nutricional informada pelo fabricante referente às marcas Nestlé e Tirolez.
839	TACO (alimento #469). Vit. A em mcg de retinol equivalente.
840	Composição nutricional de preparação culinária contendo leite de vaca integral, manteiga com sal, farinha de trigo, carne moída refogada com sal, farinha de rosca, óleo de soja e sal.
841	Composição nutricional de preparação culinária contendo arroz, abobrinha, cebola, manteiga, vinho branco, queijo parmesão, azeite e caldo de legumes.
842	USDA (*Shrimp risotto*).
843	Composição nutricional de preparação culinária contendo arroz cozido, frango, tomate, cebola, óleo de soja e ervilha em conserva.
844	TACO (alimento #249). Vit. A em mcg de retinol equivalente.
845	Composição nutricional de preparação culinária contendo charque cozido, alho, cebola, pimentão, tomate e óleo de soja.
846	TACO (alimento #152).
847	Composição nutricional de preparação culinária contendo sagu, leite de vaca integral e açúcar refinado.
848	Composição nutricional de preparação culinária contendo sagu, suco de uva integral e açúcar refinado.
849	Média da composição nutricional informada pelo fabricante referente às marcas Neve e Yoki.
850	Média da composição nutricional informada pelo fabricante referente às marcas Cisne e Ita.

Código	Fonte da composição centesimal e informação sobre unidade da vitamina A
851	Média da composição nutricional informada pelo fabricante referente às marcas Cisne e Ita.
852	USDA (*Himalayan pink salt*).
853	USDA (*Himalayan pink salt*).
854	Composição nutricional de preparação culinária contendo alface, tomate e cebola.
855	Composição nutricional de preparação culinária contendo batata inglesa cozida, azeitona verde, ovo de galinha, ervilha em conserva, maionese e sal.
856	Composição nutricional de preparação culinária contendo feijão-fradinho, cebola, pimentão, tomate, óleo de soja e sal.
857	Composição nutricional de preparação culinária contendo frango cozido, abacaxi, milho em conserva, cebola e azeite.
858	Composição nutricional de preparação culinária contendo laranja, banana-prata, maçã, mamão e suco de laranja.
859	TACO (alimento #546).
860	TACO (alimento #545).
861	TACO (alimento #443). Vit. A em mcg de retinol equivalente.
862	Média da composição nutricional informada pelo fabricante referente às marcas Sadia e Aurora.
863	Média da composição nutricional informada pelo fabricante referente às marcas Sadia e Aurora.
864	TACO (alimento #317).
865	TACO (alimento #547).
866	Média da composição nutricional informada pelo fabricante referente às marcas Sadia e Aurora.
867	Média da composição nutricional informada pelo fabricante referente às marcas Sadia e Aurora.
868	Média da composição nutricional informada pelo fabricante referente às marcas Ceratti e Perdigão.
869	Média da composição nutricional informada pelo fabricante referente às marcas Seara e Superbom.
870	Média da composição nutricional informada pelo fabricante referente às marcas Pif Paf e Rica.
871	Composição nutricional de preparação culinária contendo pão de forma, atum em conserva e maionese.
872	Composição nutricional de preparação culinária contendo pão de forma, frango cozido e maionese.
873	TACO (alimento #548). Vit. A em mcg de retinol equivalente.
874	TACO (alimento #319).
875	TACO (alimento #320).
876	TACO (alimento #278).
877	USDA (*Salmon raw*).
878	TACO (alimento #154).
879	USDA (*Seeds, pumpkin and squash seeds, whole, roasted, without salt*).
880	USDA (*Seeds, sunflower seed kernels, dried*).
881	Média da composição nutricional informada pelo fabricante referente às marcas Divella e Colavita .
882	USDA (*Crustaceans, crab, blue, cooked, moist heat*).
883	Média da composição nutricional informada pelo fabricante referente às marcas Da Magrinha e Vitão.
884	Composição nutricional de preparação culinária contendo proteína de soja fina.
885	Composição nutricional de preparação culinária contendo ovo de galinha, açúcar refinado, farinha de trigo, leite de vaca integral, manteiga, fermento biológico e creme de confeiteiro.
886	Composição nutricional de preparação culinária contendo ovo de galinha, açúcar refinado, farinha de trigo, leite de vaca integral, manteiga e doce de leite.
887	Composição nutricional de preparação culinária contendo ervilha seca, óleo de soja, alho, cebola e sal.
888	Composição nutricional de preparação culinária contendo ervilha seca, cebola, bacon, alho, óleo de soja e sal.

Código	Fonte da composição centesimal e informação sobre unidade da vitamina A
889	Composição nutricional de preparação culinária contendo feijão-preto cozido, macarrão cozido, óleo de soja, alho, cebola e sal.
890	Composição nutricional de preparação culinária contendo batata inglesa, cenoura, repolho, óleo de soja, alho, cebola e sal.
891	Composição nutricional de preparação culinária contendo carne de boi magra, batata inglesa, cenoura, repolho, óleo de soja, alho, cebola e sal.
892	Média da composição nutricional informada pelo fabricante referente às marcas Maggi e Vono.
893	Média da composição nutricional informada pelo fabricante referente às marcas Burguer King e McDonald's.
894	Média da composição nutricional informada pelo fabricante referente às marcas Chocomix, Cornetto e Serenata de Amor.
895	Média da composição nutricional informada pelo fabricante referente às marcas Kibon e Nestle.
896	Média da composição nutricional informada pelo fabricante referente às marcas Kibon e Nestlé.
897	Média da composição nutricional informada pelo fabricante referente às marcas Nestle Uva e Limão e Nestlé Abacaxi e Coco.
898	Composição nutricional de preparação culinária contendo abacaxi e açúcar refinado.
899	Composição nutricional de preparação culinária contendo acerola e açúcar refinado.
900	Composição nutricional de preparação culinária contendo cupuaçu, açúcar refinado.
901	Composição nutricional de preparação culinária contendo goiaba e açúcar refinado.
902	TACO (alimento #215).
903	Composição nutricional de preparação culinária contendo suco de laranja e açúcar refinado.
904	Composição nutricional de preparação culinária contendo suco de laranja, beterraba e açúcar refinado.
905	Composição nutricional de preparação culinária contendo suco de laranja e cenoura.
906	Composição nutricional de preparação culinária contendo suco de laranja, cenoura e beterraba.
907	Composição nutricional de preparação culinária contendo mamão.
908	Composição nutricional de preparação culinária contendo manga.
909	TACO (alimento #234). Vit. A em mcg de retinol equivalente.
910	Composição nutricional de preparação culinária contendo melão.
911	Composição nutricional de preparação culinária contendo morango e açúcar refinado.
912	TACO (alimento #258). Vit. A em mcg de retinol equivalente.
913	Composição nutricional de preparação culinária contendo couve-flor, cebola, farinha de trigo, manteiga com sal, ovo de galinha e leite de vaca integral.
914	Composição nutricional de preparação culinária contendo farinha de trigo, manteiga com sal, leite de vaca integral, ovo de galinha, queijo parmesão e queijo minas.
915	TACO (alimento #219). Vit. A em mcg de retinol equivalente.
916	Média da composição nutricional informada pelo fabricante referente às marcas Burguer King e McDonald's.
917	Média da composição nutricional informada pelo fabricante referente às marcas Ensure e Nutren 1.0. Vit. A em mcg de retinol equivalente.
918	Média da composição nutricional informada pelo fabricante referente às marcas Ensure e Nutren 1.0. Vit. A em mcg de retinol equivalente.
919	USDA (Sushi, *topped with tuna*).
920	USDA (*Sushi, topped with schrimp*).
921	USDA (*Sushi, topped with salmon*).
922	USDA (*Sushi roll, California*).
923	USDA (*Sushi roll, Salmon*).

Código	Fonte da composição centesimal e informação sobre unidade da vitamina A
924	Média da composição nutricional informada pelo fabricante referente às marcas Água na boca e Gusman.
925	TACO (alimento #549). Vit. A em mcg de retinol equivalente.
926	TACO (alimento #550).
927	USDA (*Date*).
928	TACO (alimento #250). Vit. A em mcg de retinol equivalente.
929	TACO (alimento #251).
930	TACO (alimento #237). Vit. A em mcg de retinol equivalente.
931	Média da composição nutricional informada pelo fabricante referente às marcas Relva Verde e Yoki.
932	Média da composição nutricional informada pelo fabricante referente às marcas Da terrinha e Duduxo.
933	Composição nutricional de preparação culinária contendo tapioca sem manteiga sem recheio e coco ralado.
934	TACO (alimento #551). Vit. A em mcg de retinol equivalente.
935	Composição nutricional de preparação culinária contendo goma de tapioca hidratada, queijo coalho e manteiga com sal.
936	TACO (alimento #157).
937	USDA (*Tomatoes, grape, raw*).
938	Média da composição nutricional informada pelo fabricante referente às marcas Mucho gusto e Roça pronta.
939	TACO (alimento #63). Vit. A em mcg de retinol equivalente.
940	Média da composição nutricional informada pelo fabricante referente às marcas Bauducco e Visconti.
941	Média da composição nutricional informada pelo fabricante referente às marcas Bauducco e Visconti.
942	Composição nutricional de preparação culinária contendo açúcar refinado, farinha de trigo, manteiga com sal, ovo de galinha, suco de limão e amido de milho.
943	TACO (alimento #586). Vit. A em mcg de retinol equivalente.
944	Composição nutricional de preparação culinária contendo feijão-preto cozido, óleo de soja, farinha de mandioca e sal.
945	USDA (*Whiskey*).
946	TACO (alimento #254). Vit. A em mcg de retinol equivalente.
947	Ministério da Ciência e Tecnologia e Inovações (MCTI). Sistema de Informação sobre a Biodiversidade Brasileira. Umbu polpa e casca.
948	TACO (alimento #256).
949	USDA (Raisins).
950	TACO (alimento #257). Vit. A em mcg de retinol equivalente.
951	Produtor e comerciante de frutas RCA. Vit. A em mcg de retinol equivalente.
952	Composição nutricional de preparação culinária contendo costela bovina, aipim, extrato de tomate, tomate, pimentão, óleo de soja, cebola e sal.
953	Composição nutricional de preparação culinária contendo vagem e sal.
954	Composição nutricional de preparação culinária contendo vagem, cebola, óleo de soja e sal.
955	TACO (alimento #554). Vit. A em mcg de retinol equivalente.
956	USDA (*Wine, table, red*).
957	Média da composição nutricional informada pelo fabricante referente às marcas Dux e Growth.
958	Composição nutricional informada pelo fabricante referente à marca Karo.
959	Média da composição nutricional informada pelo fabricante referente às marcas Linea e Vitafor.

Notas: TACO: Tabela Brasileira de Composição de Alimentos; USDA: Tabela do *United States Department of Agriculture*. As informações completas sobre cada referência se encontram no *Capítulo 5 – Referências bibliográficas*.

5. Referências bibliográficas

BRASIL. Ministério da Ciência, Tecnologia e Inovações (MCTI). Sistema de Informação sobre a Biodiversidade Brasileira. Disponível em: https://sibbr.gov.br/?lang=pt_BR. Acesso em 11/05/2022.

BRASIL. Ministério da Saúde. ANVISA. Resolução RDC 360, de 23 de dezembro de 2003.

BRASIL. Ministério da Saúde. Secretaria de Atenção à Saúde. Departamento de Atenção Básica. Alimentos regionais brasileiros. 2. ed. Brasília: Ministério da Saúde, 2015.

BRASIL. Ministério da Saúde. Agência Nacional de Vigilância Sanitária. RDC 429, de 8 de outubro de 2020. Diário Oficial da União, 09/10/2020, ed. 195, seção: 1, página 106.

CRISPIM S et al. Manual fotográfico de quantificação alimentar infantil. Curitiba: Universidade Federal do Paraná. 2018. Disponível em: https://enani.nutricao.ufrj.br/wp-content/uploads/2019/06/Manual-quantificacao-alimentar-infantil-BR.pdf. Acesso em 11/5/2023.

IBGE. Instituto Brasileiro de Geografia e Estatística. Pesquisa de Orçamentos Familiares 2008-2009: tabela de medidas referidas para alimentos consumidos no Brasil. Rio de Janeiro: IBGE, 2011.

IBGE. Pesquisa de Orçamentos Familiares 2017-2018: análise do consumo alimentar pessoal no Brasil. IBGE, Coordenação de Trabalho e Rendimento. Rio de Janeiro: IBGE, 2020.

NEPA. UNICAMP. Tabela brasileira de composição de alimentos. 4. ed. Campinas: NEPA-UNICAMP, 2011. 161 p. Disponível em: https://www.nepa.unicamp.br/taco/contar/taco_4_edicao_ampliada_e_revisada.pdf?arquivo=1. Acesso em 11/05/2022.

Pyrrho AS, Lacerda, EMA. SISNUT – Sistema de Nutrição. 1996.

Tabela Brasileira de Composição de Alimentos (TBCA). Universidade de São Paulo (USP). Food Research Center (FoRC). Versão 7.1. São Paulo, 2020. Disponível em: http://www.fcf.usp.br/tbca. Acesso em 11/05/2022.

USDA Food and Nutrient Database for Dietary Studies, 4.1. 2010. Beltsville, MD: Agricultural Research Service, Food Surveys Research Group.

WHO. Countdown to 2023: WHO report on global trans-fat elimination 2020. Geneva: World Health Organization; 2020.

Este livro foi impresso nas oficinas gráficas da Editora Vozes Ltda.,
Rua Frei Luís, 100 – Petrópolis, RJ.